栄養科学 [illegible] ズ

NEXT

Nutrition, Exercise, Rest

栄養薬学・薬理学入門

川添禎浩・古賀信幸／編

第2版

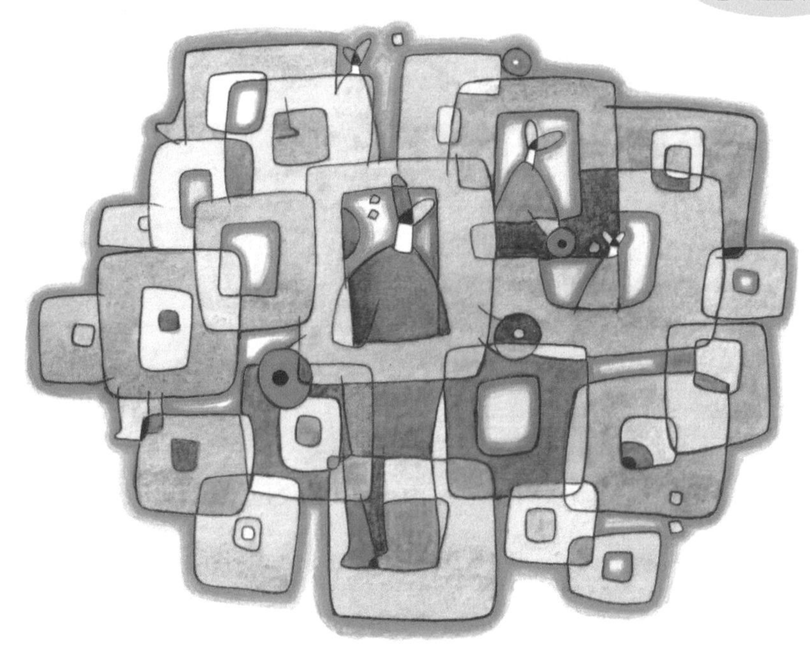

講談社

シリーズ総編集

木戸　康博　京都府立大学　名誉教授

宮本　賢一　龍谷大学農学部　教授

シリーズ編集委員

河田　光博　京都府立医科大学　名誉教授

桑波田雅士　京都府立大学大学院生命環境科学研究科　教授

郡　俊之　甲南女子大学医療栄養学部　教授

塚原　丘美　名古屋学芸大学管理栄養学部　教授

渡邊　浩幸　高知県立大学健康栄養学部　教授

執筆者一覧

有薗　幸司　熊本大学薬学教育部　特任教授（2.3, 2.5）

一川　暢宏　立命館大学薬学部薬学科医療薬学研究室　教授（12, 14）

伊藤貴美子　元三重短期大学生活科学科食物栄養学専攻教授（3.3, 3.4A ～ C, 6, 15）

小野　浩重　山陽小野田市立山口東京理科大学薬学部薬学科　教授（10）

神谷　厚子　元京都民医連第二中央病院薬剤課長（11）

川添　禎浩*　京都女子大学家政学部食物栄養学科　教授（1.1A ～ D,F, 3.2, 3.5, 4.2, 4.3, 付録 1, 2）

岸本　桂子　昭和大学薬学部社会健康薬学講座　教授（1.2, 1.3）

北垣　邦彦　東京薬科大学薬学部社会薬学研究室　教授（1.4, 3.1）

古賀　信幸*　中村学園大学　名誉教授（2）

佐田　宏子　九州大学薬学研究院　臨床准教授（4.1, 付録 3）

徳山　尚吾　神戸学院大学薬学部臨床薬学研究室　教授（3.4D, 7, 8）

波多江　崇　中国学園大学現代生活学部人間栄養学科　教授（5）

林　泰資　ノートルダム清心女子大学人間生活学部食品栄養学科　教授（9）

平　大樹　京都大学医学部附属病院薬剤部　講師（12, 14）

廣谷　芳彦　元大阪大谷大学薬学部臨床薬剤学講座　教授（13）

牧野　利明　名古屋市立大学大学院薬学研究科生薬学分野　教授（1.1E）

（五十音順，*印は編者，かっこ内は担当章・節・項）

第2版 まえがき

本書，栄養科学シリーズNEXT『栄養薬学・薬理学入門』は，2011年に初版が刊行され，その後，刷を重ねて2019年には9刷に至っている．増刷の理由は，管理栄養士養成施設で使用されるテキストとして薬学あるいは薬理学をタイトルとしたものはなかったこと，また管理栄養士国家試験において，生活習慣病に対する薬や食品と薬の相互作用の問題が出題されていること，さらには医療現場では多くの傷病者は薬物療法を受けており，管理栄養士も薬の知識が求められていることなどが考えられる．これまでに，本書をテキストとして採用していただいた方々に厚くお礼を申し上げる．

本書は，管理栄養士をはじめ，さまざまな分野において薬を学びたい人のための「薬学」(薬とは何か，薬の種類など)と「薬理学」(薬がどのようにして効くのか)の入門書である．内容は，初版と同様に，総論として医薬品に関する基礎，体内動態，作用と副作用・薬害，食品との相互作用を，各論として疾患別の医薬品の作用を記載している．今回の第2版では，本書の編集方針の特徴である，薬の化学構造式は極力記述しないことや，薬と食べ物に関するコラムを随所に盛り込み薬と食べ物の橋渡しになるような工夫をすることなどを踏襲しつつ，全面フルカラーに改訂した。また，内容も充実させ，知見も最新のものになるよう更新し，理解が深まるように図表も増やした．編者は，管理栄養士教育および薬教育におけるテキストとしての本書の更なる貢献を願うものであるが，よりよいものにするには，引き続き読者諸氏によるご意見・ご指摘をお願いしたい．

本書の改訂は16名の執筆者によるものであり，初版と同様に，栄養系に所属する薬学出身の教員，薬学部の社会薬学系，医療薬学系，臨床薬学系に所属する教員にご協力をいただいた．また，講談社サイエンティフィクの神尾朋美氏およびスタッフの皆様には，出版社としての細心の注意とセンスをもって改訂に当っていただいた．ここに記して厚くお礼申し上げる．

2020年1月

編者　川添　禎浩
古賀　信幸

栄養科学シリーズ NEXT 新期刊行にあたって

「栄養科学シリーズ NEXT」は，“栄養 Nutrition・運動 Exercise・休養 Rest”を柱に，1998 年から刊行を開始したテキストシリーズです．2002 年の管理栄養士・栄養士の新カリキュラムに対応し，新しい科目にも対応すべく，書目の充実を図ってきました．新カリキュラムの教育目標を達成するための内容を盛り込み，他の専門家と協同してあらゆる場面で健康を担う食生活・栄養の専門職の養成を目指す内容となっています．一方，2009 年，特定非営利活動法人日本栄養改善学会により，管理栄養士が備えるべき能力に関して「管理栄養士養成課程におけるモデルコアカリキュラム」が策定されました．本シリーズではこれにも準拠するべく改訂を重ねています．

この度，NEXT 草創期のシリーズ総編集である中坊幸弘先生，山本茂先生，およびシリーズ編集委員である海老原清先生，加藤秀夫先生，小松龍史先生，武田英二先生，辻英明先生の意思を引き継いだ新体制により，時代のニーズと栄養学の本質を礎にして，改めて，次のような編集方針でシリーズを刊行していくこととしました．

- 各巻ごとの内容は，シリーズ全体を通してバランスを取るように心がける
- 記述は単なる事実の羅列にとどまることなく，ストーリー性をもたせ，学問分野の流れを重視して，理解しやすくする
- レベルを落とすことなく，できるだけ平易にわかりやすく記述する
- 図表はできるだけオリジナルなものを用い，視覚からの内容把握を重視する
- 4 色フルカラー化で，より学生にわかりやすい紙面を提供する
- 管理栄養士国家試験出題基準（ガイドライン）にも考慮した内容とする
- 管理栄養士，栄養士のそれぞれの在り方を考え，各書目の充実を図る

栄養学の進歩は著しく，管理栄養士，栄養士の活躍の場所も益々グローバル化すると予想されます．最新の栄養学の専門知識に加え，管理栄養士資格の国際基準化，他職種の理解と連携など，新しい側面で栄養学を理解することが必要です．本書で学ばれた学生達が，新しい時代を担う管理栄養士，栄養士として活躍されることを願っています．

シリーズ総編集　木戸　康博
宮本　賢一

栄養薬学・薬理学入門 第2版——目次

総論

1. 医薬品の基礎知識

1.1 薬とは

A. 毒と薬

ヒトはいつから薬を使うようになったのであろうか．最初，ヒトは生きるために，動植物などを食べ物として求めた．そのとき，獲得したものが，食べられるのか，そうでないのか，つまり，毒なのか，毒でないのかを経験的に知ったと思われる．そして，ヒトは食べられないもの（毒）を利用することを考えだした．毒を塗った矢を使って狩猟をした．さらに，けがや病気のときに，ある植物（葉，茎，根など）を患部に塗ったり，食べたりすると，けがや病気が良くなることを発見した．そうした経験が積もって知識として集成され，やがて薬として使えるようになったと考えられる．

薬と毒はどちらも生体に作用する物質であり，物質として薬と毒を区別することは不可能である．ヒトに対して好ましいはたらきをするものを薬，好ましくないはたらき（有害作用，有害反応，副作用）をするものを毒と称しているにすぎない．むしろ，生体に作用するあらゆる物質は毒であるとみなし，薬になるか毒になるか（有害作用をおよぼすかどうか）は，使用方法や使用量によって決まるという考え方が基本となる．すでにこの考え方は，16 世紀にスイスの医師パラケルススによって，「あらゆる物質は毒である．ただ，その用量の違いだけが，毒と薬との区別をもたらす」という表現で提唱されている．また，「毒と薬は表裏一体」ということわざもあるが，薬と毒の関係を的確に言い表している．

薬は，どうしても必要な場合に必要最小限使用するということを認識すべきであろう．それは，薬と毒の関係から，使い方を誤れば薬は毒になるからである．薬は本来，人体を構成している物質や人体に取り込まれる栄養素と違い，人体にとって異物（生体異物，ゼノバイオティクス）であり，それを薬として利用しているだけである．薬がよく効くからといって，いくら使っても大丈夫ということはなく，注意深く使わないと必ず問題が起こる．副作用のない薬はないと考えられており，薬をある病気の治療に用いて機能を回復したとしても，別の障害が出てしまう可能性がある．

ヒトは病気を治すため，痛みをとるため，昔から薬を使用してきた．それは，ヒトが毒を上手に利用してきたともいえる．薬と毒は物質としては同じであり，使い方によって薬にも毒にもなるという本質を見極め，薬として正しく使用しなければならない．

B. 薬の利用の歴史

薬に関する最古の記録は，紀元前 2000 年以上前に，チグリス・ユーフラテス川流域にメソポタミア文明を築いたシュメール人によって残されている．遺跡から出土した粘土板には，楔形（くさびがた）文字で，500 種類以上の植物性，動物性，鉱物性の薬が記録されている．しかし，当時は神秘的なこととして，身体に巣くった病気の悪霊を追い払うために薬が使われていた．古代エジプトにおいては，パピルス（紙のようなもの）が発明され，薬に関することが記録されている．「エーベルスのパピルス」は，紀元前 1500 年頃のものとみられ，象形（しょうけい）文字で，病気の症状や治療法，薬の処方や調製法，使用法が書かれ，処方 810 種，約 700 種類の植物性，動物性，鉱物性の薬が記録されている．具体的には，うがい薬，湿布，アヘン，ヒヨスなどがある．このような薬に関する知識は，ギリシャ・ローマ時代を経て発展していき，それはいったんアラビア文化に支えられたのち，ヨーロッパにもたらされている．

ギリシャ・ローマ時代には，薬を利用するさまざまな人物が現れた．今日“医学の父”と敬称されるギリシャの哲学者ヒポクラテス（紀元前 460 ～ 375 年頃）は，病気の原因は神にも悪霊にもなく生活環境によることを力説し，多くの薬草を用いて治療にあたった．また，治療方針は自然治癒に重きを置き，体の抵抗力を強めることを主眼とするものであった．この考え方は現代にも通じるものである．哲学者プラトンの後継者アリストテレス，さらにその後継者テオフラテス（紀元前 371 ～ 288 年頃）は，迷信を排し，観察を重視するプラトンの思想を継承し，薬草をはじめとする多くの植物を科学的に研究した．テオフラテスは，今日“植物学の始祖”と呼ばれる．ローマ時代に，ギリシャの医師ディオスコリデス（40 ～ 90 年頃）は，各地の薬を調べてまとめた『マテリア・メディカ』を著した．900 品目以上の薬が，香料，膏薬，樹脂，果実，動物，野菜，香辛料，草類，ブドウ酒類など物質別に分類され，各品目には，産地，形状，効能・効果，製法，用法などが記述されている．本書は「ギリシャ本草」とも呼ばれ，16 世紀までヨーロッパにおける薬の専門書として利用された．また，“薬学の始祖”と呼ばれる医師ガレノス（130～200年頃）は，ヒポクラテスの医学を発展させ，病気の原因となる物質を体外に排出させるために，下剤，催吐剤，利尿剤などを利用して治療を行った．ガレノスは数多くの製剤，複合剤を考案した．それらは「ガレノス製剤」として今日まで伝えられており，コールドクリームもその一つである．

C. 薬と食べ物

a. 『神農本草経』，薬食同源と医食同源

中国の後漢の時代（25～220年）にまとめられた『神農本草経（しんのうほんぞうきょう）』は，中国で薬（生薬（しょうやく））について書かれた最古の本草書（薬を主体とした博物書）である．神農とは，伝承上であるが，紀元前2800年頃の中国で，農耕と医学の開祖とされている人物で，「百草の味をなめて医薬を鑑別し，ときに七十の毒に遭った」と伝えられている．『神農本草経』では，365種の薬が記載されており，120種の上薬（じょうやく）（無毒，命を養う，不老延命），120種の中薬（ちゅうやく）（無毒とも毒ともなりうる，性を養う），125種の下薬（げやく）（毒，病気を治す）の3つに分類されている．神農の伝承および『神農本草経』の記載から，ヒトが試食によって毒を区別してきたことがうかがえる．毒と食べ物は対立する概念として，さらに薬と食べ物は，別物としてとらえられていたようである．

「医食同源」の原語である「薬食同源」とは，中国における「薬と食べ物はその源が一つである」という考え方である．薬と食べ物が同じ天然資源から選び出されてきたイメージを図1.1に示す．

神農本草経では粳米（こうべい）（イネ），小麦（しょうばく）（コムギ），山薬（さんやく）（ヤマノイモの根），大棗（たいそう）（ナツメ）など，薬にも食べ物にもなるものも存在する．これらは，狭義の薬食同源の素材といわれている．最近は，薬食同源の狭義の概念が拡大解釈されて，薬と食べ物は同じようなものという意味の漠然とした広義の解釈もなされている．これらを混同して，「生薬から構成される漢方薬は，食べ物と同じようなものだから副作用がない」と解釈するのは間違いである．また，薬と食べ物は，規制，規格，用途

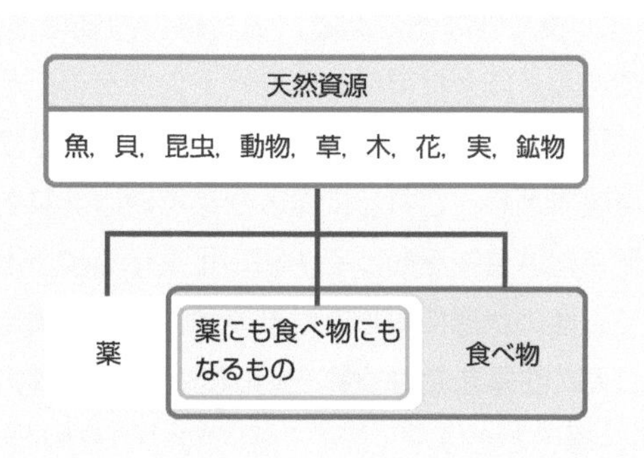

図1.1 薬と食べ物
同じ天然資源から選び出された．

が異なり，混同してはいけない．

ちなみに，医食同源は，日本の新居裕久（あらいひろひさ）によって，1970 年代に食は薬の上位にあることを臨床医の立場から強調するために，薬食同源を拡大解釈して，薬を医にかえ，医食同源としたものである．医食同源は，「薬(生薬)も食も同じ源，日常の食事で病気を予防，治療しよう．その食事はバランスのとれたおいしい食事である」と定義されている．

人類は長い年月をかけさまざまな天然資源を薬として，「毒とならない程度に病気の診断，治療あるいは予防に用いられるもの」と，食べ物として，「病気の予防，治療と予後の管理にも重要な役割を担うもの」にうまく使い分けてきたといえる．

D. 薬膳

a. 薬膳とは

薬膳は中国独特の料理で，その役割は病気にならないようにする「食養」と病気の治療「食療」がある．食事としては，中国医薬学理論に基づき，中薬（ちゅうやく）と食物を配合して調理した，色，香，味，形の完成されたおいしい料理である．中薬とは，中医学で用いる薬の総称（日本の漢方で用いる生薬に相当）であるが，小麦，黒豆，西瓜など一般の食品にも食療中薬（食事療法に役立つ食物）として認められているものも多くある．歴史的に薬膳は，古くは秦漢時代の『黄帝内経（こうていだいけい）』などに記録がみられ，清朝の頃は宮廷料理であった．庶民でも，季節の変わり目などで体力が消耗したとき，中薬入りの料理を食べる習慣があり，現代に至るまで続いている．一方で，日本でいう薬膳は，「食養」に重きを置き，病気の予防，健康の維持，病後の体力回復を助けるために，生薬や食効価値のある食材を中医学・中薬学の理論に基づいて配合した料理のようである．

b. 薬膳理論

生薬には薬能，薬性，薬味といった効能，性質，味があり，食物にも食能，食性，食味があるといえる．薬膳では，秦漢時代の「黄帝内経素問（こうていだいけいそもん）」に記された「陰陽五行説」に基づき，特に生薬・食物の性質と味をバランスよく組み合わせる．

陰陽は二元論で，陰は寒，水，下，右，腹，裏，内などで，これに対して陽は熱，火，上，左，背，表，外などである．五行は，万物は 5 つの要素に分けられるという考え方である．味と性質にも五味（ごみ）と五性（ごせい）がある．その作用を表 1.1 に示す．薬膳は，自然現象が相反する陰陽のバランスから成り立っているという陰陽五行説の考え方を基本とし，これらに歪みがある時はそれを是正する反対の薬性，食性のある生薬または食物をもって中和し正常化しようとするものである．

薬膳は原則として，陰の状態に対しては辛（しん），鹹（かん），温の生薬または食物を，陽の状態に対しては苦，寒の生薬または食物を用いる．たとえば，寒いときは体を温めるもの（かぼちゃ），暑いときは寒・涼のもの（きゅうりやトマト）を用いる．また，

表 1.1　五味五性の作用

五味	酸	酸味，収斂作用，肝，胆，眼によい
	苦	苦味，消炎と堅固の作用，心臓によい
	甘	甘味，緩和，滋養強壮作用，脾，胃によい
	辛	からい味，発散作用，肺，鼻，大腸によい
	鹹	塩辛い味，やわらげる作用，腎，膀胱，耳，骨によい
五性	寒	体を冷やし，鎮静・消炎作用があり，のぼせ症で血圧の高い人に用いる
	涼	寒より作用がやや弱いが，体を冷やし，清涼感を与え，鎮静・消炎作用があり，のぼせ症に用いる
	熱	体を温め，興奮作用があり，貧血，冷え症に用いる
	温	体を温め(熱より作用がやや弱い)，やや興奮作用があり，冷え症，水滞に用いる
	平	寒熱のバランスがとれ，日常食べるものであり，常用すると滋養強壮効果がある

表 1.2　2 味の組み合わせの原則

酸と甘	苦と辛	甘と鹹	辛と酸	鹹と苦

味を中和し，美味しく食べられるようにする 2 味の組み合わせの原則もあり，表 1.2 に示す．たとえば，酸と甘の組み合わせとして酢の物に砂糖を加え酸味を抑えたり，甘と鹹の組み合わせとして甘い物の甘さを抑えるためかくし塩を入れたり，鹹と苦の組み合わせとしてマグネシウム塩を含むにがりを用いる．これらは，私たちの日常の料理にも通じるものである．

E.　生薬と漢方薬

a.　生薬とは何か

生薬とは，天然由来の素材に対して乾燥などの簡単な加工を施しただけで医薬品として使用するものをさす言葉である．化学が十分に発達していなかった 200 年ほど前までの医薬品は，すべて生薬であった．その後，化学の発展とともに生薬に含まれている有効成分（化合物）が次々と単離され，それらを医薬品として使用するようになっていった．したがって，現在でも使用され続けている生薬は，有効成分や人体への作用がまだ科学的に解明されていないか，あるいは未精製のままでもまだ医薬品として利用価値があるもの，ということになる．

生薬は，かぜ（風邪）や腹痛などの比較的軽い病気の治療を目的とした，一般用医薬品（1.2 節参照）によく配合されている．高齢社会に伴う国民医療費の増大を防ぐために，重篤な疾患にかからないための健康維持を目的とするセルフメディケーションや予防医学の重要性が叫ばれているが，そのような医療分野において生薬は安価でかつ有用性も高い．

大部分の生薬の原料は薬用植物である．たとえば，わが国ではセンブリやゲンノショウコなどの植物を消化器疾患に対して経験的に使用してきたが，それらの野生品を採取してきても，それらは生薬とはいわない．単に「薬用植物」や「薬草」と称されるだけである．

生薬は医薬品であり，薬効をもつと同時に副作用もあることから，それらを安全に有効に使用するためには専門的な知識が必要である．また，生薬は天然由来の素材であることから，採れた地方やその年の気候により品質が大きく影響を受けるが，医薬品である以上，一定の品質を保つことは必須である．

そのため，わが国で生薬を使用する際には，医薬品として一定の品質のものを薬剤師などの専門家が使用方法を説明しながら販売することになっている．したがって，薬用植物を生薬として使用するためには，その植物が正しい種の正しい用部（根や葉など）を使用しているかどうか，偽物や異物を含んでいないかどうか，農薬や重金属などの汚染がないかどうか，有効成分の含量が一定の範囲内に収まっているか，などの医薬品としての品質規格を満たしていることが必要である．『日本薬局方』では約 190 品目の生薬が収載され，それぞれの品質が規定されている．たとえば，食品としても使用されるショウガを生薬である生姜として使用するためには，ショウガ科のショウガ *Zingiber officinale* の根茎で，特異なにおいがあり，味は極めて辛く，6-ギンゲロールの含有を確認できて，重金属などが規定量以下である，と認められたものでなければならない．

b. 漢方薬と漢方製剤

漢方医学は，古代中国医学を起源として日本で独自に発展した伝統医学であり，そこで使用する薬のことを漢方薬という（表 1.3）．現在，日本で流通する生薬のうちの 9 割以上は漢方薬の原料として使用されている．漢方薬のほとんどは，漢方医学の理論に基づいて複数の生薬を組み合わせたもの（処方）であり，生薬＝漢方薬ではない．

漢方医学には現代科学とは異なる人体の生理，病理の概念があり，さまざまなカテゴリーにおける陰陽のバランスが整うことで健康が維持され，そのバランスが片寄ったときに病気になると考える．そのため治療にはそのバランスを整える生理機能（西洋医学でいうホメオスタシス）を補助するような薬を用いる．漢方医学では患者の自他覚的な症状をもとに診断を行うことから，体の不調があるのに臨床検査値には異常が認められないような不定愁訴や身体表現型疾患など，現代西洋医学では病気として認識されにくい疾患に対しても対応することが可能となっており，今日，漢方医学を診療に取り入れる医師が増えてきている．

たとえば，葛根湯という漢方薬は，「解表」という伝統医学における生理活性を目的とした麻黄，桂皮，生姜，葛根という生薬と，「補脾」や「収斂」という生理活性を目的とした大棗，甘草，芍薬という生薬を混合したもので，全体として悪寒・発熱を伴い，発汗を伴わないかぜ症候群に対する効果を有している．葛根湯の麻黄や桂皮は体温を上げる作用をもつが，それは汗をかかせることにより結果

表 1.3　日本で使用される代表的な漢方薬

注　漢方医学の言葉を現代西洋医学でも使用できるように翻訳したものになるため，1 つの漢方薬がさまざまな疾患に適応するように見えるが，本来は漢方医学における特定の疾患に使用するものである．

処方名	構成生薬	適応
葛根湯	葛根，麻黄，桂皮，芍薬，甘草，大棗，生姜	自然発汗のないかぜの初期の急性熱性症状（悪寒，悪風，発熱，頭痛など）．後背部のこりを伴うかぜ．頭痛，肩こりや首筋のこり，上半身の神経痛，五十肩，じんま疹
小柴胡湯	柴胡，黄芩，人参，半夏，甘草，大棗，生姜	上腹部が張って苦しく，疲れやすくて微熱があったり，熱感と寒感が交互にあったりして，食欲少なく，ときに白苔を生じ，口中不快，嘔吐，咳嗽などのある場合の次の諸症：かぜなどの急性熱性疾患が遷延した症状．気管支炎，気管支喘息．慢性胃腸障害．慢性肝炎．腎炎．胸膜炎・肺結核などの結核性諸疾患の補助療法
黄連解毒湯	黄連，黄芩，黄柏，山梔子	のぼせ傾向の赤ら顔で，イライラする傾向のある場合の次の諸症：高血圧症，喀血，吐血，下血，脳出血などの出血症状．過飲による動悸，興奮，急性胃炎．不眠，めまい，ノイローゼ．皮膚掻痒症，アトピー性皮膚炎
真武湯	附子，茯苓，白朮，生姜，芍薬	新陳代謝機能の衰えにより，四肢や腰部が冷え，尿量が減少し，悪寒やめまい感，下痢や腹痛，全身倦怠感を訴える場合の次の諸症：胃腸虚弱，慢性胃炎，消化不良，胃下垂，慢性下痢．慢性腎炎，ネフローゼ症候群．高血圧症，心悸亢進，脳溢血．運動・知覚麻痺，四肢の関節痛，リウマチ
半夏厚朴湯	半夏，厚朴，蘇葉，生姜，茯苓	精神不安があり，咽喉から胸元にかけてふさがるような感じがして，食道部，胃部に停滞膨満感，異物感があり，ときに動悸，めまい，悪心，吐き気などを伴う場合次の諸症：気管支炎，嗄声，咳嗽発作，気管支喘息，神経性食道狭窄症，咽喉頭異常感症，胃弱，神経性胃炎．不安神経症，神経衰弱，恐怖症．ヒステリー，不眠症，過呼吸症候群，つわり，嘔吐症．更年期神経症，神経性頭痛
桂枝茯苓丸	牡丹皮，桃仁，芍薬，桂皮，茯苓	下腹部に抵抗があり，肩こり，頭重，めまい，のぼせて足冷えなどを訴える場合の次の諸症：月経不順，月経困難，更年期障害，血の道症，不妊症，子宮内膜症，子宮筋腫．痔疾患，打撲傷，関節痛，腹膜炎．肩こり，頭痛，頭重感，めまい，のぼせ，冷え症．しもやけ，シミ，にきび
五苓散	沢瀉，猪苓，茯苓，白朮，桂皮	口渇があって水を飲むにもかかわらず尿量が減少する場合，頭痛，頭重，頭汗，悪心，嘔吐あるいは浮腫を伴う場合の次の諸症：下痢，急性胃腸炎，嘔吐，暑気あたり，胃腸カタル．浮腫，腎炎，ネフローゼ症候群，膀胱炎，尿毒症．悪心，二日酔い．車酔いによる嘔吐，めまい，頭重，頭痛，メニエール病．胃腸炎型のかぜ，乳幼児のかぜや自家中毒による嘔吐・下痢，小児の周期性嘔吐症．つわり，軽度の妊娠高血圧症候群
補中益気湯	人参，白朮，茯苓，甘草，大棗，黄耆，陳皮，当帰，柴胡，升麻	胃腸機能が衰え，四肢疲労倦怠感があるもの，あるいは頭痛，悪寒，盗汗などを伴う場合の次の諸症：微熱・盗汗のある慢性化したかぜ．食欲不振，夏やせ，疲労倦怠，めまい，立ちくらみ．内臓下垂，痔疾患，脱肛，子宮下垂．肝疾患（慢性肝炎，肝硬変）．勃起不全(ED)．多汗症，アトピー性皮膚炎，褥瘡．病後の体力増強
当帰芍薬散	当帰，川芎，芍薬，沢瀉，茯苓，白朮	貧血，冷え症で，胃腸が弱く，疲れやすく，頭重，めまい，肩こり，動悸などがあって，排尿回数が多く尿量減少し，咽喉がかわく場合，あるいは冷えて下腹部に圧痛を認めるか，または痛みがある場合，あるいは手足の冷えやすく凍傷にかかりやすい場合の次の諸症：月経不順，月経困難症，不妊症，更年期障害，子宮内膜症，冷え症．妊娠中の諸症（習慣性流産，妊娠腎，浮腫，痔疾患など），産後の回復．自律神経失調症，常習性頭痛，めまい，貧血，耳鳴り．浮腫，しもやけ，四肢冷感，肩こり，腰痛
八味地黄丸	地黄，山茱萸，山薬，茯苓，沢瀉，牡丹皮，附子，桂皮	疲労倦怠感が著しく，四肢に冷えがあるにもかかわらず，時にはほてることもあり，腰痛があって咽喉がかわき，夜間尿のある場合の次の諸症：血糖増加による口渇，糖尿病，高血圧．排尿困難，頻尿，残尿感，産後の尿失禁，夜間尿．腎炎，膀胱炎，前立腺肥大症，性機能低下，浮腫．腰痛，坐骨神経痛．白内障，高齢者のかすみ目，老人性掻痒症，湿疹．産後の脚気，更年期障害

漢方医学は中国の医学？

「漢方」とは，江戸時代に日本に流入したオランダ医学の「蘭方」に対する言葉として，当時の日本の医学を表現するようになったものである．
一方，1949 年に成立した中華人民共和国では伝統医学を保護する政策をとり，中国各地に眠っていた伝統医学を統合して中医学を成立させた．1972 年以降，中国との国交正常化によりそれが日本にも伝わり，中医学が日本の漢方医学とは異なる理論体系をもつことが明らかになり，中医学と区別するために日本の漢方医学を日本漢方と呼ぶようになった．
日本漢方の特徴は「方証相対」であり，患者を漢方処方名である「○△湯証」と診断することにある．すなわち，病名と薬名が一致し，病気の原因（病理学）や薬がどのように生体に作用するのか（薬理学）を解釈しない．
一方，中医学の特徴は「弁証論治」であり，病気の原因を伝統医学理論に基づく生理学・病理学により解釈し，改善するために必要な生薬を同じく薬物学の理論により選択し，最終的な処方を決定する過程をもつことにある．
日本漢方でも中医学でも生薬単位ではほぼ同じものを使用しているため，日本漢方で使用している処方を中医学で運用することが可能である．したがって，狭義の漢方医学は日本漢方のみをさすが，現在では日本漢方と中医学は流派の違いとしてわが国の漢方医学の中に共存している状況にある．（牧野）

的に熱を下げ，かぜの症状を改善させる．

実際の葛根湯は，7 種類の生薬を調剤（混合）し，土瓶などに入れて水で煎じ（煮て），かすを捨てた煎液（湯液）である．ただ，煎液は調製に時間がかかったり持ち運びに不便なため，わが国では煎液中の水分を蒸発させて粉末とし，製剤化した漢方エキス製剤と呼ばれるものが一般に流通している．

現在，漢方製剤は，次のように取り扱われている．まず，約 150 種類の漢方エキス製剤（医療用医薬品の非処方せん医薬品）が薬価基準に収載されており，医師が保険診療の中で使用している．また，一般用医薬品（第 2 類）としては，約 290 種類の漢方処方について厚生労働省による指針が規定されており，各製薬会社がそれに基づいて製造販売している．さらには個々の薬局においても約 230 種類以上の漢方処方を製造（薬局製造販売医薬品）販売することが認められている．

処方せんの「せん」は，「箋」の字が 2010（平成 22）年に常用漢字となったが，各法律内でばらつきがみられるので，本書では「せん」としている．

c. 民間薬，伝承薬，西洋生薬，生薬製剤と和漢薬（図 1.2）

わが国で経験的に用いてきたセンブリやゲンノショウコは，漢方医学では使用しない生薬であり，そのように世界各地の民族内で伝承されてきた生薬を民間薬という．日本の民間薬には黄柏のように漢方薬の原料でもあるものを使用したものもあり，飛鳥地方の陀羅尼助，信州の百草丸などが伝わっている．そのほか，

図 1.2　わが国における天然から得られる素材を原料とする医薬品と食品の分類

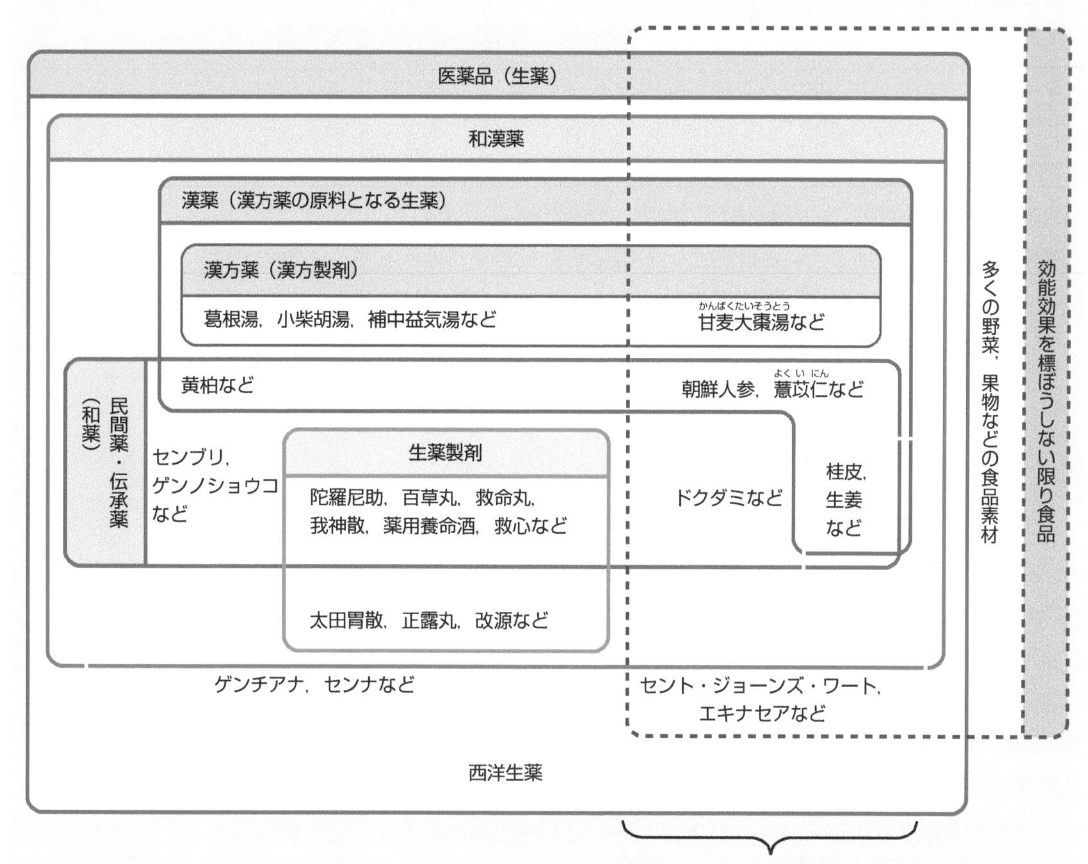

養命酒，救命丸，我神散など，複数の生薬を組み合わせた配合剤もあるが，それらも漢方薬とは呼ばず，民間薬の一種である伝承薬に分類されている．また，西洋医学でも生薬を使用していた歴史があり，ゲンチアナやセンナなど現在でも使用されているものを西洋生薬という．桂皮（シナモン）や生姜（ジンジャー）など，東西問わず利用されてきた生薬もある．以上のように，漢方医学理論とは別個に生薬を配合して調製された医薬品を生薬製剤といい，漢方製剤とは区別している．

なお，和漢薬という言葉もよく使われているが，それは日本の民間薬である和薬と，漢方薬の原料となる生薬のことをさす漢薬とを合わせた意味であり，わが国で流通する生薬をほぼ網羅している．

漢方医学と西洋医学の両方の考え方で開発された生薬製剤

わが国では江戸時代までは漢方医学が医療の中心であったが，明治時代になって西洋医学が伝わり，両者の考え方を取り入れた生薬製剤が開発されてきた．たとえば，正露丸は日露戦争の際に戦地へ送る兵士の感染症を予防するために，殺菌作用をもつ消毒薬と消化器系にはたらく生薬を配合したものである（当時は征露丸と呼んでいた）．また，かぜ薬（総合感冒薬）として西洋医学では解熱作用をもつ薬をよく使用するが，それと代表的な漢方薬の葛根湯を合わせた製剤も開発されている．しかし，葛根湯は体を温める作用があり，解熱薬と同時に使用することはお互いの作用を打ち消すこととなり，治療効果は減弱する．漢方医学，西洋医学の併用は，両者の特徴をよく理解して行うべきである．

（牧野）

F. 日本における医薬品

日本では医薬品は厚生労働省が管轄し，「医薬品，医療機器等の品質，有効性及び安全性の確保等に関する法律」（略称は「医薬品医療機器等法」，「薬機法」ともいわれる）（2014年11月施行，旧「薬事法」）により規定されている．

a. 「医薬品医療機器等法」

「医薬品医療機器等法」は，「医薬品，医薬部外品，化粧品，医療機器及び再生医療等製品の品質，有効性及び安全性の確保並びにこれらの使用による保健衛生上の危害の発生及び拡大の防止のために必要な規制を行うとともに，指定薬物の規制に関する措置を講ずるほか，医療上特にその必要性が高い医薬品，医療機器及び再生医療等製品の研究開発の促進のために必要な措置を講ずることにより，保健衛生の向上を図ること」（第1条）を目的としている．

「医薬品医療機器等法」で，医薬品は，「①日本薬局方に収められている物，②人又は動物の疾病の診断，治療又は予防に使用されることが目的とされている物，③人又は動物の身体の構造又は機能に影響を及ぼすことが目的とされている物」（第2条から抜粋）と定義されている．具体的には，①はトウモロコシデンプンのような調剤に用いる賦形剤（ふけいざい）も含み，②は処方薬，調剤薬など，③は美容目的の薬，やせ薬などである．

このような目的でつくられる医薬品は，成分，用法・用量，効能・効果，副作用について，詳しく調べられ，その有効性と安全性が確認されて初めて医薬品として厚生労働大臣の承認を得ることができる．包装には，「医薬品」の表示がなされ，効能・効果も明確に記されている．

日本において常用あるいは重要な医薬品は，生薬も含め『日本薬局方』という公定書に収められている．『日本薬局方』は医薬品の品質や純度に関して定めた規格基準書で，5 年ごとに改正されている．2021 年に，第十八改正『日本薬局方』の施行が予定されている．医薬品の製造・販売は，これに適合していなければならない．

また,「医薬品医療機器等法」では，医薬部外品が定義されている(第 2 条)．医薬部外品は，①吐きけその他の不快感または口臭もしくは体臭の防止，②あせも，ただれなどの防止，③脱毛の防止，育毛または除毛の目的で使用される物．また人や動物の保健のためにねずみ，はえ，蚊，のみ，その他これらに類する生物の防除の目的のために使用される物．さらに厚生労働大臣が指定するものであって，これらすべて人体に対する作用が緩和なものをいう．医薬品に準ずるもので，具体的には，薬用クリームやベビーパウダーなどであり，作用が緩和で，病気の予防を目的としており，包装には「指定医薬部外品」の表示がなされている．

近年の規制緩和によって,「医薬品」だったドリンク剤，胃腸薬などが「指定医薬部外品」(新指定医薬部外品，新範囲医薬部外品)として，コンビニエンスストアやスーパーマーケットでも販売できるようになった．それらは，厚生労働大臣が指定するものであり，健胃清涼剤，ビタミンまたはカルシウム剤，整腸薬，カルシウム含有保健薬，ビタミン含有保健薬などである．

b. 医薬品の範囲に関する基準(食薬区分)

ヒトが経口的に摂取するものは，食品と医薬品のみである．食品の定義は,「食品衛生法」において「食品とは，すべての飲食物をいう．ただし,「医薬品医療機器等法」に規定する医薬品，医薬部外品及び再生医療等製品は，これを含まない」(「食品衛生法」第 4 条) と規定されている．医薬品と医薬部外品，再生医療等製品を除いたすべての飲食物が食品であるとして，食品と医薬品の区別がなされている．

食品と医薬品の区別を食薬区分という．具体的な区別は，昭和 46 (1971) 年厚生省薬務局長通知「無承認無許可医薬品の指導取締りについて」(通称 46 通知) (平成 30 (2018)年，最終改正)の「医薬品の範囲に関する基準」に基づき決められる．

まず，野菜，果物，菓子，調理品などその外観，形状などから明らかに食品と認識されるもの，「健康増進法」で許可を受けた特別用途食品 (病者用食品，妊産婦・授乳婦用粉乳，乳児用調製粉乳，えん下困難者用食品，特定保健用食品) は，食品に分類される．

次に，成分本質 (原材料)，形状 (剤形，容器，包装，意匠など)，表示された使用目的，効能・効果，用法・用量などを総合的に判断して，医薬品か食品かに分類される．成分本質のみで医薬品と判断されるものとして,「専(もっぱ)ら医薬品として使用される成分本質(原材料)リスト」に，植物由来物など(たとえばオオバク，マオウ)，動物由来物など (たとえばセンソ，ロクジョウ)，その他 (化学物質など) (たとえばアスピリン，エフェドリン)が例示されている．「医薬品的効能効果を標ぼうしない限り医薬品と判断しない成分本質(原材料)リスト」も例示されている．成分本質のみで医薬品と判断されないものの場合，①医薬品的な効能・効果を標ぼう(疾病の治療または予防，身体の組織機能の増強増進，それらを暗示する表示)するもの，②アンプル形状など専ら医薬品的形状であるもの，③用法・用量が医薬品的であるもの，いずれかに該当すれば医薬品に分類される(図 1.2 参照)．

c. 保健機能食品の位置づけ

健康食品の法令上の定義はない．厚生労働省によると，健康食品は，「広く健康の保持増進に資する食品として，販売・利用されるもの全般を指している」と説明されている．健康食品のうち，保健機能食品が法令上定められ(「食品衛生法施行規則」)，健康食品から保健機能食品を除いたものを「いわゆる健康食品」と区別している．図 1.3 に概要を示す．

保健機能食品制度は，2001 年 4 月より施行されていて，「保健機能食品」には，特定保健用食品(通称トクホ)と栄養機能食品がある．通常の食品形態以外に錠剤・カプセルなどの医薬品的な形状のものも認められている．健康の維持増進に役立ち，特定の保健の用途に適することが科学的に証明された食品(有効性や安全性が証明された食品)は，個別に審査され，消費者庁長官の許可を得れば，特定保健用食品と表示できる．ヨーグルトやガム，飲料など多くの種類の製品がある．ビタミン 13 種類(ナイアシン，パントテン酸，ビオチン，ビタミン A，B_1，B_2，B_6，B_{12}，C，D，E，K，葉酸)とミネラル 6 種類(亜鉛，カリウム，カルシウム(錠剤，カプセルなどは対象外)，鉄，銅，マグネシウム)，n − 3 系脂肪酸は，国が決めた規格基準を満たしていれば，栄養機能食品と表示できる．栄養機能食品は，食生活の乱れなどで通常の食生活では不足しがちな栄養成分の補給，補完ができる食品で，サプリメントや飲料形態が多いが，鶏卵やそれ以外の生鮮食品についても適用対象となっている．

さらに，機能性表示食品制度も 2015 年から施行されている．機能性表示食品

図 1.3　医薬品と一般食品の区分における保健機能食品の位置づけ

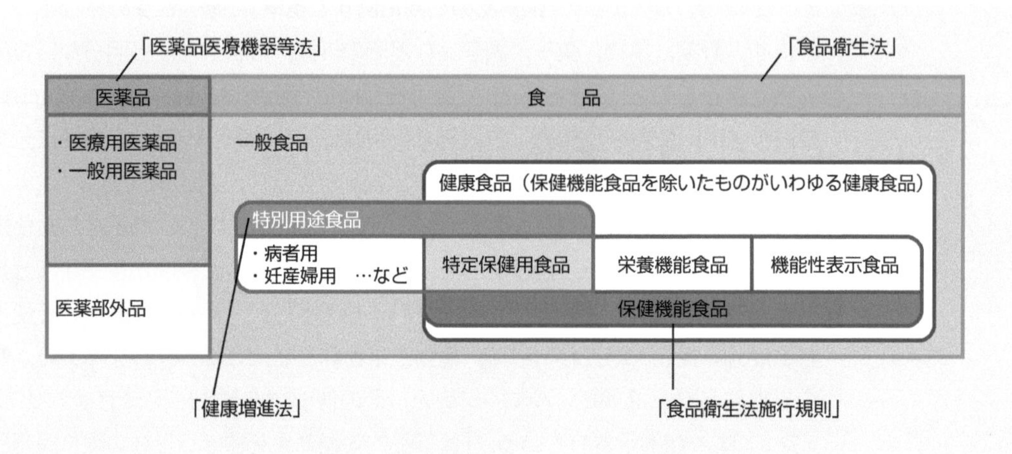

は保健機能食品に位置づけられ，食品関連事業者によって食品の機能性の情報などが消費者庁長官へ届出された食品である．対象食品は，食品全般（カプセル，加工食品，生鮮食品）であり，容器包装に身体の特定の部位も含めた健康維持・増進に関する表現ができる．しかし，機能性表示食品は特定保健用食品のような個別審査が行われたものではない．そのため，利用者は表示された説明を理解し，使用を判断しなければならない．食品の機能性のレベル知るためには，消費者庁のホームページに公開されている詳細な情報を調べることが必要である．

以上のように，保健機能食品制度は食品の表示についての制度であり，国（消費者庁）が機能などの表示を認めている．この制度と医薬品に関する制度を対比すると，保健機能食品制度は，医薬品における製造販売承認制度のように，食品の製造や販売自体を規制するものではない．保健機能食品における表示は，医薬品的な効能・効果とは判断されない．

ビタミン・ミネラルをサプリメントで補給する必要性はあるのか？

2016年12月に，内閣府食品安全委員会は，健康食品による健康被害が報告されている状況を憂い，国民が健康被害を受けないように，健康食品を摂っていいのか判断するときに考えて欲しいことを，「いわゆる「健康食品」に関するメッセージ」として提示した．

その中で，ビタミンやミネラルのサプリメントによる過剰摂取のリスクに注意するよう注意喚起がなされている．特に必要量と過剰量との差が少ないセレンや鉄などの微量ミネラル，ビタミンA，ビタミンDなどの体内に蓄積しやすい脂溶性ビタミンなどに注意が必要と説明されている．さらに，通常の食事をしていれば，欠乏症を起こすビタミンやミネラルはあまりなく，ビタミンやミネラルを食事以外からサプリメントによって摂る必要性を示すデータは今のところはないとの見解もつけられている．

一方で，ビタミンDに関しては日本を含めて世界的に不足者・欠乏者の割合が高いことが報告されており，不足・欠乏は骨粗鬆症骨折のリスクにつながることが指摘されている．骨折予防を考えた場合，ビタミンDを含む食品は限られており，食事だけからビタミンDを摂取するのは難しい．そこで，サプリメントからビタミンDを摂取する必要性も考えられる．次に，ビタミンDの過剰摂取によるといわれる高カルシウム血症は極めて多量の摂取によるものであり，ビタミンD中毒症の有害事象の報告においても摂取量が極めて高い．ビタミンDをサプリメントからよほどの量を摂らない限り過剰摂取のリスクが高くなるとはいえない．（川添）

生薬といわゆる健康食品

1.1 節 F 項 b（p.11）で紹介されている「専ら医薬品として使用される成分本質（原材料）リスト」に上げられている素材は，一定の品質基準を満たした医薬品である生薬としてのみ利用が可能であるため，専門知識をもった薬剤師や登録販売者しか販売することができない．ところが，生薬の原料となる天然素材で，このリストに載っていない素材については，「医薬品的効能・効果を標ぼうしない限り」は食品として利用することができる（図 1.2 参照）．

たとえば，強壮薬として有名な朝鮮人参は，このリストには載っていないため，一定の品質を満たせば医薬品としても利用できるが，効能効果を標ぼうしなければ食品としても利用できる．そのような素材を食品として利用する場合は，医薬品ほどの厳しい品質の規定がないため，含まれる有効成分の含量が著しく少なかったり，間違った植物を原料として使用していたりすることがある．特に，サプリメントのようなカプセルや錠剤のような形をしている場合は，食品を摂取するときに行える最低限の品質確認方法である味やにおいの確認すらできないため，品質については製造している企業を信用するしかない．

このように，このリストに載っていない素材を用いた生薬については，いわゆる健康食品としても流通する余地があり，これを「栄養素」として扱い販売されているケースがある．そこで，いわゆる健康食品の取り扱いについて，栄養情報担当者（NR），サプリメントアドバイザー，健康食品管理士といった専門知識をもつ有資格者が知られている．しかし，彼らが学ぶ専門知識の中には，生薬の医薬品としての薬理作用や，天然素材を生薬として使用するための品質管理方法までは含まれていない．実際に流通している低品質な健康食品を見分け，粗悪品による健康被害または有用性の欠落を防ぐためには，生薬に関する知識が必要である．

（牧野）

1.2 薬の種類：医療用医薬品と要指導医薬品，一般用医薬品

A. 医療用医薬品

医療用医薬品は，効き目が強い一方，副作用にも注意する必要があるため，「医師若しくは歯科医師により使用され又はこれらの者の処方せん若しくは指示によって使用されることを目的として供給される」と厚生労働大臣が定めた医薬品

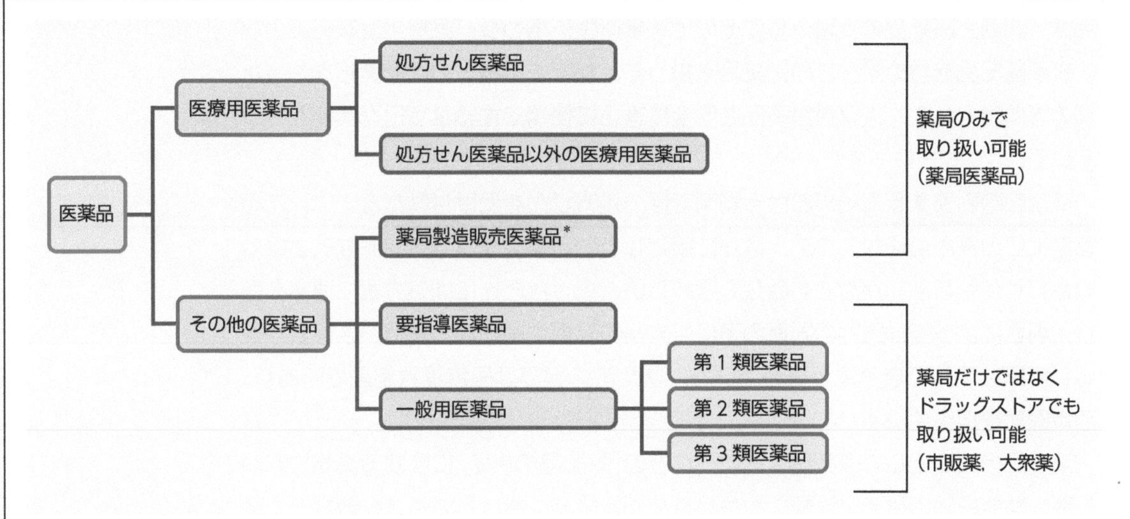

図 1.4　医薬品の分類

＊薬局の薬剤師が製造し，販売できる医薬品

である．医療用医薬品は，処方せん医薬品と処方せん医薬品以外の医療用医薬品に分類される（図 1.4）．医療用医薬品は，医師の使用か医師の処方せんに基づき薬局で調剤されるもので，医師を介さずに一般生活者は入手することはできない．

しかし，医療用医薬品の成分の中には要指導医薬品や一般用医薬品（p.18，市販薬）として販売されている成分もある．たとえば，ビタミン剤や漢方製剤，後述の要指導医薬品や一般用医薬品にスイッチ化されたスイッチ OTC 薬*の抗アレルギー薬（フェキソフェナジン（商品名アレグラ®），エピナスチン（アレジオン®）など），ヒスタミン H_2 受容体拮抗薬（ファモチジン（ガスター®）など），非ステロイド性抗炎症薬（NSAIDs）（ロキソプロフェン（ロキソニン®）など）で，医療用医薬品としての製品もあるが要指導医薬品や一般用医薬品としての製品もある．ロキソプロフェンなどの成分を含む医薬品は，医師の処方せんがなくても販売できる．

＊医療用医薬品から要指導医薬品や一般用医薬品に転用された医薬品

医療用医薬品の約 2/3 が処方せん医薬品として指定されている．たとえば，注射薬や麻薬，向精神薬などは処方せん医薬品に該当し，より厳格な取り扱いが求められる．「医師等からの処方せんの交付を受けた者以外の者に対して，正当な理由なく，販売を行ってはならない．なお，正当な理由なく，医師等からの処方せんの交付を受けた者以外の者に対して処方せん医薬品を販売した場合については，罰則が設けられている」．

a.　薬剤師

日本では医薬品を取り扱うのは，国家試験に合格し免許を取得した薬剤師である．「薬剤師法」（1960 年）第 1 条は，「薬剤師は，調剤，医薬品の供給その他薬事衛生をつかさどることによって，公衆衛生の向上及び増進に寄与し，もって国民の健康な生活を確保するものとする」とあり，薬剤師の任務を示している．薬剤師は，調剤，医薬品の供給そしてその他薬事衛生に携わり，医療用医薬品および一般用医薬品を含めすべての医薬品を扱うことができる唯一の国家資格をもった薬の専門家として，人々が医薬品を安全に適正に使用できるよう日々業務を行っている．

薬剤師の勤務する薬局における調剤では，処方せんを受け付けたときに，この患者にこの薬が適切か，また，ほかに服用している薬やサプリメントなどとの飲み合わせが生じないかなど判断し，疑わしいと思ったときには処方医に連絡を取り，場合によっては医師の同意の下に処方薬の変更や削除などを行い，患者が安心して薬を使用できるよう努めている．また町の薬局は医療提供施設でもあり，地域医療を担っている．

薬剤師の職場として医薬品メーカーなどの「医薬品の供給」に関する業務においては，開発段階の研究・治験にかかわり，製造販売における総括責任者など，医薬品の開発から流通，販売までほぼすべての分野で関与している．「その他薬事衛生」に関する業務においては，薬の正しい使い方などの地域社会への啓発活動を行い，セルフメディケーションの推進にも関与している．その一つとして学校薬剤師があり，大学以外のすべての学校で，衛生環境の検査を行い，学校生活の快適な環境を維持するよう努めている．

b. 薬局での調剤

「薬剤師法」第 19 条には，「薬剤師は，医師，歯科医師又は獣医師の処方せんによらなければ，販売又は授与の目的で調剤してはならない」とあり，薬剤師は，医師の処方せんによらなければ，医療用医薬品を調剤することができない．調剤ができる薬剤師とは，職業として調剤に従事する者のことで，町の薬局の薬剤師や，病院の薬局に勤務している薬剤師をさす．町の薬局と病院の薬局では，法律上，次のような違いがある．町の薬局は，「医薬品医療機器等法」で「薬剤師が販売又は授与の目的で調剤の業務を行う場所（その開設者が医薬品の販売業を併せ行う場合には，その販売業に必要な場所を含む）をいう」と定義されている．つまり，調剤以外にも，医薬品の販売をすることができる．一方，病院の薬局（院内薬局）は，病院・診療所（以下，医療機関という）の施設基準の一つである調剤所のことで，医療機関を取り締まる「医療法」によって規定されている．調剤所が薬局と呼ばれているのは，「医薬品医療機器等法」で，薬局と呼ぶことが許されているからである．したがって，町の薬局は，どこの医療機関から交付された処方せんも受け付けることができるが，医療機関の薬局は，当該医療機関の処方せんしか調剤することができない．

c. 新薬とジェネリック医薬品（付録 1，p.238，付録 2，p.239 参照）

医薬品は，「新薬（先発医薬品）」と「後発医薬品」に分けることができる．「新薬」として発売された薬は特許などに守られ，開発したメーカーが独占的にその薬を製造販売する権利をもっている．ところが 20 ～ 25 年の特許期間が切れると，ほかのメーカーでも同じ成分，同じ効果の薬を製造できるようになる．つまり，すでに市場に出ている先発医薬品と同じものをあとから製造したものを「後発医薬品」あるいは,「ジェネリック医薬品」という．

新薬が市場に出るまでには，その成分の開発から，非臨床試験および臨床試験を経て，有効性，安全性を確保したのちに承認されて発売されるため，9 ～ 17 年かかるといわれ，その費用も約 500 億円と莫大である．しかし，ジェネリック医薬品はすでに使用実績があり，有効性も安全性も確かめられた成分のため，研究開発にかかる部分は省略できる．先発品と同等かどうかの試験をする必要があるが，研究にかかる時間や金額は少なく，安価で薬を供給することが可能である．ジェネリック医薬品は，生物学的同等性試験を経て発売されているので，先発医薬品と同じ効果が期待できる．

ただし，含有の主成分は同じでも，その製剤過程で含まれる添加剤までが同じとは限らず．人によってはアレルギー症状が出ることや，外用薬の使用感の違いなどを訴える人もいる．ジェネリック医薬品の選択については，分割調剤ができるシステムがあり，これは長期の処方が出ている場合でも短期間分を調剤して，様子を見ることができる取り組みである．薬局の窓口で薬剤師に相談し，経済的で自分にあった適切な医薬品を選ぶことができる．

医薬分業

医薬分業は，医師と薬剤師の専門的な機能が独立しているだけでなく，医療機関と薬局も独立している状態をいう．病院などから処方せんを交付された患者は，院外にある薬局を自由に選択することができるため，信頼できるかかりつけ薬局をつくることもできる．日本では医薬分業が進まなかった時代が長く，医療機関の調剤所（薬局）で薬をもらうのが当たり前となっていた．医療機関内ですべて事足りることから，患者にとって便利な点も多くあったが，大病院の調剤所では患者数が多く，受け取るまで待ち時間が長く，薬に関する詳細な説明が受けられないなどの問題点があった．医薬分業により，医師は外来患者に院外処方せんを発行し，医療機関では薬を渡す手間や薬の購入・管理などがなくなった．医師は診察・治療に専念し，病院薬剤師は入院患者を中心とした業務に力を注ぐことができるようになった．薬局の薬剤師は受け取った院外処方せんに基づき個々の患者の薬歴を管理することで，他科および他の医療機関からの処方せんとの相互作用や重複投与を防ぐことができ，詳細な服薬説明や患者の相談にのることができる．（岸本）

薬剤師と薬局でのインフォームドコンセント

医療におけるインフォームドコンセント（説明と同意，IC）は最終的には医師と患者の間で取り交わされるものである．しかし医師がインフォームドコンセントを行う際に，薬に関しては薬剤師が説明を十分にすることが重要である．また，インフォームドコンセント後に実施された薬物療法に関して，監視するのも薬剤師の役割となる．薬局の薬剤師は，処方せんを受けてその情報提供などを行うが，すでに医師との間でインフォームドコンセントが成立していると考えられるため，患者が正しく服用できるように十分説明する必要がある．そして，服用後のコンプライアンス（患者が薬を指示どおりに用いたこと）や経過観察も重要になる．ただし薬が合っていないなど，インフォームドコンセントが必ずしもできていないと思われる患者には，医師に連絡を取り，適切な薬の選択をすることが必要となる．

一般用医薬品等に関しては，薬剤師が購入希望者から症状などを聞き，一般用医薬品等を販売するのか，生活相談だけでよいのか，医師に受診勧奨をするのかなど選択しなくてはならない．一般用医薬品等を購入することになった場合も薬剤師の説明と購入希望者の同意（納得）が必要になり，これらの状況は薬局におけるインフォームドコンセントといえる．（岸本）

B.　要指導医薬品および一般用医薬品

市販薬，大衆薬などといわれる処方せんがなくても購入できる医薬品には，「要指導医薬品」と「一般用医薬品」（図 1.4 参照）がある．これらの医薬品は，薬局・ドラッグストア（薬店）のカウンター越しに手渡される医薬品として OTC 医薬品（over the counter drug）ともいわれる．

要指導医薬品とは，「医療用に準じたカテゴリーの医薬品」であり，劇薬や，医療用医薬品から市販薬へのスイッチ直後品目などが該当する．スイッチ OTC 薬およびダイレクト OTC 薬（医療用医薬品としての使用実績がないまま市販化された医薬品）は，市販化された当初は要指導医薬品に分類されるが，販売後３年または８年が経過した時点で，市場において副作用の発生などの問題が生じなければ，一般用医薬品に移行する．そのため，要指導医薬品の分類は流動的である．

要指導医薬品と一般用医薬品をあわせて，「一般用医薬品等」とすることがある．

近年，医療費節約の面から，病気の初期の段階や軽い症状の場合は一般用医薬品等によって患者らが自ら治療する「セルフメディケーション」が推進されている．これに伴い，安全性を最優先にしつつ，国民の健康ニーズに対応した新たな役割・機能を備えた要指導医薬品や一般用医薬品を提供するため，医療用医薬品

表 1.2　リスクによる一般用医薬品等の分類

分類		おもな製品	配置場所	対応する専門家	販売時の説明	ネットなど通信販売
要指導医薬品		医療用に準じた医薬品 （劇薬やスイッチ直後品など）	自由に手に取ることができない	薬剤師	書面での情報提供の義務	×
一般用医薬品	第 1 類医薬品	H_2 ブロッカー， ニコチン貼付薬　など				○
	第 2 類医薬品 指定第 2 類医薬品	かぜ薬，解熱鎮痛薬， 睡眠改善薬，漢方薬　など	自由に手に取ることができる	薬剤師 登録販売者	努力義務	○
	第 3 類医薬品	整腸剤，ビタミン剤， 一部の生薬　など			規定なし	○

から市販薬へのスイッチ化の承認審査が迅速化された．そのため，以前は，一般用医薬品等は医療用医薬品に比べて効き目は穏やかで，副作用の心配も比較的少ないとされてきたが，近年では，医療用医薬品と同じ成分や用量のものも多く，使用に際して注意が必要である．

a.　リスク区分

一般用医薬品は，リスクによって第 1 類医薬品，第 2 類医薬品，第 3 類医薬品に区分される．特にリスクが高いものは第 1 類医薬品とされる．要指導医薬品や一般用医薬品はリスクの程度に応じた取り扱いが求められている（表 1.2）．

要指導医薬品や第 1 類医薬品は効き目が強い一方，副作用にも注意する必要がある．そのため，店舗において自由に手に取ることができる場所に配置されておらず，販売時は薬剤師による書面を用いた情報提供が義務付けられている．第 1 類医薬品には，発毛剤のミノキシジル（リアップ®），ロキソプロフェン（ロキソニン®），H_2 ブロッカー胃腸薬のファモチジン（ガスター®），ニコチン貼付薬などが分類される．

一方，第 2 類医薬品と第 3 類医薬品の情報提供は，薬剤師と登録販売者が対応する．第 2 類医薬品には，かぜ薬や解熱鎮痛薬，睡眠改善薬などがある．解熱鎮痛薬，睡眠改善薬に含まれる成分など，使用に注意が必要なものを指定第 2 類医薬品として定めている．

b.　登録販売者

一般用医薬品を販売する専門家として薬剤師以外に新たに設けられた資格で，原則として，第 2 類医薬品と第 3 類医薬品を販売し，情報提供などを行う．薬剤師と違って，国家資格で免許を受けるのではなく，都道府県の登録で資格を得ることができる．

薬局管理栄養士

2013年に閣議決定された「日本再興戦略」において，国民のセルフメディケーション推進のために薬局・薬剤師が，積極的にかかわることが明言された．また，2014年の日本医療薬学会による「薬局の求められる機能とあるべき姿」において，「かかりつけ薬局」を推進する指針が示された．さらに，2015年には厚生労働省より「患者のための薬局ビジョン」が策定された．

これらの経緯を踏まえ，薬局は，患者本位の医薬分業の実現に向けて“高度薬学管理機能”に加えて,「かかりつけ薬剤師・薬局」の機能として，①服薬情報の一元的・継続的把握，② 24時間対応・在宅対応，③医療機関との連携が必要であり，さらに国民の病気の予防や健康サポートに貢献するための，要指導医薬品等の適切な選択のための供給機能や助言の体制，健康相談の受付，受診勧奨・関係機関紹介などの④健康サポート機能：「健康サポート薬局」の機能を併せ持つことが求められるようになった．

「健康サポート薬局」になるためには，厚生労働大臣が定める一定の基準（薬剤師，設備，開店時間など）を満たす必要がある．薬局は，一般用医薬品等や健康食品に関する相談はもちろん，介護や食事・栄養に関する相談までも受け付ける．そこで，このような取り組みを推進するために，管理栄養士をおく薬局も増えてきた．管理栄養士の仕事としては，まず患者の栄養相談や，地域住民への健康相談会を行うなどの健康サポートがある．このように，薬局においても管理栄養士は多職種連携として栄養に関する課題に対して，管理栄養士の視点で解決策を提示できる大きなメリットがある．（川添）

C. 医療用医薬品と一般用医薬品等の比較

医薬品といっても，医療用医薬品と一般用医薬品等には大きな違いがある．表1.3に特徴をまとめた．

a. 保険の適用の有無

日本の医療は皆保険制度であり，健康保険証を持っていれば，全国民はいつでも，どこでも医療を受けることができる．私たちが普通に受けている医療は，医療保険制度の中で動いている．したがって，医師から交付される処方せんも，正確に言うと「保険処方せん」である．この保険処方せんを交付する医師も保険医師であり，町の薬局は保険薬局，そこで働いている薬剤師も保険薬剤師であり，医師，薬剤師の資格を取った後に申請して登録することになる．

表 1.3　医療用医薬品と一般用医薬品等の比較

	医療用医薬品	一般用医薬品等	
		要指導医薬品 第 1 類医薬品	第 2 類医薬品 第 3 類医薬品
目的	医師による治療	自己治療	
入手方法	医師の処方	一般生活者による選択	
対象	特定の患者 （家族で共有不可）	不特定多数	不特定多数 （家族で共有可能）
適応	疾病，疾患	症状 疾患の再発治療	おもに症状
成分	単剤が多い	単剤が多い	配合剤が多い
費用	保険適用により 一部のみ自己負担	全額自己負担	

保険処方せんの調剤も保険制度の中で算定されるため，患者は医療用医薬品に対しては，通常は全体にかかった費用の 3 割を薬局に支払えばよいことになるが，一般用医薬品等は，保険の適用にはならないため，全額支払うことになる（表 1.3）．したがって，一般用医薬品等を買うほうが高くなるといった現象も生じることがある．日本が海外に比べて，一般用医薬品等の売り上げが伸びない理由の一つともいえる．

b.　特定の患者か，不特定多数か

医療用医薬品は，医師が診察をし，その患者にあった薬を処方し，薬剤師が調剤するものである．つまり，この薬は，特定の患者のための薬ということができる．一般用医薬品等は，不特定多数の人が使えるように製造しているものであり，誰にでも当てはまるような注意書きがしてあるため，それに自分が当てはまるのかは購入者が判断しなくてはならない．要指導医薬品と第 1 類医薬品に加え，第 2 類医薬品のうち指定第 2 類医薬品は，誰もが手にとって，選ぶことができない．副作用などのリスクが高いと考えられるものは，薬剤師あるいは登録

薬のインターネット販売

2014 年 11 月に医薬品医療機器等法が施行された．これにより，一般用医薬品である第 1 類医薬品，第 2 類医薬品および第 3 類医薬品は，厚生労働省が許可した業者に限ってインターネット販売が認められた．しかし，要指導医薬品はインターネット販売が認められていない．要指導医薬品に分類されているものは，リスクが高い劇薬や，スイッチ直後品目などであり，「医療用に準じたカテゴリー」と位置づけられている．そのため，薬剤師による対面での文書による情報提供や指導が義務付けられている．　（岸本）

販売者からの情報を得てから購入者が判断するよう，安全性を配慮した販売体制となっている（表 1.2）.

c. 成分の違い

医療用医薬品は単剤（単一の成分）が主で，それをいくつか組み合わせて治療に用いる．近年は，医療用医薬品の中にも慢性疾患（高血圧，糖尿病，脂質異常症など）に対する配合剤（2 種類の成分を含む）がでてきている．いずれも，作用が強いものが多く，医師，薬剤師の管理の下で使用する薬である.

要指導医薬品や一般用医薬品は，日常的で軽度な症状の改善や疾病の予防などのために使用される医薬品で，セルフメディケーションの手段の一つである．スイッチ OTC 薬は単剤が多い．一方，第 2 類医薬品や第 3 類医薬品は配合剤が多い．一般生活者が自身の症状に合わせて薬を選択できるよう，複数の成分を含有し，広範囲な症状をカバーしている.

これまでの一般用医薬品等は症状に対する適応であったが，近年のスイッチ OTC 薬には，疾患の再発治療薬も存在する（表 1.3）．たとえば，口唇ヘルペスや膣カンジダなどの再発治療薬がある．これらは，過去に医師の診断を受けた者の再発時の使用に限られる.

表 1.4　かぜ薬

医療用医薬品	医師が患者の症状や体質に合わせて薬を処方する.
	1 つの薬に 1 種類の成分しか含まれていないため，解熱鎮痛薬，鎮咳薬，鼻炎薬など多くの薬をもらうことが多い.
	患者に必要な薬だけ処方されている.
一般用医薬品	総合感冒薬（1 つの薬に，発熱，関節痛，咳，鼻水などを抑える成分が，6 ～ 10 種類配合されている）である.
	いろいろな症状に対応できるが，そのとき必要のないものも含まれている.
	成分量は控えめで効果は弱い.

かぜ薬

漢方薬を除き医療用医薬品も一般用医薬品等も対症療法の薬しかない．熱が出たら熱を下げる，鼻水が出たら鼻水を抑える，咳が出たら咳を鎮める作用のあるものが処方される．医療用医薬品の場合は解熱鎮痛薬，鎮咳薬，鼻炎薬が処方されることが多いが，それぞれの成分が配合された薬もある.

一方，一般用医薬品のかぜ薬は，発熱，咳，鼻水などを抑える 6 ～ 10 種類が配合された総合感冒薬である．表 1.4 に医療用医薬品と一般用医薬品のかぜ薬の特徴を示した.

（岸本）

かぜ薬(総合感冒薬)になぜビタミンが含まれるのか

ライナス・ポーリング（米国，化学者）は，ビタミンCの大量摂取がかぜの予防になると提唱したが，その後の検証で，効果は期待できないという考えが支持された．では，なぜ，今でもかぜ薬（総合感冒薬）にはビタミンCをはじめビタミンB群など各種ビタミンが含まれているのだろうか．かぜをひくと咳や発熱などで体が消耗し，ビタミン類が通常より多く消費される．そのため，不足したビタミン類を補い体の回復が早まるよう，かぜ薬にビタミン類が配合されているのである．（一川）

1.3 薬の剤形

A. 種類と特徴

薬と剤
薬理活性を現す化学物質（薬物）を「薬」といい，薬理活性を中心に考えている場合は「○○薬」という表現を用いる．それを使用するために薬剤的な加工を施した剤形を「剤」といい，市販されている薬は「○○剤」という表現を用いる．

薬は錠剤，カプセル剤などのように種々の剤形に加工して使用される．

薬を投与経路によって分けると，口から飲む散剤，顆粒剤，錠剤，カプセル剤，液状製剤・シロップ剤などの内服薬（内用剤，内服剤（飲み薬））があり，口以外の投与方法としてクリーム剤，軟膏剤，貼付剤，坐剤（坐薬，座剤）などの外用薬（外用剤）や身体に直接薬を注入する外用薬の注射剤がある（表1.5）．これらのほかに点眼剤，吸入剤などもある．

a. 内服薬

内服薬は，口から食道を通り胃に入る．多くの薬は胃で溶けて小腸に運ばれ，小腸の絨毛から血液中に吸収される．腸の周りにある血管は門脈（静脈）となり，薬はその門脈を通って肝臓に入る．そこから薬は全身に運ばれていく．

狭心症の発作の治療薬として知られているニトログリセリンは，舌下錠といって，口の中に入れて，舌の下で溶かして，口の中の血管から直接吸収させ，すぐに効果を発揮するように設計されている．

b. 外用薬

肛門から薬を挿入する外用薬の坐剤は，痔の腫れをおさえて局所的に作用するものもあるが，肛門の周りにある血管に直接吸収され全身を回るように設計されたものもある．たとえば，解熱鎮痛薬や酔い止めの薬など，高齢者や乳児など内服ができない場合にも使用されることが多い．

注射剤は，薬を直接血管内に入れたり，皮下，筋肉に注射して用いる．薬はそ

表 1.5　おもな剤形の種類と特徴

トローチ剤は外用薬に分類される．

	種類	特徴	
内服薬	散剤	粉末状	散剤　顆粒剤
	顆粒剤	粉末の薬を粒状にしたもの．薬の付着や飛散が少ない．	
	錠剤	素錠（主薬のみを固めたもの），糖衣錠（成分の安定や服用しやすくする目的で表面を白糖で覆ったもの），錠剤の飲みやすさとカプセル剤の速効性をもつカプレットなどがある．	丸剤　糖衣剤　カプレット　チュアブル
	カプセル剤	主薬をカプセルに充填したもの．薬の安定性の向上や徐放性を目的とする．油状の薬をフィルムで包んだ軟カプセル剤もある．	硬カプセル剤　軟カプセル剤
液状製剤		シロップ剤．飲み薬の内用液剤，うがい薬や吸入薬の外用液剤がある．点眼剤も含む．	
外用薬	軟膏剤，クリーム剤	軟膏は油脂性基剤の入ったもので，皮膚を保護する作用が強く，刺激性が少ない．クリーム剤は水と油を混ぜた乳剤性基剤が入っている．軟膏ほどベタつかず，薬が皮膚に入りやすい．	
	貼付剤（局所作用）	筋肉痛などの鎮痛・消炎の目的で用いる貼り薬．	
	貼付剤（全身作用）	皮膚を通して体内に入った薬物が全身血流を循環することで，効果を発揮する．比較的作用時間が長い．喘息治療薬，狭心症治療薬，禁煙補助剤，がん性疼痛用麻薬などがある．	
	坐剤	肛門，尿道，膣に挿入する．痔や便秘などの局所作用薬と解熱・鎮痛などの全身作用薬がある．	
	注射剤	水性・非水性注射剤，懸濁性・乳濁性注射剤などのほか，輸液もある．	

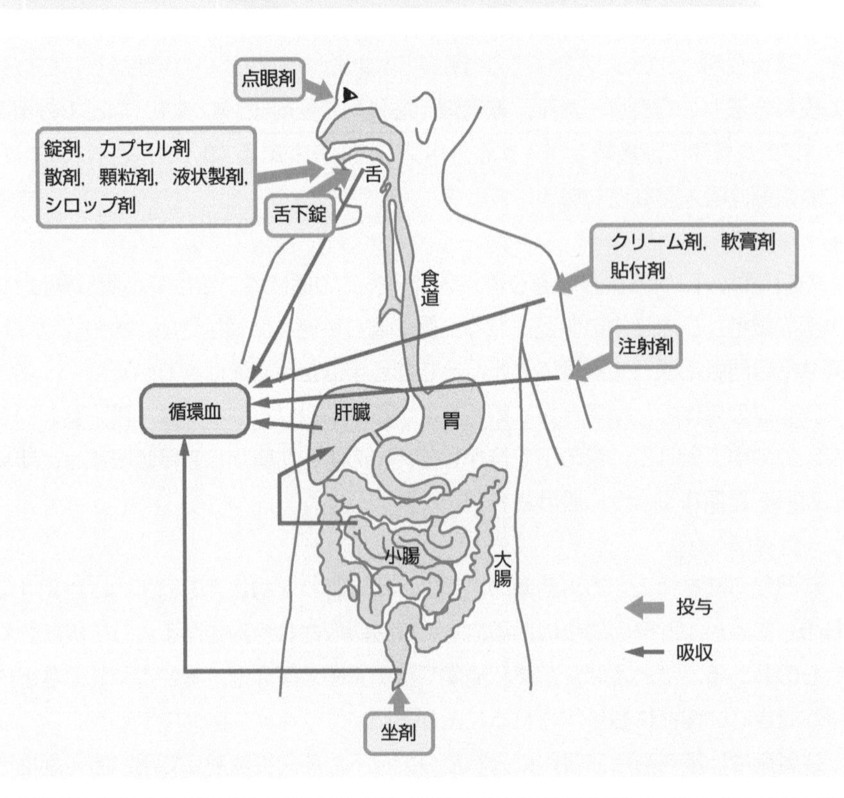

図 1.5　薬の投与部位と血液への吸収

医薬品の添付文書

医薬品の添付文書は「医薬品医療機器等法」第52条に明記された医薬品の公的文書である．「医薬品医療機器等法」では，「医薬品は，これに添付する文書又はその容器若しくは被包に当該医薬品に関する最新の論文その他により得られた知見に基づき，用法，用量その他使用及び取扱上の必要な注意などが記載されていなければならない」と大まかな内容になっている．医療用医薬品の添付文書は，対象者は医師，薬剤師などの医療関係者向けである．したがって専門用語が多く，医薬品の名称，禁忌（きんき），効能または効果，用法および用量，薬効薬理，薬物動態などが記載され，一般の人には難しい内容になっている．一方，一般用医薬品等の添付文書は，対象が一般の人であるため，平易なわかりやすい文章にしなくてはならない．使用上の注意も「してはいけないこと」，「相談すること」などの書き方にするように定められた．また，効能・効果についても病名ではなく熱を下げる，のどの痛みをとるなど症状の記載となっている．（岸本）

の周りの毛細血管から吸収される．いずれにしても血管に早く吸収されるため，他の剤形に比べ，効果が現れるのが早い．糖尿病に使うインスリンは，現在のところ注射剤しか投与方法がない薬である．インスリンは，内服した場合，胃や腸のタンパク質分解酵素で分解されてしまう．そのため消化管を通さず，身体に直接投与する注射剤である．このように薬の剤形の違いは，その薬の成分の性質と，最も効率のよい投与経路を反映している（図1.5）．

B. 薬を飲みやすくする工夫

まず，薬の飲み忘れをしないように服用回数を減らす工夫がある．一般的に1日3回毎食後服用する薬が多く，昼に飲み忘れたとか，夜外食，飲酒のため忘れたなど，コンプライアンスが悪いといった報告があがっていた．近年は同じ成分でも1日1回あるいは2回服用といった薬が増えている．薬を飲みやすくするための工夫は，製剤技術の発達で，薬の剤形にも現れているが，服用する時の補助の技術も発達している．

a. 徐放性製剤

徐放性製剤といわれ，錠剤やカプセル剤の中に工夫が隠されているものがある．図1.6に示したように，錠剤の中に一回り小さい錠剤が入っており，外側の錠剤が早く溶け，その後に内側の錠剤が徐々に溶けるように工夫され，長時間体内で効果を持続させるようになっている．カプセル剤も同じで，中に入っているさらに小さなカプセルのコーティングの厚さを変えることで，早く溶けるものと

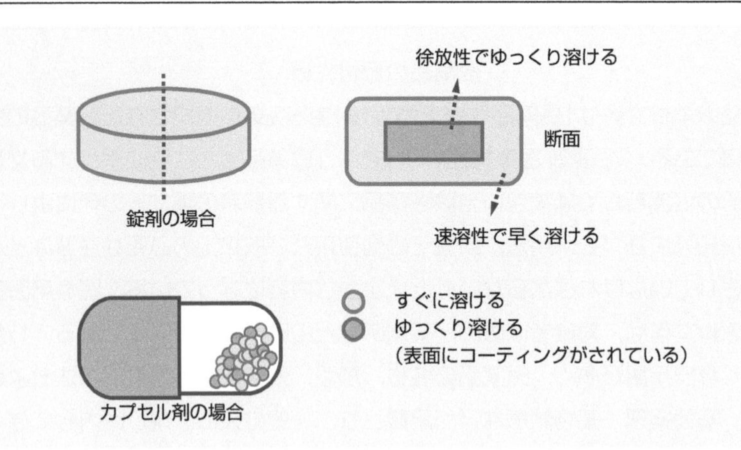

図 1.6　徐放性製剤
時間差で溶けていくように設計されたものや，胃酸で分解しないよう胃で溶けずに腸で溶けるようにしたもの．1 日 1 回の服用や 1 週間に 1 錠の服用でもよいように薬が工夫されている．

時間をかけてゆっくり溶けるものが配合されている．したがって，このような工夫がある錠剤やカプセル剤を，飲み込めないなどの理由で粉砕したり，カプセルを開けたりすると，これらのしくみがはたらかず，薬が効きすぎてしまう可能性がある．

b.　口腔内崩壊錠，嚥下補助ゼリー，服薬補助ゼリー

高齢者は口渇や嚥下能力が落ちていることも多く，錠剤やカプセル剤などは飲みにくい場合が多い．最近は，口腔内崩壊錠などが開発され，以前に比べ飲みやすくなってきている．口腔内崩壊錠は，OD 錠（orally disintegrating tablet）ともいわれる．口腔内に投与すると速やかに唾液で溶ける錠剤で，水なしまたはわずかな飲水のみで，咀嚼の必要なく服用できる．口腔内崩壊フィルム剤，チュアブル錠（噛み砕いたり唾液で溶かしたりして服用する錠剤）がある．しかしすべての錠剤やカプセル剤に口腔内崩壊錠が製造されているわけではない．

どうしても，錠剤やカプセル剤を飲まなくてはならない場合には，嚥下補助ゼリー，服薬補助ゼリーなどを使う．現在はイチゴ味，レモン味，チョコレート味など多くの種類が発売されている．果物の酸味の強いゼリーに包むと薬によっては溶けて苦味が出るものがあるので注意が必要である．

c.　オブラート

散剤や顆粒剤の飲み込みができない人には，オブラートの使用を勧める．小児にはアイスクリームなどに混ぜてもよい．

オブラートとは，デンプンからつくられる水に溶けやすい半透明の薄い膜のことを指す．飲みにくい薬をそのまま包み摂取することができるが，使用時には図 1.7 に示したように包んでから水にくぐらすことが大切である．ただし，薬の中には，オブラートが使えないものもある．苦味健胃薬は健胃生薬を配合した薬で，苦味のあるゲンチアナ，辛味のあるショウキョウ，芳香性があるウイキョウ

図 1.7　オブラートの使い方

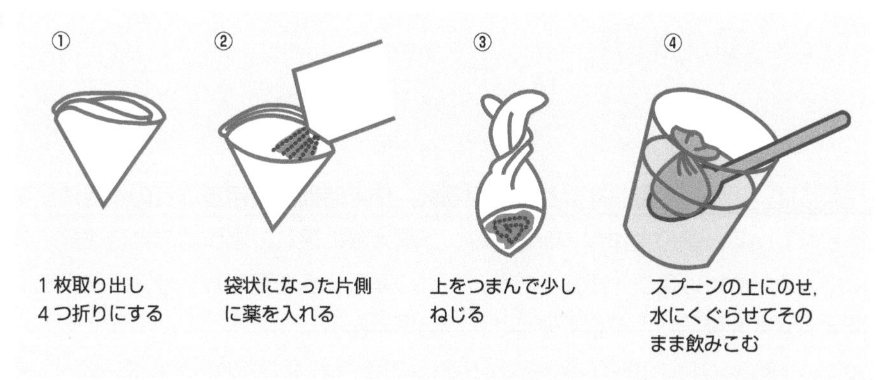

やケイヒである．この苦味や辛味を感じる味覚が胃液の分泌を促進させ自然と食欲が出るようにはたらきかけるため，その味をマスクしてしまうとせっかくの効果が台無しになる．服薬補助をする場合には，薬の性質を理解して使うことが必要となる．

高齢者福祉施設での工夫

高齢者の服薬では，人によっては，飲み込んだように見えても，薬が上あごにくっついていたり，薬がそのまま口に残っていたりして，介護者が気づかないでいると，吐き出してしまうことがあるので注意が必要である．寝たきりの入所者の服薬を介助する場合，寝たままの状態で薬を飲ませてしまうと，胃まで薬が運ばれず，食道の途中にとどまり，薬によっては食道に潰瘍を起こしてしまう場合があるため，なるべく上体を起こした姿勢で飲んでもらう必要がある．介護ベッドの場合は，ベッドを 30 度に起こし，頭を少し起こすようにし，首から頭にかけて枕を挟んであげるだけでもよい．また，高齢者の口の中は乾いている場合も多く，口の中を確認することが大切である．服薬介助では，最初にコップの水を一口ふくませ，口を湿らせ，口腔内を湿った状態にして，舌の中央に薬をのせる．さらに水をふくませて，薬を飲み込ませる．服用後はさらに最低コップ 1 杯の水を飲んでもらうようにする．しかし，嚥下困難な人に，「コップ 1 杯の水を飲んでください」ということは，その人を苦しめることになりかねない．高齢者の嚥下能力を知っておくことは重要で，普段からの入所者の生活状況を把握することが大切である．茶を飲むといつもむせこんだりする場合は要注意である．水が飲めない人には，服薬補助ゼリーなどを使い，服用後や普段の水分補給には，食品で開発が進んでいる水分補助ゼリーなどを使うとよい．（岸本）

1.4 薬の服用

薬には，用法・用量，すなわち使用回数，使用時間，使用量などの使用法が決められている．薬の主作用（効能・効果）が最大限に現れ，副作用の発現を最小限に抑えるためには用法・用量を守り，個々の薬の特性を理解したうえで使用法に関する注意を確認し，正しく使うことが必要である．

A. 薬の用法

薬の用法とは，薬をどのようにして(たとえば，服用，注射など)，どれくらいの頻度（たとえば，1日2回など）で使用するかである．薬の用法は，薬の投与方法と言い換えることができる．薬の投与方法は，それぞれの薬の形（剤形）と関係している．薬は，その効果を発揮するために疾病などによる痛みや機能上の問題となっている部位（患部）に到達する必要があり，患部に直接使用する場合と全身に取り込み血流を介して患部に到達させる場合がある．

a. 患部に直接使用

局所に使用する薬としては，点眼剤，点鼻剤，吸入剤，貼付剤，坐剤，軟膏剤やローションなどがある．これらの多くは患部に直接使用し効果を発揮するが，たとえば，貼付剤の中には狭心症治療薬，ぜん息治療薬，禁煙補助薬，更年期障害治療薬，認知症治療薬などとして，坐剤には解熱鎮痛薬などとして全身的に作用するように作られているものもある．また，狭心症発作時に用いるニトログリセリン錠などは，舌下に入れて使用し，急速に薬物を口腔粘膜から吸収させる（舌下錠）．

b. 全身に取り込み使用

薬を全身に取り込む投与方法としては，錠剤などの内服薬（いわゆる飲み薬）や注射剤の使用が一般的である．患者の利便性や痛みなどの負担軽減を考えると投与方法としては内服薬が優れているが，なぜ他の投与方法が必要なのであろうか．まず，内服薬が使用できるのは患者が薬を飲むことができる時だけである．したがって，注射剤では患者に意識がない場合や高齢者などで嚥下が困難な場合にでも薬を体内に入れることができる．次に，内服薬は，注射剤と比べて効果の発現が遅く，即効性を期待する場合には注射剤が優れている．

B. 薬の血中濃度

内服薬や注射剤が効果を発揮するためには血液中の薬の濃度（血中濃度）が一定以上あり，副作用や過量による健康被害を未然に防止・軽減するためには，一定濃度を下回ることが必要である．これを薬の有効血中濃度といい，その濃度範囲に収まるように投与量や投与頻度・間隔が決められている．薬の血中濃度は，個々の薬のもつ特性だけでなく，薬が体内に入ってからの吸収，分布，代謝，排泄などの個々人の機能によっても影響を受ける．

a.　内服薬の血中濃度

内服薬は，食品と同様に口から食道を経て胃に到達し，一般的に胃（小腸の場合もある）で溶かされ吸収されやすい形になり，おもに小腸で吸収され血管に入り，血液とともに全身を巡る．このような過程を経ることから内服薬は，注射剤と比べて効果の発現が遅くなる．なお，小腸から吸収された内服薬は，肝臓に運ばれ一部が分解される．これを初回通過効果（2 章 2.4 参照）という．したがって，内服薬は，初回通過効果を受けない注射剤などより有効血中濃度に到達させ，有効濃度範囲に維持するために多くの量の薬を体に入れることになる．

b.　注射剤の血中濃度

注射剤には，投与方法として静脈内注射，筋肉内注射，皮下注射がある（図 1.8）．静脈内注射（静注）は薬を血管内に直接入れることから体内への吸収で影響を受けることはない（図 1.9）．一方，筋肉内注射および皮下注射は，筋肉および皮下に存在する毛細血管の密度などによって薬の吸収速度が異なる．したがって，一般的に注射剤の即効性（有効血中濃度に達するのが早いこと）は，静脈内注射＞筋肉内注射＞皮下注射（＞経口投与（内服薬））の順である（図 1.10）．また，坐剤や舌下錠は，粘膜から吸収され毛細血管に直接入るため，筋肉内注射や皮下注射のように即効性が期待される．

c.　貼付剤の血中濃度

貼付剤は皮膚から薬が除々に吸収されるため，薬の血中濃度を素早く上げることより有効血中濃度を長く維持することをおもな目的としている．たとえば，ニ

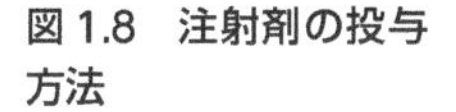
図 1.8　注射剤の投与方法

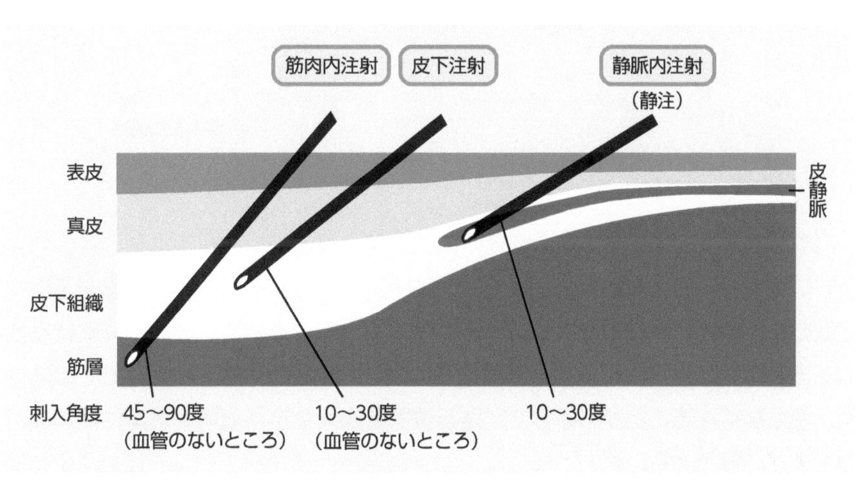

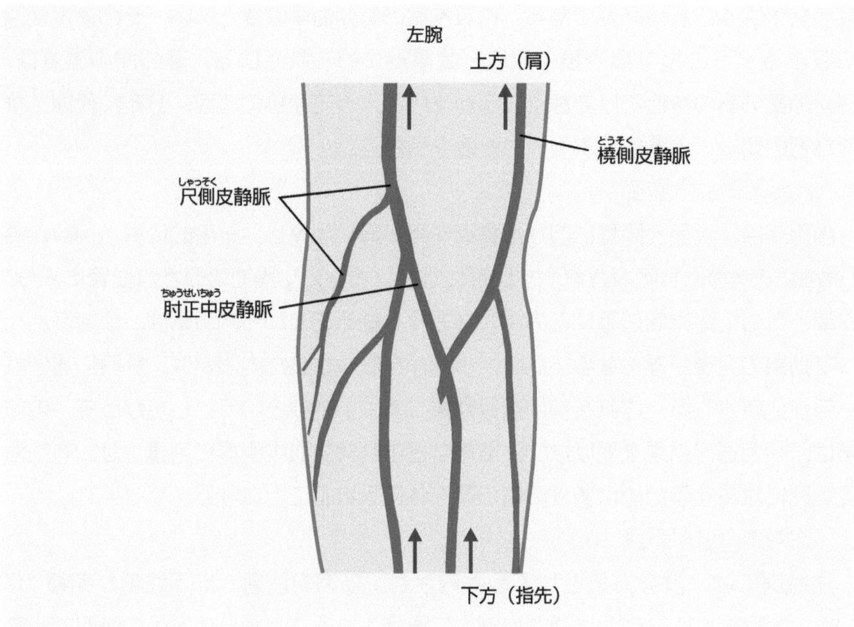

左腕
上方（肩）
とうそく
橈側皮静脈
しゃっそく
尺側皮静脈
ちゅうせいちゅう
肘正中皮静脈
下方（指先）

図 1.9　静脈内注射のおもな選択部位（皮静脈）

静脈内注射
筋肉内注射
皮下注射
経口投与（内服薬）
薬の血中濃度↑
0
→ 投与後の時間

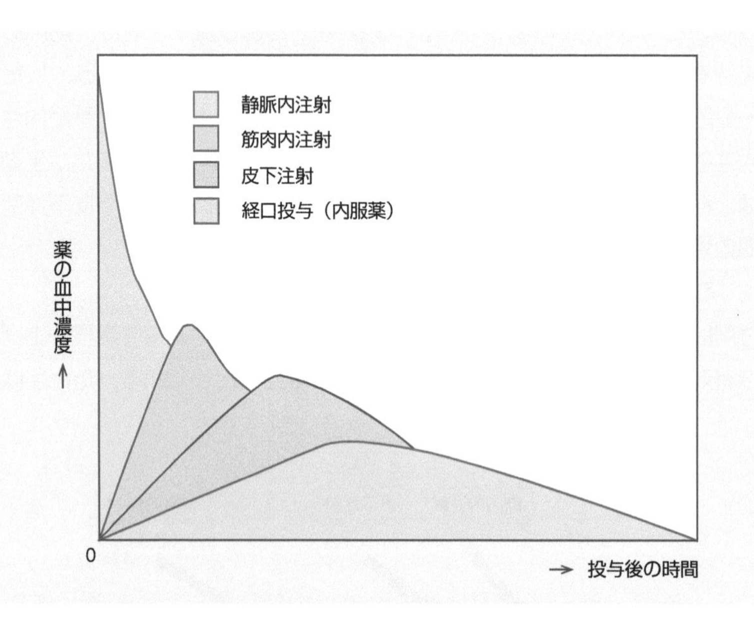

図 1.10　投与方法の違いによる薬の血中濃度の推移

トログリセリンの舌下錠は狭心症発作時に使用されるが，貼付剤は狭心症の発作予防に適している．認知症の患者では，薬の管理が難しくなり，内服薬を定期的に飲むことが困難となる場合がある．継続的に治療を進めるために効果に持続性のある貼付剤が用いられることがある．その際，皮膚のかぶれや痒みでその貼付剤が使えなくなることがあるので，貼る位置を変えたり，皮膚を清潔に保つなどの工夫が必要である．

C.　内服薬の使用法

a.　服用方法

内服薬は，コップ 1 杯程度（250 mL 程度）の水（またはぬるま湯）で飲むことを原則としている．一方，近年，製剤技術の向上により，ラムネ菓子のように口腔内で容易に粉々になり（崩壊），水なしで飲める薬（口腔内崩壊錠）が作られている．これらは口腔内で吸収されることを目的としていないので，唾液または水で飲み込む必要がある．

内服薬をコップ 1 杯程度の水で飲む理由は，大きく 3 つ挙げられる．①水なしや少量の水で薬，特にカプセル剤を飲むと喉や食道に引っかかってしまうことがあり，時に食道炎を起こすことがあるのを防ぐためである．②薬は，おもに胃で溶かされ吸収されるが，大きめの錠剤などは十分な量の水とともに飲むことで薬が溶け吸収されやすくするためである．もし水の量が少ないと薬の吸収が悪くなったり，遅くなったりして，血中濃度が十分に上がらず，薬の効果が十分現れないことがある．③水以外で飲むと薬の効果が減弱したり，逆に増強したりする可能性がある（表 1.6）ので，それを防ぐためである．

b.　服用の時間と間隔

薬の主作用が最大限に現れ，副作用の発現を最小限に抑えるためには，決められた時間に決められた量を飲む必要がある．しかし，薬を飲み忘れることは往々にして起こり得る．特に，高血圧に代表される生活習慣病などでは，患者本人に自覚症状が少ないこともその要因と考えられる．飲み忘れる理由は多々あるが，生活リズムの中に服薬習慣を加えることで飲み忘れの防止に役立てることができ

表 1.6　水以外の飲料で薬を飲んだ際の薬と飲料の相互作用

作用が減弱する例	牛乳	一部の抗菌薬と牛乳のカルシウムが結合することにより，薬の吸収が妨げられる可能性がある．
	茶	貧血治療薬である鉄剤と緑茶に含まれるタンニンが結合し，吸収が悪くなると考えられることから，鉄剤を茶でのまないように指導されていた．貧血患者では鉄の吸収能が亢進していること，製剤化の向上により影響は少ないと考えられている．念のために濃い緑茶での服用は避けた方がよい．
作用が増強する例	コーヒー，紅茶，緑茶，コーラなどカフェイン含有飲料	ぜん息治療薬として使われるテオフィリンは，カフェインと同様の作用をもつため，作用が増強する可能性がある．
	グレープフルーツジュース	グレープフルーツに含まれる成分が小腸で薬物代謝を阻害し，薬物の血中濃度を上昇させることにより，作用が増強する可能性がある．
	アルコール	アルコール自体に中枢神経系に対する抑制作用があるので，精神神経薬の作用を増強する可能性があるだけではなく，多くの薬と代謝などの段階で影響し，血中濃度を大きく変動させるので，アルコールでの服薬は危険である．

る．そのため，薬を飲む時間は，食事時間を考慮して決められていることが多い．

薬の服用時間を表 1.7 に示す．たとえば食後の血糖値の急激な上昇を抑制するために SU 薬，α-グルコシダーゼ阻害薬など糖尿病薬の中には食事開始の直前（食直前）に服用するものがある．食後に服用する薬であっても，胃粘膜に対する刺激性があり，胃の弱い人の場合には，食事の直後（食直後）に服用することもある．また，便秘薬，睡眠導入薬などでは，寝る 30 分前（就寝前）に服用する．

通常，1 日の食事回数は 3 回であり，薬の有効血中濃度を維持するためには，分割して飲むことが適している（図 1.11）．近年，1 日 3 回だけでなく，1 日 2 回や 1 回服用する薬が多く開発されている．これは，製剤技術の向上により胃や腸で持続的に溶解し，吸収されることにより効果を持続させることができるようになったからである．生活リズムの多様化により人によっては，1 日 3 回より 1 日 2 回や 1 回の服用をすることで薬の飲み忘れを減らせることができる．

表 1.7　薬の服用時間

食前	食事の前 30 分～60 分	空腹時で胃が空であり，胃酸の分泌が少ない時間帯である． 食べ物や胃酸の影響が少ないことから，薬が吸収されやすい． 一部の骨粗鬆症薬のような吸収が悪い薬や食欲増進薬，制吐薬のような食事時に効果が求められる薬などでの服用方法である．
食後	食事の後 30 分以内	胃の中に食べ物が多くあり，その消化のために胃酸が多く分泌している時間帯である．胃の中の食べ物は薬が直接胃の粘膜に接触することを妨げることから，消化管への刺激が緩和される．一方，胃の中に食べ物があることから，食前や空腹時に比べて吸収が遅い． 内服薬の解熱鎮痛薬，抗炎症薬は，最も一般的である．病気の時は，食欲がなくなることが多い．おかゆなど食べやすいものを少量でも胃に入れてから服用する．
食間	食事の後 2 時間程度	食前と同様に胃が空の状態である． 食前より食事の影響を受けやすい漢方薬や胃粘膜に付着させることを目的とする胃粘膜保護薬などでの服用方法である．
頓服（とんぷく）	必要になったとき	痛み，発熱，咳などの症状に応じて，必要になったときに服用することである． 1 日の最大服用回数（服用量）や服用間隔などが定められている．

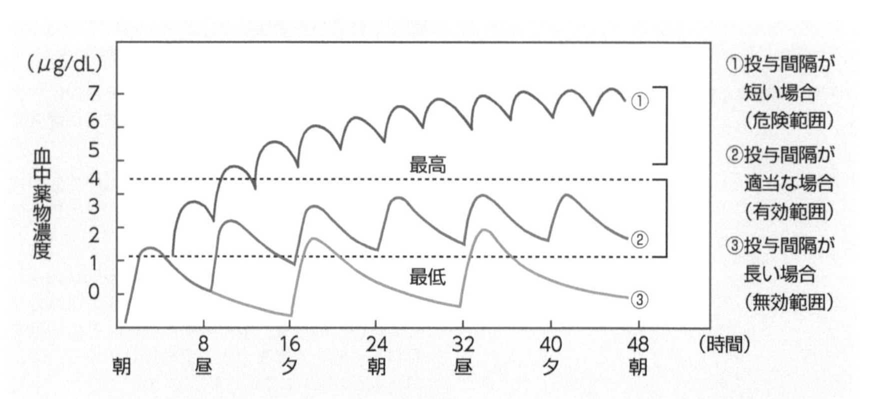

図 1.11　薬の服用時間と血中濃度
［折井孝男，臨床で役立つ薬の知識，p.4，学習研究社（2009）より改変］

時間薬理学

病気の症状に一定のリズムが存在することが知られている．たとえば，心筋梗塞の発症が早朝から正午の間に多いこと，気管支喘息の悪化が明け方 4 時ごろに起きやすいことや潰瘍は夜間に悪化することなどはよく知られている．このように症状に時間依存性がみられることから，生体リズムを考慮し，薬の服用時間やタイミングを変えることによって，血中薬物濃度を制御し，薬の効果の増強や副作用の軽減をはかる治療法が取り入れられるようになった．すなわち，ライフスタイル，疾患や治療によって生体リズムが変動するので，個々のリズムに合った時刻に薬を服用することが重要であるとの考え方であり，服用時間の違いによる薬の動態や効果の差，その機序を明らかにする学問を時間薬理学と呼んでいる．

現在，明け方の喘息発作を抑制するために，発症予測時刻に最高血中濃度になるように工夫された薬もある．また，高血圧治療においても，早朝に血圧が高くなりやすい早朝高血圧の患者に対して，そのリスクを回避するような薬の服用法も実施されている．時間薬理学を考慮した薬物治療は，治療効果の向上および副作用の低減だけではなく，無駄な薬の服用を抑え，医療費の削減にも寄与すると考えられている．（徳山）

薬を飲み忘れた場合，どのようにすれば良いかは，個々の薬の特性により異なるが，一般的には，食後服用の薬を昼食後に飲み忘れた場合，夕食（次の服用）まで時間があれば，軽食など何かを胃に入れてから飲む．その後，夕食の時間を少しずらすなどして次の服用まで十分な時間（4 時間程度が目安）を確保する．しかし，夕食まで時間がなければ，夕食後に飲む．この時，飲み忘れた分と合わせて 2 回分をまとめて飲んではいけない．

症状に応じて必要になったとき使用する薬は，頓服の内服薬以上に即効性に優れたものが必要になる場合がある．狭心症発作時に使用されるニトログリセリンの舌下錠，熱性けいれん，てんかんのけいれん発作に使用される抗けいれん薬の坐剤，食物アレルギーによるアナフィラキシーショックに使用されるアドレナリン自己注射剤などがある．これらは，必要に際してためらわず速やかに使用する必要がある．

D. 薬の用量

薬の用量は，薬として世の中に出回る前に患者などの協力を得て，有効性と安全性が確認され決定されている（付録 1，p.238 参照）．この患者などを対象とした新しい薬の候補に関する臨床研究を治験という．ただし，治験にはリスクや患者などに負担が伴うこと，費用と時間がかかることから，新しい薬によって恩恵を受ける可能性のある人すべてを対象として有効性や安全性を確認することはできない．したがって，特に小児や高齢者を対象とした臨床研究を行うことが難しいので，用量についての十分なデータがない場合がある．

a. 小児の用量

薬の使用においては，15 歳以上が大人であり，15 歳未満が小児である．また，小児において 7 歳未満を幼児，1 歳未満を乳児，出生後 4 週間未満を新生児としている．

体格がよくても小児に大人と同じ量の薬を使用してはいけない．小児では薬の代謝や排泄にかかわる肝臓や腎臓などが未発達であり，大人と同じ量を与えると血中濃度が高くなり，副作用が現れやすくなるからである．したがって，小児の薬の用量は，大人の成人用量を基準として，年齢や体重，体表面積を勘案して決められる．特に，体表面積は，生理機能との相関が高いと考えられている．一般的には，年齢を指標として算出する．その際，Augsberger（アウグスベルガー）式がよく用いられる．

Augsberger 式＝(年齢× 4 ＋ 20)÷ 100 ×成人用量

なお，大人用の薬には小児において副作用の発現頻度が高くなることが知られているものがあり，用量の問題ではなく使用できないこともある．たとえば，解熱鎮痛作用をもつアスピリン，サリチル酸メチルやイブプロフェンは，かぜ薬などによく使われている．しかし，小児用のかぜ薬や解熱鎮痛薬にはこれらは使用されず，アセトアミノフェンなどが用いられる．これはアスピリンなどでは，ライ症候群（急性脳症などの極めて重篤な副作用）などが現れる可能性があるからである．また，一般用医薬品および要指導医薬品は，3 か月未満の乳児には使用せず，それ以上であっても乳幼児に使用するには注意が必要である．

b. 高齢者の用量

高齢者は，薬の代謝や排泄にかかわる肝臓や腎臓の機能が低下している．また，飲む薬の種類が増え，長期間に渡り使用することになる．また，高齢者は若者に比べ体脂肪が多い傾向にあるため薬が体内に蓄積されやすい．

したがって，薬の血中濃度が高く維持されやすく，副作用のリスクが高まる．副作用の予防には，高齢者においては薬の種類や用量を減らすことも考慮される．たとえば，糖尿病患者で集中力の低下，脱力感，倦怠感，イライラなどが続くようであれば，糖尿病治療薬により血糖が下がりすぎている可能性がある．同様に高血圧患者においてめまいやふらつきがあれば，高血圧治療薬により過度に血圧が下がっている可能性がある．このような場合は，治療薬の用量が高すぎることが考えられる．

お薬手帳とかかりつけ薬局

日本では，患者は病院や診療所などの医療機関を受診し，医師・歯科医師が交付した処方せんをもって，全国のどこの保険薬局に行っても薬剤師に薬を調剤し，交付してもらえる（薬を購入できる）．しかしながら，多くの人は，受診した病院などの近辺にある保険薬局（通称，門前薬局といわれている）で薬を交付される．

日本は，男女ともに世界有数の長寿国であり，人は歳を重ねると身体のいたるところに不具合，不調が生じる．したがって，高齢者においては複数の病院などを受診する人も少なくなく，結果，それぞれの病院などで処方せんをもらい，複数の保険薬局で薬を受け取ることになる場合がある．複数の病院などにかかると処方される薬が重複したり，薬同士の相互作用により，そのまま使用すると薬の作用が強く現れ過ぎたり，作用が減弱したりするなど患者にとって不利益となる可能性がある．それを防ぐためには，患者がどの病院などで処方された薬をどの薬局でいつ受け取り，現在どれくらい持っているのかを把握する必要がある．そこで薬の名称，量などを記録するために「お薬手帳」がある．「お薬手帳」は，一人一冊を活用してゆくもので，薬局ごとに「お薬手帳」を作ることは本末転倒である．「お薬手帳」は，災害時などで医療機関の機能が麻痺して患者の個人情報が入手困難な場合，いつも使用している薬に関する内容がわかり治療が円滑に行えることから，外出時に「お薬手帳」を携帯することが勧められる．

2015 年 10 月に厚生労働省は，これからの医療を見据え「患者のための薬局ビジョン」を公表し，自宅や職場の近くに「かかりつけ薬局」を決め，複数の病院などで交付された処方せんをすべて「かかりつけ薬局」に持参し，薬の交付を受けることを推奨している．この「かかりつけ薬局」では，患者の薬に関する情報を一元管理することにより，薬による患者の治療効果や安全性の向上をめざしており，目的は,「お薬手帳」の活用と同じである．

「お薬手帳」には，安全な薬の使用に役立つさまざまな情報，たとえば過去に使用経験のある薬に対するアレルギーを含む副作用，医療用医薬品だけでなく，日頃使っている OTC 医薬品（要指導医薬品）一般用医薬品や健康食品などについて記載できる．「お薬手帳」の活用を含め，患者一人一人の薬物療法，健康情報を元に他の医療職と薬による患者の治療効果や安全性の向上に向けた協議を行うことができるのが「かかりつけ薬剤師」である．（北垣）

ポリファーマシー

ポリファーマシー（polypharmacy）とは，多剤処方と訳される．高齢者においては合併症により処方される薬の種類が増える．治療目的として妥当であれば，薬の種類が増えることは決して悪いことではない．一方，一般的に併用薬が多くなればなるほど，副作用の発現頻度が上がる．特に，高齢者は，腎臓や肝臓の機能が低下，体成分組成が変化することにより，同じ服用量の薬であっても若い時と比べて血中濃度が高くなるなど薬物動態の変化が起きやすくなっており，ポリファーマシーによる健康被害の増大が懸念されている．たとえば，高齢入院患者を対象とした調査では，6 種類以上の薬を服用している場合，薬物有害事象（薬の使用との因果関係がはっきりしないものを含め，患者に生じたあらゆる好ましくない症状，意図しない徴候や病気，副作用など）の発現リスクは増加するとされている．

一方，飲む薬が増えると飲み忘れも増加する．必要な薬の飲み忘れは，病気の増悪につながる．また，処方される薬が増えると，薬剤費が増大することになり医療費が高騰する．

以上のことから，薬物療法の有効性および安全性の確保（時には，安全性の向上）を前提に処方される薬の種類を減らす試みが行われはじめている．その対策がより効果的かつ安全に実施されるためには，「かかりつけ薬局」と「かかりつけ薬剤師」による薬の一元管理が必要である．（北垣）

薬教育

日本は，世界に類を見ないスピードで少子高齢化が進み，医療を取り巻く社会環境も大きく変わってきている．そのため医療資源の有効活用の観点から「セルフメディケーション」の推進が求められるようになっている．その方策の一つとして2014（平成26）年6月から一般用医薬品は適正なルールの下であるが，すべてインターネット販売が可能となった．一般用医薬品は医薬関係者から提供された情報に基づく需要者（患者）の選択により使用されるものであるが，中には副作用により日常生活に支障をきたす程度の健康被害を生じるおそれがあるものもあり，使用に際しては注意が必要である．

そのような背景もあり，2013（平成25）年11月に改正された「医薬品，医療機器等の品質，有効性及び安全性の確保等に関する法律」の第1条第6項に国民の役割として「国民は，医薬品等を適正に使用するとともに，これらの有効性及び安全性に関する知識と理解を深めるよう努めなければならない」と明記されている．一方，国民がその役割を果たすためには，当然のことながら，薬剤師など薬の専門家による国民への教育や啓発が重要であり，さらに学校教育の果たす役割も極めて大きい．

教育行政においても2008（平成20）年には生涯を通じて自らの健康を適切に管理し改善していく資質や能力を育成する観点から「医薬品の有効性や副作用を理解し，正しく医薬品を使うことができる」ことが必要であると認識されていた．学校における薬教育を含む健康教育は，小学校「体育科」，中・高等学校「保健体育科」の授業がその中核であり，また，学校の教育活動全体を通じて適切に行うことになっている．薬教育については，2012（平成24）年度からすべての中学生が授業で「医薬品には，主作用と副作用があること及び，使用回数，使用時間，使用量などの使用法があり，正しく使用する必要があることについて理解できるようにする」ことが求められている．また，高等学校では，①医薬品の種類（医療用医薬品，一般用医薬品，要指導医薬品），②医薬品の販売制度，③医薬品の承認制度，④医薬品の役割，⑤医薬品の使い方，⑥医薬品の副作用に対する知識・理解を通じて医薬品の適正使用の大切さを学ぶことになっている．

近年，学校薬剤師が学校において薬物乱用防止に関する講演をすることが増えており，その際，薬の適正使用に関する内容にも触れることがある．（北垣）

2. 医薬品の体内動態

2.1 薬の動態

A. 薬の体内運命（図 2.1）

経口的に服用された薬は，口腔，食道および胃を経由して，小腸に達し，大部分はここで吸収され血液中に入る．次に，門脈を経由して肝臓に入るが，薬の一部は肝臓で代謝（解毒）される．一方，代謝されなかったものは血流にのって全身の各組織へ移動し，毛細血管を通り抜けて細胞内へと分布し，薬効を発揮する．なお，代謝物は，腎臓から尿中へ，あるいは肝臓から胆汁を介して便中へと排泄される．このように薬の生体内動態，すなわち体内運命は，吸収 absorption，分布 distribution，代謝 metabolism および排泄 excretion の 4 つの因子に分けることができる．これらは英語の頭文字からまとめて ADME（アドメ）といわれる．

薬は作用部位で一定以上の濃度にならないと，薬効が得られない．作用部位に

図 2.1　薬の体内運命

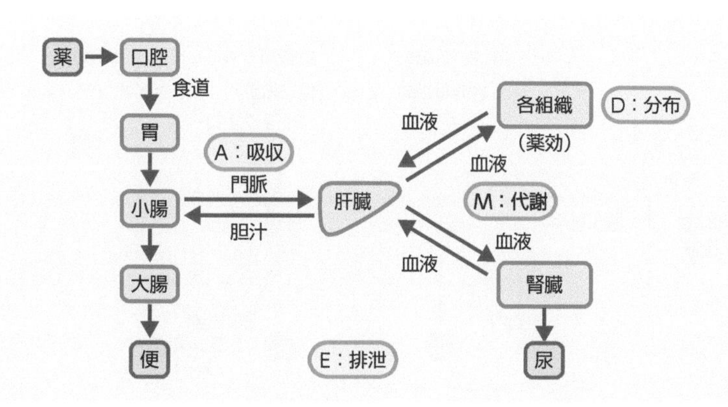

おける濃度は，これらの各因子で大きく影響を受ける．これらの因子のうち，薬効の速さは，吸収と分布が関係しているので，速く吸収・分布すれば効き方は速くなる．また，薬効の持続性は，代謝と排泄が関係しており，代謝・排泄が遅ければ薬効は長時間持続することになる．

B. 薬の関門

薬が吸収されて作用部位に到達するためには，消化管や血管などの細胞膜を通過しなければならない．この通過方法には大きく受動輸送と能動輸送の 2 つの方法がある(図 2.2)．

a. 受動輸送

受動輸送は，物質が濃度勾配に従いながら，高い方から低い方へ移動する場合をいう．薬は全般的に脂溶性が高いことから，細胞膜表面の脂質に薬が溶けてから，受動拡散（単純拡散）で細胞膜を通過し細胞内に侵入する．また，栄養素のグルコースの場合，水溶性であるが，濃度勾配に従いながら，輸送担体（トランスポーター）といわれるタンパク質を介して細胞内に取り込まれる．薬が受動拡散であるのに対し，これは促進拡散といわれ，受動拡散より速く，また輸送される物質に対し特異性がある．K^+，Na^+，Ca^{2+}および Cl^-などのイオンの場合も濃度勾配に依存して，イオンチャネルという膜貫通タンパク質を通じて細胞膜を通過する(図 2.3)．

b. 能動輸送

もう一つは能動輸送で，エネルギー（ATP）を消費し濃度勾配に逆らい，輸送担体（トランスポーター）の仲介により細胞膜を通過する方法である．栄養素の糖，アミノ酸および水溶性ビタミンなどはこのような能動輸送で細胞膜を通過する．薬では，脂質に溶けにくく，さらに分子量が大きいなどの場合に，この方法で輸送される．

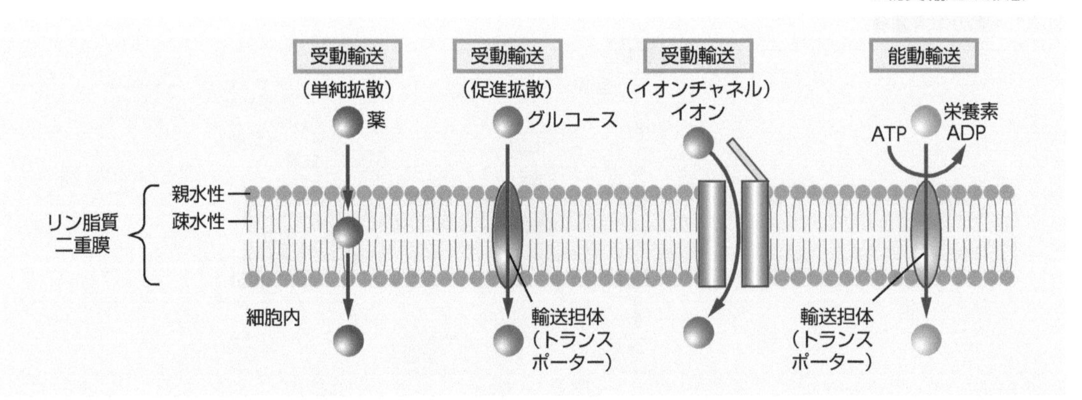

図 2.2 細胞膜における物質輸送の形態

図 2.3　イオンチャネルの種類

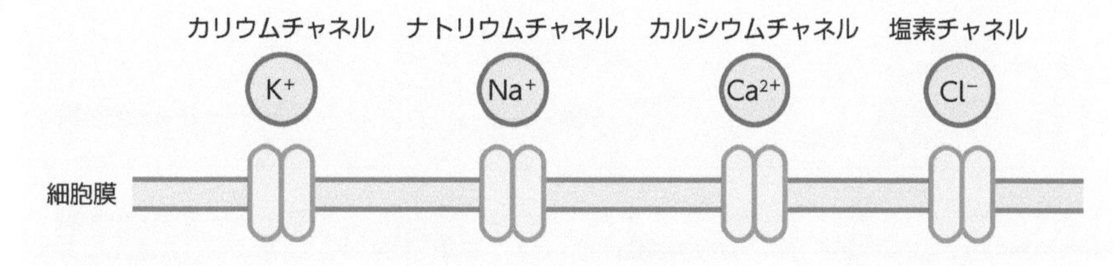

c. 関門

薬の全身への分布は血液を介して起こるが，各組織には関門が知られている．

(1) 血液－脳関門　脳には，血液－脳関門がある（図 2.4）．末梢組織の毛細血管と異なり，脳毛細血管内皮細胞は細胞同士が密着して結合していることから，薬は毛細血管内皮細胞同士の隙間からは通り抜けできない．内皮細胞の中を通過した薬はおもに受動輸送によって脳内に輸送される．受動輸送の場合，脂溶性の高いものや分子量の小さいものは透過速度が速くなる．

一方，脳には薬を脳内から血液中へ排出する能動的排出機構の存在が知られている．この排出機構の中心となってはたらいているのは輸送担体の一つであるP糖タンパク質（MDR1）である．これに認識された薬は受動拡散より速い速度で，脳内から血液中へと汲み出されるため，見かけ上，脳への移行性が低くなる．

(2) 血液－胎盤関門　血液－胎盤関門（図 2.5）も知られているが，そのバリア性はあまり高くない．胎盤は海綿状の組織で，この内部間腔には母体血が流れ込んでいる．ここに胎児側から無数の絨毛が樹林状に出ており，この絨毛間質中を胎児血が流れている．このように，母体血と胎児血は絨毛の表皮細胞である合胞体性栄養膜細胞で遮（さえぎ）られているが，母体血中の薬はこの細胞を受動輸送で通過する．妊娠中の母親が薬を摂取した場合，多くのものは胎盤を速やかに通過した後，数分で胎児に到達し，母親の血中濃度近くまでに達するといわれる．なお，

図 2.4　血液-脳関門
脳毛細血管をとりまく神経膠（こう）細胞（アストロサイト）．周皮細胞は，他臓器の血管に比べ，脳血管に多い

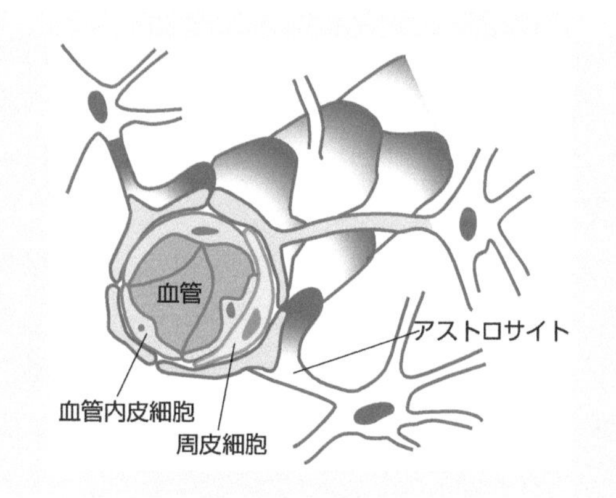

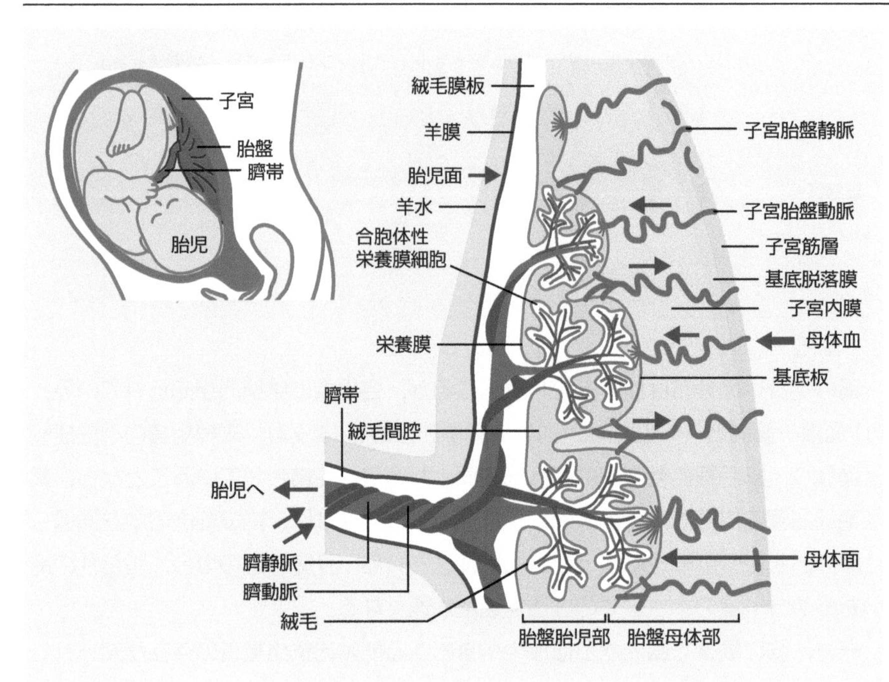

図 2.5　血液-胎盤関門の構造
胎盤における母体血管と胎児血管との関係

グルコースの胎児への移行は，受動拡散だけではなく，グルコース専用の輸送担体の両方で行われている．

2.2　薬の吸収

A.　薬の摂取経路

(1) 内服薬　内服薬（内用薬，飲み薬）は，経口的に摂取するので，ほとんどのものが消化管，特に小腸から吸収される．

(2) 外用薬　外用薬の軟膏剤，貼付剤（貼り薬），坐剤，点鼻剤および点眼剤などは，局所的な症状を改善するために使用されるが，経皮的に吸収される．

①軟膏剤や貼付剤：皮膚の状態（湿り具合）や薬の溶剤の種類によって，吸収の程度が変化するが，速度はあまり速くない．

②坐剤：肝臓による分解（初回通過効果，後述）を受けず，肛門粘膜から下大静脈に入り全身にまわることから，全身性疾患の薬の摂取経路としても有用である．

③点鼻剤：同様に，鼻粘膜の血管から吸収され直接全身に回ることから，鼻の病気だけではなく他の全身性疾患の治療のための投与経路としても注目されている．

④注射剤：注射をする場所（静脈，筋肉，皮下）によって吸収される速度が異なってくる．皮膚は，表皮および真皮からなり，その下に皮下組織および筋肉と続く．静脈内注射の場合が最も速く，薬は数秒から数 10 秒で全身にまわり，直ちに薬効が発現する．筋肉内注射の場合，筋肉内に毛細血管が多いことから，薬は比較的速く吸収される．皮下注射の場合，皮下組織を通り毛細血管に入ることから，その分だけ筋肉内注射より吸収は遅くなる．

⑤ガス状の薬：吸入により摂取する．副作用が強いので近年はあまり使われていないが，たとえば，吸入麻酔薬のハロタンなどは，口から入り，気管，気管支，細気管支を経由して，肺胞に達し，ここで血液中に入る．肺胞はブドウの房のような形をしており，個数は両肺で約 3 億個，表面積は 50 ～ 100 m^2 にもなる．肺胞表面には毛細血管が網目状に広がっていることから，薬は極めて速く吸収されるが，投与量の調節が難しい．

B. 薬の消化管吸収

経口的に摂取された薬は，おもに小腸粘膜上皮細胞を通って血管内へと取り込まれる．小腸は，十二指腸，空腸および回腸からなり，空腸と回腸で長さ約 6 m，直径約 3 ～ 4 cm のヒト体内で最も長い臓器である．内側の小腸粘膜上皮には輪状ヒダをもち，さらに絨毛と微細な微絨毛があり，表面積が 100 m^2 にも達する．そのため，薬をはじめ食物に含まれる栄養素や水分の約 8 割が，小腸で吸収される．なお，アルコールの場合，小腸以外に，一部口腔や胃からも吸収される．

大腸は長さ約 1.5 m で盲腸，結腸および直腸からなる．大腸では水分，電解質などがおもに吸収される．小腸で吸収されずに流れてきた薬も，ここで一部吸収され，下腸間膜静脈から肝臓へ向かう．ただし，直腸下部から吸収された場合，下大静脈に入ることになり，肝臓での初回通過効果（後述）を受けずに直接全身へまわる．坐剤には，この経路での吸収を期待し，使用されるものもある．

栄養素の能動輸送

栄養素のグルコースは，小腸の微絨毛膜にある Na^+-グルコース共輸送担体 1（SGLT1）により，Na^+とともに細胞内に取り込まれる．さらに側底膜の輸送担体（GLUT2）により促進拡散されて細胞外に出る．その後，毛細血管に入り，門脈を経て肝臓へと向かう．（古賀）

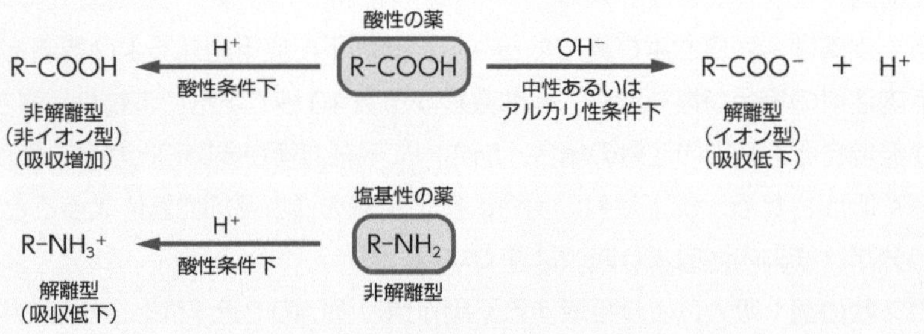

酸性の薬

R-COOH ← H^+ 酸性条件下 ― R-COOH ― OH^- 中性あるいはアルカリ性条件下 → $R\text{-}COO^-$ + H^+

非解離型（非イオン型）（吸収増加）　　解離型（イオン型）（吸収低下）

塩基性の薬

$R\text{-}NH_3^+$ ← H^+ 酸性条件下 ― $R\text{-}NH_2$ 非解離型

解離型（吸収低下）

図 2.6　酸性薬および塩基性薬の解離状態におよぼす pH の影響

C. 薬の吸収過程に影響をおよぼす因子

多くの薬は，弱い酸性あるいは塩基性物質である（図 2.6）．分子内に解離基をもつ薬（イオン化する薬）は解離のしやすさを示す解離定数と吸収部位における pH の影響を強く受け，解離型（イオン型）と非解離型（非イオン型，分子型）の 2 つの型になる．たとえば，アセチルサリチル酸（解熱鎮痛薬：別名アスピリン）などの酸性物質では pH 値が高くなると（中性あるいはアルカリ性条件下）解離型が増加する．一方，アミノピリン（解熱鎮痛薬）やキニーネ（抗マラリア薬）などの塩基性物質では pH 値が低くなると（酸性条件下），解離型が増加する．解離型になると，脂質に溶けないため，膜を透過しにくくなり，結果として吸収率が低下する．

次に，薬の吸収速度は食事によって大きく影響を受ける．食事を摂取すると，一般に胃から小腸への食物の移行速度（胃内容物排泄速度）が遅れ，その結果，薬の吸収も遅れることになる．また，ニューキノロン系抗菌薬（ノルフロキサシン，エノキサシンなど）やテトラサイクリン系抗生物質（クロルテトラサイクリン，ミノサイクリンなど）は，牛乳に含まれるカルシウムとキレートを形成するため，吸収率が低下する．逆に，摂取した脂質量が多いと吸収が促進されることもある．

2.3 薬の体内分布

A. 分布に関与する要因

吸収された薬が血液を介して各組織へ移行することを分布という．血液中ではタンパク質のアルブミンと α_1-酸性糖タンパク質が，このような薬の分布におもにかかわっている．酸性の薬はおもにアルブミンに，また塩基性の薬は α_1-酸性糖タンパク質と結合し，全身の組織に運ばれる．しかし，薬が組織内に到達するためには，まず血管外に出なければならない．

毛細血管は，内皮細胞のつながり方の違いで，連続型，有窓型および不連続型

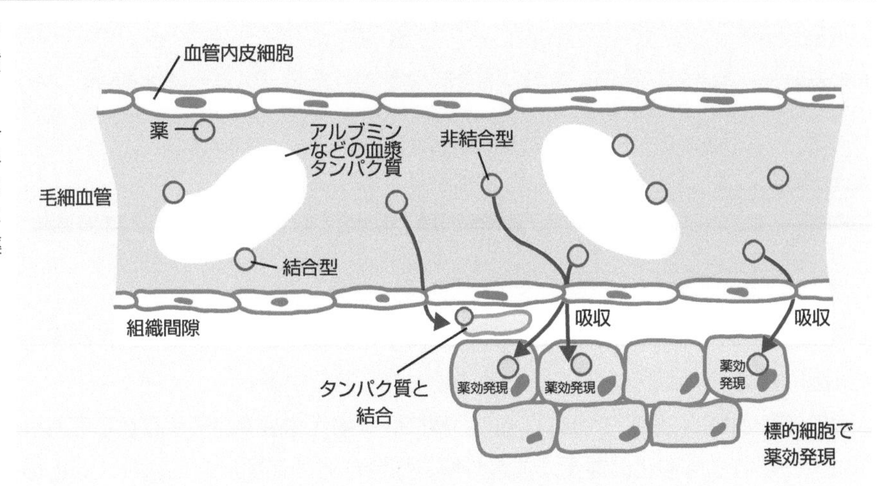

図 2.7　血液中における薬と血漿タンパク質との結合
血液中には 4 〜 5 g/dL のアルブミンが含まれている．アルブミンと結合した薬は血管外に出ることができず，薬効を発揮できない．

があり，これが薬を含む多くの物質の透過性の差となっている．連続型の場合，脂溶性の高い薬しか内皮細胞を通過できないが，有窓型や不連続型の場合，タンパク質に結合していない非結合型の多くの薬が，窓や内皮細胞のすきまを通って血管外に出ることができる．この後，細胞膜を通って薬効を発揮する（図 2.7）．

一方，高分子の薬やタンパク結合している薬は，血管外にほとんど出ることができない．非結合型の薬が血液中で少なくなると，タンパク質から薬が遊離し，細胞膜を通り組織に到達する．このように，薬の組織への移行はアルブミンなどのタンパク質との結合の強さに依存している．たとえば，タンパク結合率の高い薬は血液中の薬の総濃度は高いが，非結合型の薬の濃度は低くなるため，薬効に関与する組織内の非結合型の薬の濃度も低くなる．結局，タンパク結合率の高い薬は効き方が遅くなり，体内に留まる時間が長くなる．

2.4　薬の代謝

A.　薬の代謝のパターン

小腸で吸収された薬がすべて作用部位に到達し薬効を発揮するわけではない．門脈から肝臓に入ると，薬はここでかなりの部分が分解されてしまう．この現象を初回通過効果という．イミプラミン（抗うつ薬），プロプラノロール（血圧降下薬，抗不整脈薬），リドカイン（局所麻酔薬）およびモルヒネ（麻薬性鎮痛薬）などは経口的に摂取すると肝臓での初回通過効果を受けやすいので，一定の薬効を得るためには投与量を増量したり，あるいは経口以外の投与経路を用いることもある．狭心症治療薬のニトログリセリンは，肝臓でほとんど分解されてしまうので，舌下錠と

表 2.1　薬物代謝酵素の一覧

代謝反応	酵　素
酸化反応	シトクロム P450，フラビン含有モノオキシゲナーゼ，アルコール脱水素酵素，アルデヒド脱水素酵素
還元反応	NADPH-シトクロム P450 還元酵素，NAD(P)H-キノン還元酵素
加水分解反応	エステラーゼ，アミダーゼ，エポキシドヒドロラーゼ
抱合反応	グルクロン酸転移酵素，硫酸転移酵素，グルタチオン転移酵素，アセチル転移酵素，アミノ酸抱合酵素

して口腔粘膜から吸収させる．また，血圧降下剤のニフェジピンなどは，小腸上皮細胞において初回通過効果を受けることも知られている．

薬の代謝はおもに肝臓で行われる．肝臓には薬物代謝酵素が多く存在しており（表 2.1），これらは酸化，還元，加水分解，抱合などの代謝反応により，もとの薬とは違った化学構造をもつ物質（代謝物）に変化させる．つまり，脂溶性の高い薬を，より水溶性になるように変換したりして，腎臓から尿中への排泄を容易にしている．代謝物がまだ高い脂溶性を有する場合には，腎糸球体で濾過されても尿細管から再吸収されるので，体内で長時間保持されることになる．

薬は代謝されると薬効が低下する（解毒）が，場合によっては薬効や毒性が増強されることがある．この現象を代謝活性化という．薬のなかには，この現象を利用したプロドラッグがある．これは，もともと薬効を示すものの，吸収率が低かったり，強い副作用を示したりといった欠点をもつ薬に対し，これらを改善するため構造の一部に化学的修飾が加えられたものである．実際には，吸収されたあと，薬物代謝酵素により分解されて，初めて薬効を発揮することになる．また，薬ではないが，代表的な発がん物質であるタバコ煙中のベンゾ [a] ピレンやカビ毒のアフラトキシン B_1 などは，それぞれ肺や肝臓のシトクロム P450（チトクロムともいう）により代謝活性化を受け，毒性が発現することが知られている．

B.　薬の代謝酵素

表 2.1 に示すように，数多くの薬物代謝酵素が知られているが，これらのうち，肝細胞の小胞体膜上に存在するシトクロム P450（CYP（シップ））が最も重要である．

a.　シトクロム P450

シトクロム P450 は分子量が約 50,000 前後のヘムタンパク質で，NADPH* と分子状酸素を要求し，薬に 1 酸素原子を添加する．その結果，薬はより水溶性になり体外へと排泄されることになる（第 I 相反応，図 2.8）．

* NADPH：ニコチンアミドアデニンジヌクレオチドリン酸（NADP）の還元型．代表的補酵素の一つ．

現在投与されている薬の約 80%はシトクロム P450 による代謝を受けているといわれる．ヒト肝シトクロム P450 には多くの分子種があり，全シトクロム P450 含量のうち，CYP3A4 が約 30%，CYP2C9 が約 20%，CYP1A2 が約 15%，CYP2E1 が約 10%，その他がそれぞれ 5%以下を占めていることが知ら

図 2.8　代謝酵素のはたらき
UDP：ウリジンニリン酸，UDPGA：ウリジンニリン酸-α-グルクロン酸，GA：グルクロン酸，PAPS：活性硫酸，PAP：3'-phosphoadenosine 5'-phosphate

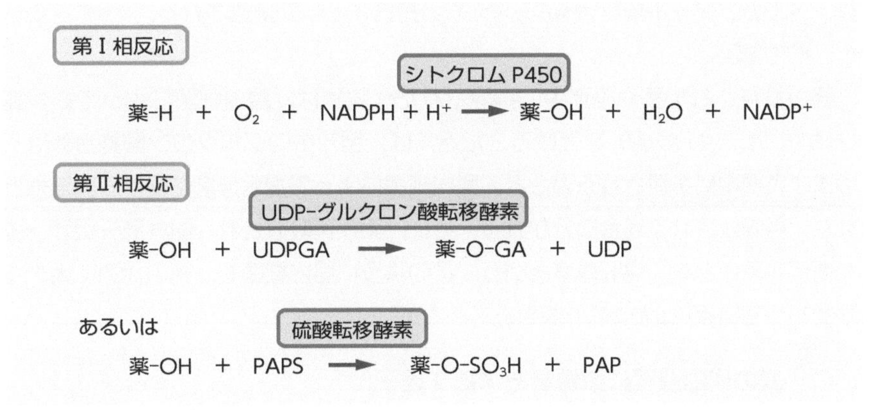

れている．各分子種はそれぞれに特徴的な薬を代謝する（表 2.2 参照）．たとえば，CYP3A4*は，ヒト肝さらには消化管に最も多く発現している分子種であり，ニフェジピン（血圧降下薬），エリスロマイシンやシクロスポリン（抗生物質）をはじめ多くの薬の代謝を触媒している．CYP2C9 はトルブタミド（経口糖尿病薬），フェニトイン（抗てんかん薬）およびワルファリン（血液凝固阻害薬）などの酸化を触媒する．また，CYP1A2 はカフェイン（中枢興奮薬）やテオフィリン（喘息治療薬）などの酸化を触媒する．

＊　ヒト小腸
CYP3A 80%≦
CYP2C 20%

b.　フラビン含有モノオキシゲナーゼ

第Ⅰ相反応を触媒する酵素として，さらに，シトクロム P450 と同様に肝小胞体に局在し，NADPH と分子状酸素を要求するフラビン含有モノオキシゲナーゼがある．本酵素は，おもに，薬分子の窒素原子（N）や硫黄原子（S）の酸化を触媒している．

c.　UDP-グルクロン酸転移酵素，硫酸転移酵素

酸化された薬は，さらに抱合酵素の UDP-グルクロン酸転移酵素や硫酸転移酵素による代謝を受けることがある（第Ⅱ相反応）．特に，フェノール性やアルコール性の代謝物は，グルクロン酸や硫酸が転移されると水溶性が一段と高まり，胆汁中あるいは尿中に容易に排泄されるようになる．UDP-グルクロン酸転移酵素は，シトクロム P450 と同様に肝細胞の小胞体膜上に深く埋まって存在しており，補酵素としてウリジンニリン酸-α-グルクロン酸（UDPGA）を要求する．また，硫酸転移酵素は肝可溶性画分に局在し，補酵素として活性硫酸（PAPS）を要求する．両抱合反応の割合は，薬の種類や動物種によりそれぞれ異なっている．

d.　グルタチオン転移酵素

グルタチオン転移酵素は，肝可溶性画分に存在し，トリペプチドであるグルタチオン（Glu-Cys-Gly：GSH）を薬に抱合する酵素である．生成されたグルタチオン抱合体は，腎臓でさらにグルタミン酸とグリシンが遊離したのち，アセチル化さ

れ，メルカプツール酸（アセチルシステイン）抱合体として排泄される．

e.　腸内細菌

経口投与された薬や胆汁中に排泄された代謝物は，腸内細菌によっても代謝（おもに，還元と加水分解）を受ける．たとえば，胆汁中のグルクロン酸抱合体はそのまま糞便中に排泄される場合と，腸内細菌によって加水分解を受けて脂溶性となり，再吸収される場合に分かれる．特に，薬が再吸収され，腸→肝→胆汁→腸を循環することを，腸肝循環という．このように腸内細菌も，薬の代謝に大きくかかわっている（2.5 節 B 項に詳述）．

C.　薬の代謝過程に影響をおよぼす因子

薬物代謝酵素の活性の強弱や有無を決定する因子には，遺伝的因子と環境因子がある．人種差や個人差は，遺伝的因子である．一方，環境因子には，年齢，疾病，薬の摂取，飲酒や喫煙などの生活習慣，摂取した食物成分などの影響が挙げられる．新生児や小児では，成人に比べ酵素量が少なく，また全般的に酵素活性も低いが，酵素によっては，その活性が成人レベルに達するものもある．これに対し，高齢者では，肝実質細胞や肝血流量が減少することから，薬物代謝能は低下している．ただし，抱合活性はほとんど影響がないといわれる．

病態時の場合，薬物代謝能は全般的に低下している．たとえば，肝硬変やアルコール性肝炎などでは，種々のシトクロム P450 分子種が減少する．また，糖尿

表 2.2　ヒト肝に存在するシトクロム P450 分子種

分子種	含量	代表的な代謝される薬物	誘導剤
CYP3A4	～30%	ニフェジピン（血圧降下薬） エリスロマイシン（抗生物質） シクロスポリン（抗生物質） ミダゾラム（麻酔薬）	フェノバルビタール（睡眠薬） リファンピシン（結核治療薬） デキサメタゾン（ステロイド性抗炎症薬）
CYP2C9	～20%	トルブタミド（経口糖尿病治療薬） ワルファリン（血液凝固阻害薬） フェニトイン（抗てんかん薬）	フェノバルビタール（睡眠薬） リファンピシン（結核治療薬）
CYP1A2	～15%	カフェイン（中枢興奮薬） テオフィリン（喘息治療薬）	オメプラゾール（プロトンポンプ阻害薬） 喫煙（多環芳香族炭化水素）
CYP2E1	～10%	クロルゾキサゾン（筋弛緩薬） ハロタン（吸入麻酔薬） エタノール	飲酒（エタノール） イソニアジド（結核治療薬）
CYP2C19	< 5%	ジアゼパム（抗不安薬） オメプラゾール（プロトンポンプ阻害薬） ヘキソバルビタール（睡眠薬）	フェノバルビタール（睡眠薬） リファンピシン（結核治療薬）
CYP2A6	< 5%	クマリン テガフール（抗がん薬） ニコチン	フェノバルビタール（睡眠薬）
CYP2D6	< 5%	プロプラノロール（抗不整脈薬） コデイン（鎮咳薬）	不明

病では，肝臓における代謝能は低下するものの，アルコールで誘導されるCYP2E1が増加している．

ところで，薬をはじめ，環境汚染物質，アルコールおよびタバコの煙などの外来性化学物質に曝露された場合，薬物代謝酵素の生合成が促進される（表2.2）．この現象を酵素誘導といい，また誘導を起こす物質を誘導剤という．環境因子のうち最も重要なものであり，特に，薬物相互作用（後述）を起こす原因の一つとなっている．たとえば，フェノバルビタールなどのバルビツール系の薬（睡眠薬）を摂取すると，ヒト肝に多く存在するシトクロムP450であるCYP3A4やCYP2C9，CYP2C19の生合成が促進される．また，結核治療薬で抗生物質の一つであるリファンピシンの摂取は，CYP3A4，CYP2C9，CYP2C19など多くのシトクロムP450分子種を増加させる．さらに，喫煙の場合は，タバコの煙に含まれる多くの多環芳香族炭化水素が，肺CYP1A1や肝のCYP1A2およびCYP1B1を増加させる．妊婦では喫煙により胎盤CYP1A1も著しく誘導される．アルコールの慢性摂取者では，肝CYP2E1の誘導がみられる．なお，シトクロムP450以外の酵素では，グルクロン酸転移酵素が前述のフェノバルビタールやリファンピシンで誘導される．

一方，食品成分や多くの薬により酵素阻害が起こることも知られている．薬のなかでは，アゾール系抗真菌剤（イトラコナゾール，ケトコナゾールなど）やマクロライド系抗生物質（エリスロマイシンなど）は，CYP3A4活性を強く阻害する．食品成分では，グレープフルーツジュース*に含まれるフラノクマリン類が，小腸上皮細胞のCYP3A4を阻害することが知られている．ジヒドロピリジン系血圧降下薬（カルシウム拮抗薬）をグレープフルーツジュースとともに摂取すると，小腸CYP3A4が阻害され，その結果，小腸での薬の分解が減少し，吸収量が増加するため薬効が増強されることになる．

* グレープフルーツの実の袋，皮，種には存在しない．ジュースにした場合，濃度が高くなるため，特にジュースと記載される．

2.5 薬の排泄

薬はいくつかの経路を通って体外へ排泄される．なかでも腎臓から尿への排泄経路と肝臓から胆汁への排泄経路が最も主要な経路である．これら以外に，唾液腺，乳腺および汗腺などからも排泄されるが，それらの占める割合は小さい．

A. 尿中排泄

腎臓は，多くの腎小体からなっている．腎小体は，糸球体とそれを取り囲む糸球体嚢（のう）（ボウマン嚢）で形成されており，血液を濾過して尿をつくっている．輸入細動脈から入った血液は，糸球体で濾過され，輸出細動脈から出ていく．濾過さ

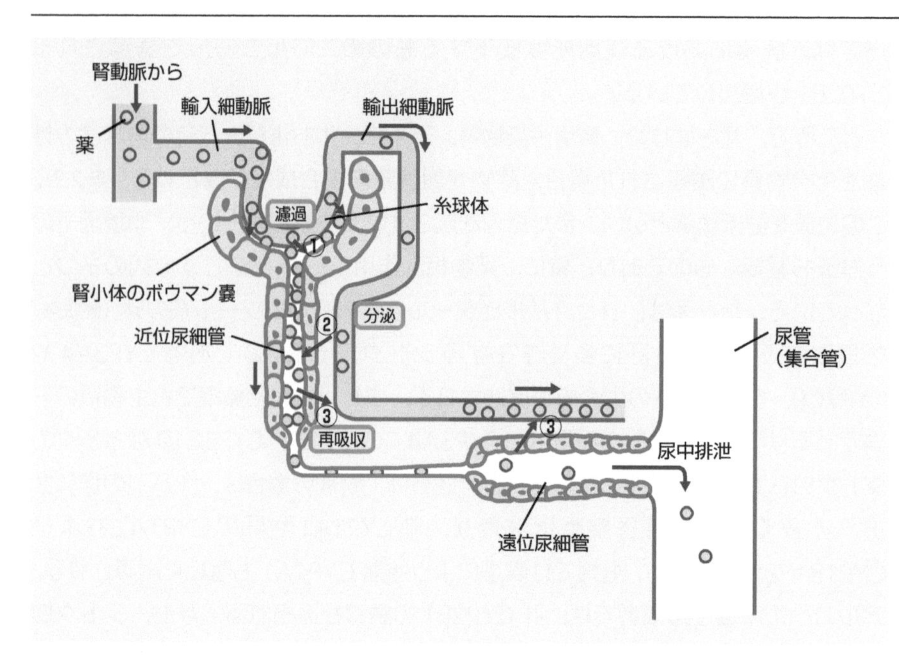

図 2.9 薬の尿中排泄
①糸球体での濾過，②尿細管内への分泌，③尿細管からの再吸収

れた液が原尿で，1 日あたり約 180 L できるが，大部分は尿細管で再吸収されることから，尿として体外へ排泄されるのは，1 日あたり約 1 ～ 1.5 L となる．

血液中の薬は，①糸球体での濾過，②尿細管内への分泌，③尿細管からの再吸収，の 3 つの排泄経路を経て，尿中へと排泄される（図 2.9）．尿中への薬の排泄量は次の式で表すことができる．

尿中排泄量＝糸球体濾過量＋尿細管分泌量－尿細管再吸収量

糸球体での濾過は分子量が 6,000 以下のものに限られている．多くの薬は分子量が数 100 の低分子であることから自由に濾過される．一方，アルブミンと結合した薬やタンパク質性の薬はほとんど濾過されない．

次に，尿細管内への分泌であるが，これは尿細管近傍を走っている血管から尿細管管腔への分泌をいう．ある種の薬は血管側から尿細管上皮細胞に取り込まれ，さらに尿細管管腔へと分泌される．これらは能動輸送であり，多くの輸送担体（トランスポーター：有機アニオン輸送系，有機カチオン輸送系，P 糖タンパク質）の関与が知られている．

尿細管からの再吸収は，尿細管管腔から血管内への移行をいう．生体にとって必要な水分，有機物（糖，アミノ酸，ペプチド，タンパク質など）および無機物（Na^+，Cl^-など）の大部分が再吸収される．薬の尿細管からの再吸収はおもに単純拡散により行われるため，脂溶性の高い薬ほど再吸収されやすい．薬の代謝物の場合，一般に極性が高くなる（親水性になる）ことから，ほとんど再吸収されない．また，薬の尿細管からの再吸収は，尿細管内の pH によって大きく影響を受けることが知られている．たとえば，炭酸水素ナトリウムを投与して pH 値を高くすると（ア

腎機能検査

腎機能検査には，イヌリンとクレアチニンが用いられている．イヌリン（キク科植物の根茎に含まれる多糖類の 1 つで分子量約 5,000 を有する）は，血中でタンパク質結合しないことに加え，尿細管内への分泌および尿細管からの再吸収をほとんど受けずに，糸球体からの濾過だけで尿中へ排泄される．この性質から，静脈内注射後から尿中排泄までの時間を測ることにより腎機能（糸球体濾過能）を測定するのに利用される．ただし現在では，患者への静脈内注射といった負担を軽減するために，代わってクレアチニンが用いられている．これは，おもに筋肉でつくられる分子量 113 の内因性物質であるが，腎臓から速やかに尿中に排泄されることから，血清クレアチニン値と尿中クレアチニン濃度を測定し，腎機能（クレアチニンクリアランス）を測定する．（古賀）

ルカリ側），弱酸性薬物のサリチル酸などは非解離型が減少し，再吸収が低下するが，一方，弱塩基性薬物のエフェドリンなどは再吸収が増加する．

B. 胆汁排泄

胆汁は，肝実質細胞でつくられ，毛細胆管，胆管を経て，胆嚢で一時貯留されたのち，総胆管から十二指腸へと分泌されるが，その分泌量は 1 日で約 1 L といわれる．胆汁はそのほとんどが水分であるが，胆汁酸，ビリルビン，リン脂質，コレステロールなども含まれている．このうち胆汁酸は，界面活性作用を有しており食事で摂取された脂肪などの消化吸収に役立っている（図 2.10）．

一方，胆汁は薬の肝臓からの排泄経路としても非常に重要な役割を担っている．胆汁中に排泄される薬としては，分子量 500 以上の大きいものに限られる．さらに，グルクロン酸抱合体やグルタチオン抱合体などのように水溶性が高いものが多い．胆汁から腸内に排泄された抱合体は，大腸で腸内細菌により脱抱合され，再吸収されることもある．この現象を薬の「腸肝循環」という（2.4 節 B 項参照）．なお，肝実質細胞の毛細胆管側の膜には，基質特異性の高い輸送担体（ABC 輸送体（トランスポーター）：P 糖タンパク質もこれに含まれる）が存在しており，上記薬物の毛細胆管への能動的な排泄を担っている．

C. 唾液，乳汁および呼気への排泄

唾液は，唾液腺から分泌される粘調な液体で，その 99%以上は水分からなっている．血管内から唾液への薬の移行は，単純拡散で行われることから，脂溶性の高い薬ほど唾液への排泄率が大きい．一方，水溶性の抱合体などは尿や胆汁へと排泄されるが唾液中には排泄されない．一般に，唾液へ排泄される薬は，尿や

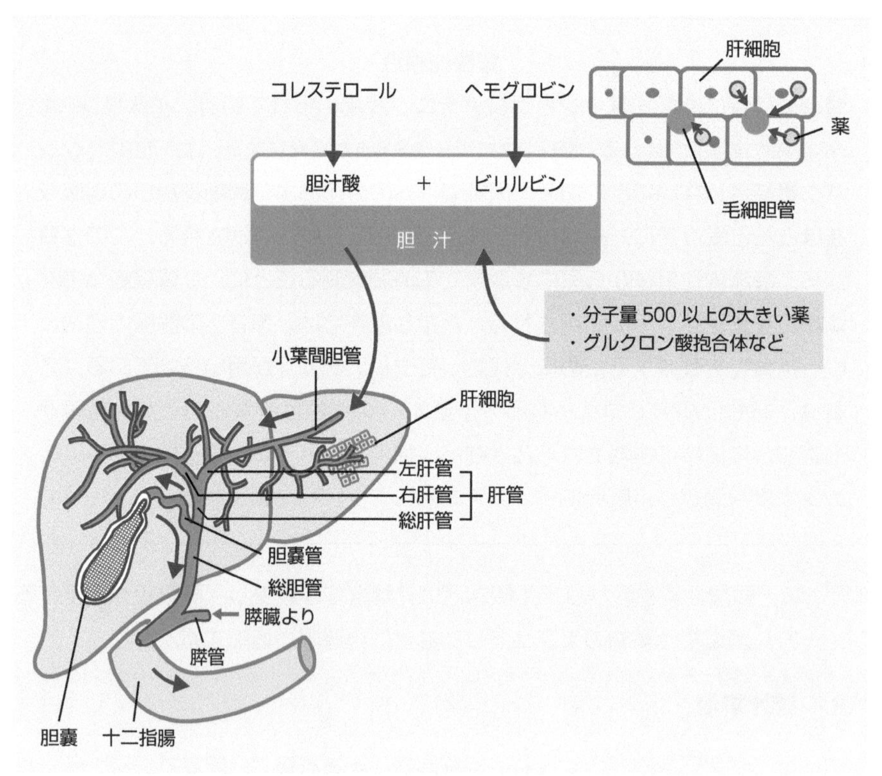

図 2.10 胆汁排泄

胆汁に比べ量的にはるかに少なく，再び胃を経由して小腸から吸収されることになる．

乳汁は，出産後，プロラクチンおよびオキシトシンの乳汁分泌促進作用によって，乳腺上皮細胞から分泌されるようになる．一方，母親の血液中に存在する薬のうち，特に脂溶性が高く非解離型のものは，受動拡散で血中から乳汁中へ分泌される．母体血液中の薬は，そのほとんどが乳汁の中から検出されている．実際に，乳汁への排泄が問題になるのは，それを摂取する乳児への影響である．薬ではないが，特に環境汚染物質のダイオキシン類（PCB，PCDF，PCDD など）や残留農薬（DDT，BHC，ドリン剤）は脂溶性が高く，さらに代謝されにくいことから，肝臓，脂肪組織に長期間残留するとともに，母乳中の乳脂肪にも比較的高濃度で検出されている．

呼気中への排泄は，ベンゼン，クロロホルム，エーテルなどの揮発性化合物の主要な排泄経路である．揮発性ではないものであっても，代謝物として生成された二酸化炭素は，そのほとんどが呼気中へと排泄される．また，代謝物として生成されたアンモニアは，尿素として腎から尿中に排泄されるが，血中に残存するアンモニアそのものは呼気中へと排泄される．

3. 医薬品の作用と副作用，薬害

3.1 薬を使用する目的

薬を使用する目的，すなわち薬の役割を知るには，薬とは何かを知る必要がある．薬はさまざまな見方によって定義付けることができるが，本節では法令に基づき薬とは何かを解説し，その役割，使用する目的について紹介する．

A. 薬の役割

薬(医薬品)とは何かは，「医薬品，医療機器等の品質，有効性及び安全性の確保等に関する法律」(「医薬品医療機器等法」「薬機法」などと略される)という法律で定められている．薬(医薬品)に類似するものに「医薬部外品」「化粧品」がある(表3.1)．

薬を使用する目的(薬の役割)は，病気の診断，治療または予防であることがわかる．医薬部外品を使用する目的は，美容や保健もあるが，治療または予防との違いが明確でないものもある．化粧品を使用する目的は，美容であり，薬とは異なる．

表3.1 「医薬品，医療機器等の品質，有効性及び安全性の確保等に関する法律」による定義

医薬品(薬)	・人または動物の疾病(病気)の診断，治療または予防に使用されることが目的とされているもの ・人または動物の身体の構造または機能に影響を及ぼすことが目的とされているもの
医薬部外品	・吐き気その他の不快感または口臭もしくは体臭の防止，あせも，ただれなどの防止，脱毛の防止，育毛または除毛に使用されることが目的とされているもの ・人または動物の保健のためにするねずみ，はえ，蚊，のみその他これらに類する生物の防除の目的のために使用されるもの ・人体に対する作用が緩和なもの
化粧品	・人の身体を清潔にし，美化し，魅力を増し，容貌を変え，または皮膚もしくは毛髪を健やかに保つために，身体に塗擦，散布その他これらに類似する方法で使用されることが目的とされているもの ・人体に対する作用が緩和なもの

B. 薬による治療

薬を使わなくても，病気やけがが治った経験は誰にもある．ヒトを含む生物は，生命を維持するためのさまざまなはたらきがバランスよく協調することで健康を保ち，病気やけがなどでそのバランスが崩れそうになっても通常の状態（健康な状態）に戻ろうとする再生，免疫などの機能が備わっている．しかし，病気やけがの程度が重く，その機能が十分ではない場合に薬の助けが必要になる．

a. 原因療法

薬により病気の原因そのものを取り除くことを，一般的に原因療法という．たとえば，細菌やウイルスなどの感染症に対して抗菌薬や抗ウイルス薬の使用がこれに当たる．また，抗がん薬の多くは，がん細胞に直接はたらき，死滅させることによりがんの増殖を抑制する．原因療法は，病気に対する本質的かつ効果的な治療法であるが，病気の原因は多岐にわたる場合がほとんどであり，すべての病気に対して原因療法があるわけではない．

b. 対症療法

かぜをひくと熱，鼻水，くしゃみなどが出る．これはかぜの原因となるウイルスを身体が排除しようとして起きる生体反応であるが，熱が高く，鼻水やくしゃみなどがひどければ，日常生活が困難になるだけでなく，ゆっくりとした休息も取れなくなることがある．総合感冒薬（いわゆるかぜ薬）には，ウイルスを排除する作用はないが，熱を下げ，鼻水やくしゃみを和らげることができる．このようなかぜの諸症状を抑えるのが対症療法である．対症療法を行うことにより，十分な休息が取れ，自身の免疫機能などがはたらきやすくなり，結果的にかぜが早く治りやすくなる．一方，かぜによる発熱などはウイルスに対する生体防御の機能の一つでもあるが，かぜ薬は原因となるウイルスを排除するわけではない．よって，対症療法が病気の診断の妨げになったり，病気の治りが遅かったり，かえって病気を悪化させたりする場合もある．

C. 薬による予防

a. 病気の進行を抑える薬

高血圧や糖尿病などに代表される生活習慣病などは，長期にわたり継続して薬を使用する必要がある．これらの疾患は発症原因が複雑であり，薬の使用やそのほかの治療が不必要になること（完全寛解）は難しい．一方，高血圧や糖尿病などは，自覚症状に乏しい．これに対する高血圧治療薬や糖尿病治療薬ではそれぞれ血圧や血糖を下げ，正常値近くに維持することにより将来の心筋梗塞，脳梗塞や腎障害，血管障害の発症を予防している．

なお，近年，バイオテクノロジーを利用した生物製剤が登場し，極めて高い有効性を示している．たとえば，自己免疫疾患である関節リウマチでは，完全寛解には至らないが薬を使用している限りほぼ発症前と変わらない生活が送れるようになっている人も多い．

b. 予防接種

予防接種とは，ワクチンにより人工的に免疫を付けることである．予防接種に用いる薬剤がワクチンであるが，一般的には予防接種＝ワクチンと理解されている．予防接種は，乳幼児や高齢者をはじめとして国民の健康を感染症から守るため,「予防接種法」という法律にもとづき公的なしくみとして実施される．「予防接種法」において集団予防を目的としたA類疾病に分類されるジフテリア，百日せき，破傷風，急性灰白髄炎（ポリオ），麻しん（はしか），風しん，日本脳炎，結核，Hib（ヒブ）感染症，小児の肺炎球菌感染症，ヒトパピローマウイルス感染症，水痘，B型肝炎については，国民は予防接種を受けるように努めなければならないとされている．

予防接種には，大きく次の4つの目的がある．①一人一人が感染症にかからない，または重症化を防ぐためである（個人防御）．②一人一人が感染症にかかりにくくなることで学校や職場などの集団感染の拡がりを防ぐためである（集団防御）．③たとえば妊娠早期に風しんにかかると心臓，眼，聴覚や発達などの障害が生じる先天性風しん症候群をもった子どもが生まれる可能性があり，次世代の健康を守るためである．④アレルギーなどの理由により予防接種を受けられない人たちの感染のリスクを下げることである（集団免疫）．

食事療法，運動療法，薬物療法

かぜなどの急性疾患になった時，ゆっくり休息を取る，薬局で薬を購入し使用する，病院に行き診断をしてもらうなどが考えられる．一方，慢性疾患，特に生活習慣病においては，運動，食事，睡眠の生活習慣そのものの改善が有効である場合が多い．

糖尿病，痛風，脂質異常症，高血圧などでは，該当する栄養素やエネルギー，塩分の摂取制限が行われる．食事療法に加えて運動療法を組み合わせることで，より効果が上がるといわれている．生活習慣病の予防や改善にはウォーキングやエアロビクスといった有酸素運動がよいとされている．運動強度は，楽にできる程度から，ややきつい程度で十分であり，有酸素運動も激しくなると，酸素を使わない無酸素運動になり，負荷がかかりすぎ病気の悪化につながることもある．食事療法や運動療法は薬物療法と同様に，医師等の専門家のアドバイスのもと，継続可能性などを考慮して自分に適したものを見つけることが大切である．（北垣）

運動とドーピング問題

運動やスポーツは，個人の健康増進や身体を動かす楽しさなど私たちの生活に潤いを与えてくれるものである．また，オリンピックに代表されるようにスポーツは，国際親善や世界平和にも大きな役割を果たしている．

しかし，競技会における賞金やプロスポーツにおける契約金などの報酬が得られるようになると，不当に勝利を得ようとする行為が行われるようになる．ドーピングとは，禁止薬物などを使用することにより，競技能力を高めようとすることである．ドーピングは，フェアプレイの精神に反する不正な行為であり，スポーツのもつ価値を失わせるとともに禁止薬物などにより選手本人にも重大な健康被害をおよぼす可能性がある．

一方，薬に関する知識がないために，知らずに禁止薬物などが入った薬や食品を使用して競技会などに出場した場合でも失格になることがある．これは「うっかりドーピング」と呼ばれている．特に，総合感冒薬，鼻炎薬，漢方薬などに注意が必要である．

（北垣）

3.2 薬はどうして効くのか

A. 薬と内分泌系，神経系，免疫系の関係

人体は環境の変化に対応して安定な状態に保とうとする（恒常性の維持）．そのために，内分泌系，神経系，免疫系は，互いに協調しながら連携をもってはたらいている（図 3.1）．

(1) 内分泌系　内分泌系は，血糖値，血圧，体温などを一定に保ち，発育と成長，性分化，性周期，妊娠・出産，行動などを調整している．その情報伝達を行うのがホルモンであり，内分泌器官や内分泌腺から分泌され，血流に乗って運ばれ，ある決まった標的器官に到達し作用する．

(2) 神経系　神経系は，人体を構成している細胞や組織のはたらきをコントロールしている．痛みなどの感覚は神経を通して伝わる．神経系の刺激は，神経細胞から突き出した長い突起（軸索）を通る電気的な信号として伝達される．軸索の末端と次に刺激が伝わる細胞との間には隙間（シナプス）が空いており，そこでの刺激伝達はアセチルコリンやノルアドレナリンなどの神経伝達物質によって仲介されている．

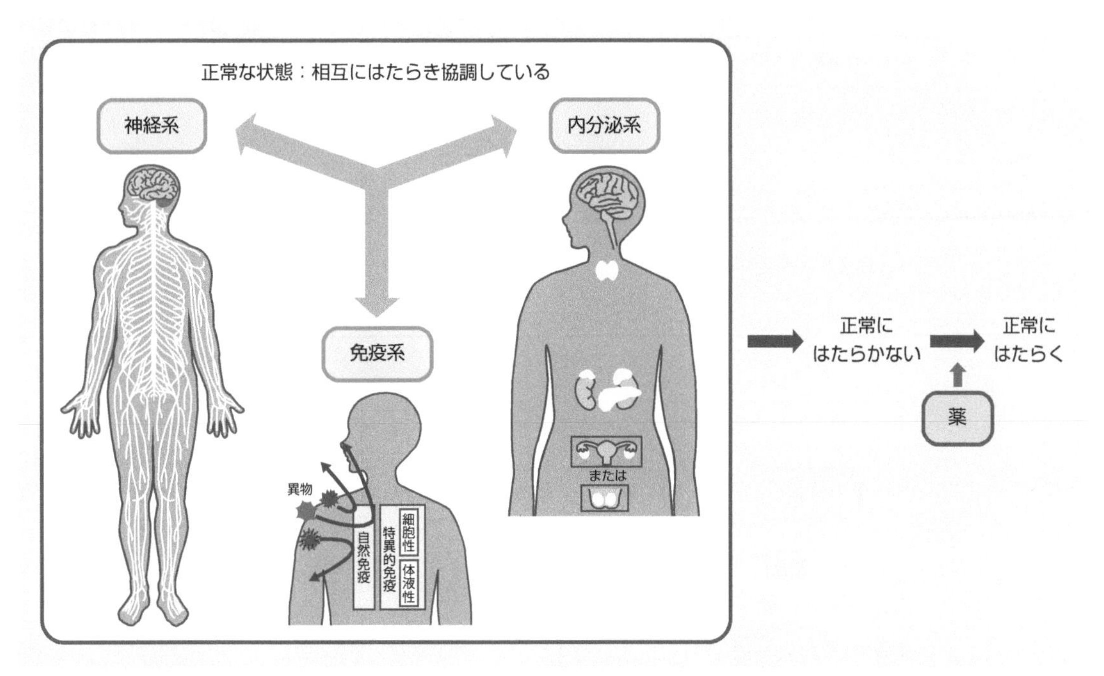

図 3.1　薬と内分泌系，神経系，免疫系の関係

(3) 免疫系　免疫系は，人体が，細菌，ウイルス，寄生虫，花粉，輸血や臓器移植による他人の細胞，自分自身に生じる異常細胞などの非自己と自己とを識別し，非自己を取り除く．外傷による炎症や膿は免疫系のはたらきによる．免疫系には，免疫細胞自身が非自己を排除する細胞性防御系と抗体を生産する体液性防御系があり，いずれの系もリンパ球がかかわりながら，オータコイドやサイトカインを介した情報伝達がなされている．

薬は人体にとって異物であり，それを薬として使用するためには，このような体の構造や機能をうまく利用する必要がある．上記のように，生体の機能が正常にはたらくためには神経伝達物質やホルモンのような化学物質（生理活性物質）がかかわっている．そこで，薬物療法の基本的な考え方は，病気などで機能が正常にはたらかない場合，化学物質である薬を使って病気を治すということである（図3.1）．

B.　薬はどのようにして作用するのか

薬を作用機構で分類すると，①受容体に作用する薬，②酵素を阻害する薬，③カルシウムチャネルに作用する薬，④その他の作用の薬（物理的，化学的に作用する）がある．

a.　受容体に作用する薬

内分泌系，神経系，免疫系においては，生体内で生理活性物質（ホルモン，神経

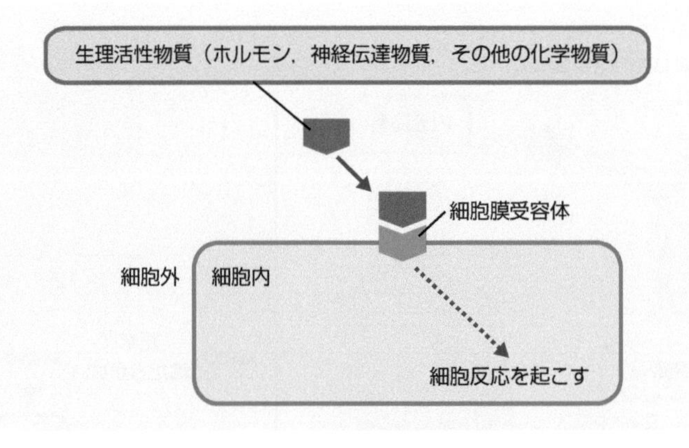

図 3.2　生理活性物質が細胞の受容体に結合し，細胞が反応するまで

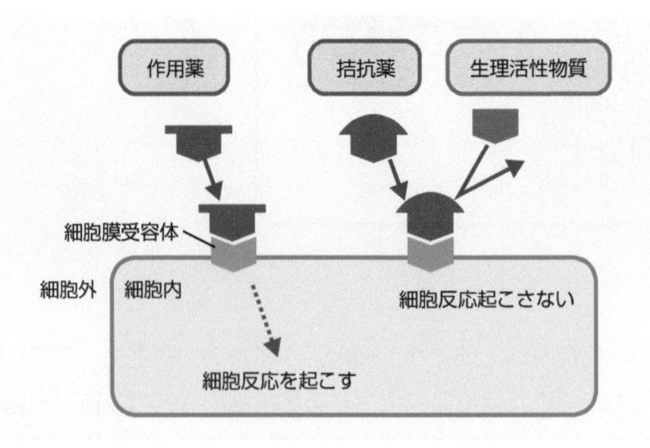

図 3.3　薬が受容体に作用するしくみ

伝達物質，その他の化学物質）が産生され，最終的に，細胞の受容体（レセプター）に結合し，さらに細胞が反応して生命活動が維持されている（図 3.2）．受容体に結合し，生理活性物質と同様の反応を起こす薬を，作用薬（アゴニスト），また，受容体に結合して生理活性物質の反応を遮断する薬を，拮抗薬（アンタゴニスト）という（図 3.3）．おもな受容体と存在部位を図 3.4 に示す．

(1) 作用薬　　作用薬は，生理活性物質が生産されない場合や，少なすぎる場合に用いられる．たとえば，女性ホルモンが不足したときはエストロゲン受容体に結合するエストラジオールをホルモン剤として補充する．パーキンソン病では神経伝達物質のドパミンの不足を補うために，脳内で代謝されてドパミンとなるレボドパやドパミン受容体刺激薬を用いたりする．膵臓の B（β）細胞から分泌されるインスリンは，細胞のインスリン受容体に結合することでグルコースを血液中から細胞内に取り込み血糖値を調整する．1 型糖尿病では B 細胞でインスリンが生産されないので，インスリンを注射で補う．インスリン分泌が少ない 2 型糖尿病の場合，経口糖尿病治療薬のスルホニル尿素（SU）薬は B 細胞の SU 受容体に結合しインスリン分泌を促進する．

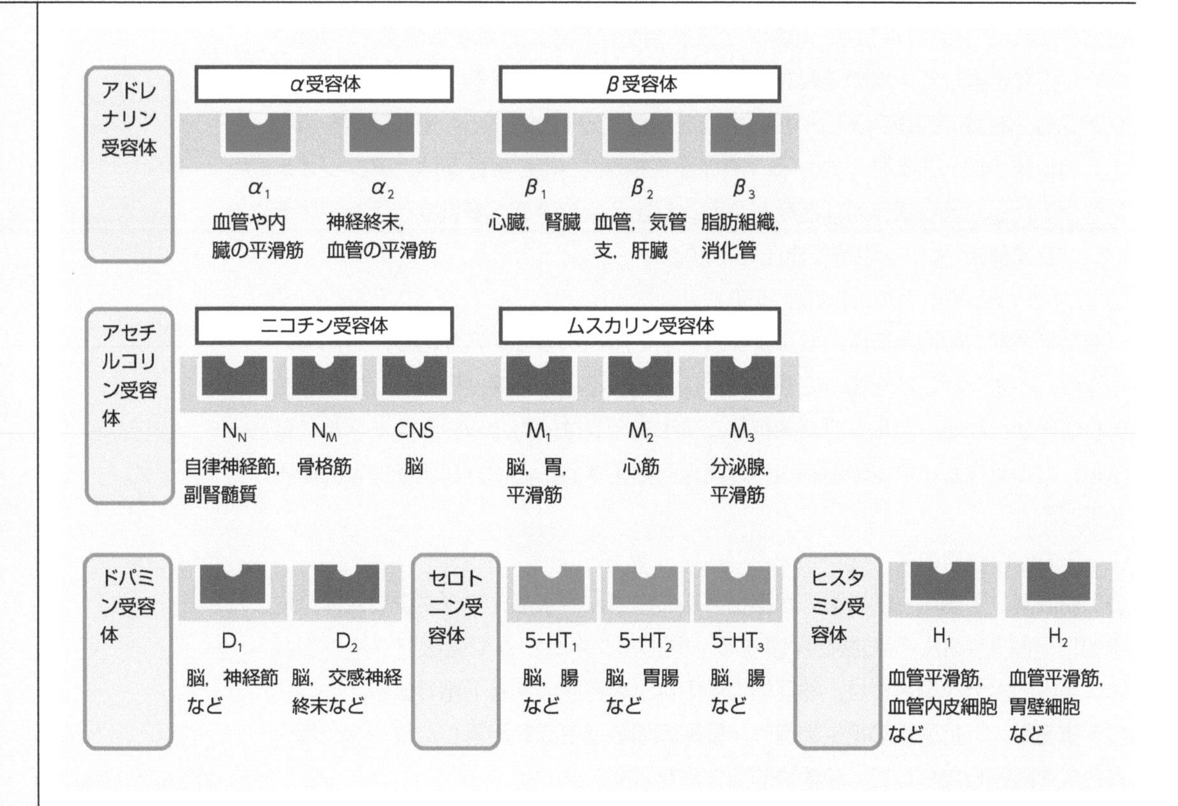

図 3.4　おもな受容体と存在部位

(2) 拮抗薬　生理活性物質が多く，反応が強く出ている場合は，拮抗薬で反応を弱める必要がある．血管壁にある交感神経系アドレナリン受容体のβ（β_1，β_2）受容体で，ノルアドレナリンの結合を阻害することで，狭心症を抑えたり血圧を下げたりするβ受容体遮断薬プロプラノロールや，ヒスタミンH_1受容体で，ヒスタミンの結合を阻害し，アレルギー反応を抑える抗ヒスタミン薬ジフェンヒドラミンなどがある．

b.　酵素を阻害する薬

大部分の薬は，上記のような受容体への作用のしくみによって効果を現すが，薬のなかには，生体内の酵素のはたらきを抑制して，つまり酵素を阻害して効果を現すものもある．

筋無力症治療薬ネオスチグミンは，骨格筋の神経接合部でアセチルコリンの分解酵素（アセチルコリンエステラーゼ）を阻害することによってアセチルコリンの濃度を高め作用を増強持続させる．ドネペジル（アリセプト）もアセチルコリンの分解酵素を阻害し，アルツハイマー病において脳内アセチルコリンを増加させる．また，アスピリンは炎症を引き起こす物質プロスタグランジンの生成にかかわる酵素（シクロオキシゲナーゼ）を阻害して，消炎鎮痛作用を示す．経口糖尿病治療薬の

α-グルコシダーゼ阻害薬は，小腸内で二糖類を単糖類に分解する酵素（α-グルコシダーゼ）を阻害して，糖の吸収を遅らせ，食後高血糖を抑える．脂質異常症薬スタチンも，肝臓でコレステロールの生成を調整するHMG-CoA還元酵素を阻害し，コレステロールを低下させる．高血圧治療薬のACE阻害薬は，アンジオテンシンⅠから血管収縮作用などをもつアンジオテンシンⅡへ変換するアンジオテンシン変換酵素（ACE）を阻害し血圧を下げる．

c. カルシウムチャネルに作用する薬

血管平滑筋の細胞膜には，カルシウムチャネルという細い穴があり，外部のカルシウムイオンがここを通って細胞内部に流入すると，細胞が収縮して血管が狭まり血圧が上がる．カルシウム拮抗薬ニフェジピンは，カルシウムチャネルに結合し，カルシウムイオンの細胞内への流入を阻害することで，血管をゆるめ血圧を下げる．

d. その他の作用の薬

(1) 制酸薬，下剤　制酸薬の水酸化アルミニウムや水酸化マグネシウムは，化学的に胃酸を中和し胃粘膜を保護する．酸化マグネシウムや硫酸マグネシウムは，腸内の水分を増加させ，物理的に便の排出を容易にする下剤である．

(2) 抗菌薬　抗菌薬の抗生物質は，細菌の細胞壁合成を阻害したり，タンパク質合成を阻害したりして，殺菌や静菌作用を示す．

(3) 抗ウイルス薬　抗ウイルス薬は，ウイルスのDNAやRNAに作用し，その結果ウイルス増殖を抑制する．

(4) 抗がん薬　抗がん薬の多くは，がん細胞の増殖における各段階，たとえばDNAの前駆物質プリンやピリミジンの代謝阻害をすることによってがん細胞の増殖を防ぐ．

3.3 薬の効果に影響をおよぼす要因

A. 薬の用量と効果の関係

薬を投与したときに生体に発現してくる効果（反応，作用）を薬効（薬理作用）といい，その投与量（用量）と効果の間にみられる関係を用量反応関係という．薬は，作用部位の受容体などに結合して薬理作用を発現することから，厳密には反応の強さはこの作用部位に達した薬の量によって左右されるが，この量を測定することは難しいので，通常，用量が用いられる．

一般に薬理作用は用量が増すにつれて強くなる．つまり，生体の反応には用量

図 3.5　用量反応曲線

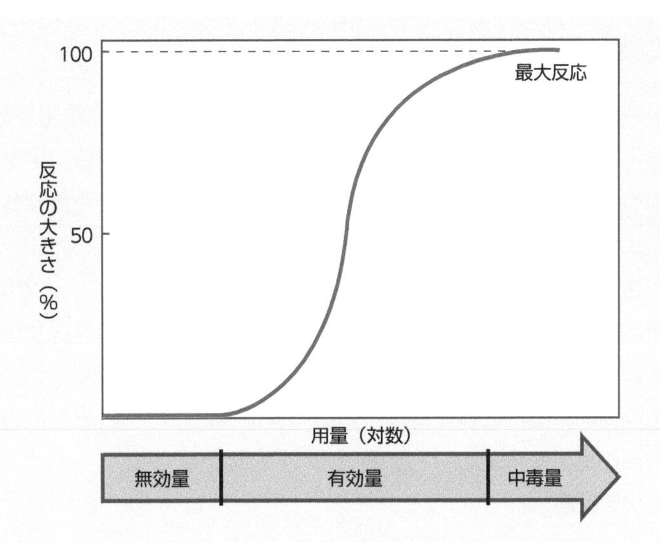

図 3.6　薬 A，薬 B，薬 C の用量反応曲線の比較

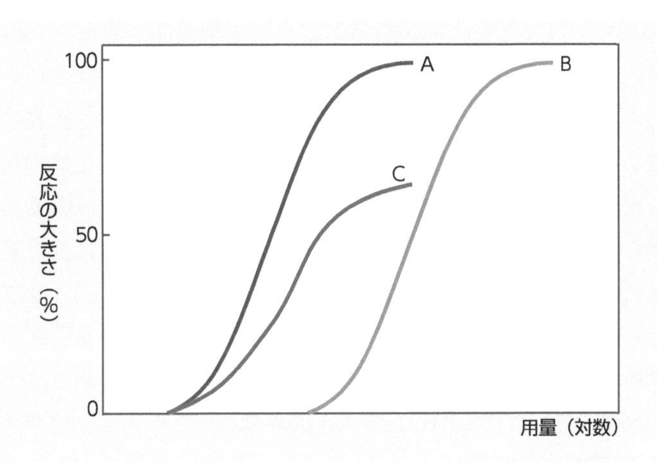

依存性がある．しかし，用量を増せば増すほど反応が強くなるわけではなく，ある用量に達すると反応の大きさは変わらなくなり，さらに増量すると中毒症状が現れてくる．この中毒を示さない最大反応の用量は最大有効量といわれる．一方，逆に用量を減らしていくと，ある用量以下では反応はまったく認められなくなる．薬理作用が現れる最小の用量を最小有効量，それ以下の用量を無効量という．

この関係をグラフにしたものが用量反応曲線である（図 3.5）．横軸に用量を対数値でとり，縦軸に反応の大きさをとると，S 字状曲線となる．この用量反応曲線は，いろいろな薬の薬理学的特徴を理解するのに役立つ（図 3.6）．たとえば，薬 A と薬 B は同等の最大反応を示すが，投与量当たりの反応は薬 A が薬 B より大きい．薬 C は薬 B よりも投与量当たりの反応は大きいが，最大反応は小さい．

B. 薬の効果を左右する要因

生体に投与された薬は，血液を介して標的臓器に到達し薬理作用を発揮する．先に述べたように，薬の用量と反応との間には一定の関係があり，用量を増すと反応すなわち薬理作用も次第に強くなる．しかしながら，同じ用量でも個々の生体によって反応の強さや性質はそれぞれ異なってくる．この相違には年齢，性，遺伝などの生体側のさまざまな要因が関与し，これらの要因によって薬の吸収，分布，代謝，排泄という体内動態が変化するために，薬の血中濃度が増減し，薬理作用が強まったり弱まったりする．また，薬の血中濃度が同じでも，個人の薬に対する感受性の相違によって薬理作用の強さに違いがみられることもある．以下に薬の効果に影響を与えるおもな要因について述べる．

a. 年齢による影響

生体の機能は年齢によって大きく変化する．小児では臓器や生理機能が未発達であり，高齢期になると老化によりさまざまな生理機能が衰えてくる．その結果，薬の体内動態や受容体感受性などが変化して，薬効に違いが生じる．

(1) 小児　新生児・乳児期は胃酸の分泌量が少なく胃内 pH が比較的高いことから，酸性の薬の吸収率は低くなる．一方，酸に不安定な薬の生体内利用率は成人に比べて高くなり，血中濃度が高くなることがある．また，肝臓の薬物代謝系や腎排泄機能などが未発達であり，血中アルブミン値も低く遊離型の薬が多くなる．そのために薬理作用が強く現れる傾向にある．そのほか，小児は成人に比べて体内水分量が多く脂肪量は少ない．そのため水溶性の薬では適正な血中濃度に上がらず期待した効果が得られないことがある．逆に脂溶性の薬では血中濃度が高くなる．薬への感受性についても成人とは異なり，たとえば乳幼児はジギタリス類(強心薬)に感受性が低い．

(2) 高齢者　高齢者では，老化に伴う消化管運動の低下や腸管血流量の減少などにより，薬の血中濃度の上昇が遅れることがある．また，血漿タンパク質濃度が減少し，肝臓の薬物代謝系や腎排泄機能も低下するため，薬理作用が強く現れる可能性がある．加えて，体内水分量の減少，体脂肪量の増加により，水溶性の薬の血中濃度は上昇し，脂溶性の薬は体内滞留時間が長くなる．

そのほか，高齢者ではモルヒネやベンゾジアゼピン系睡眠薬などの中枢神経抑制薬に感受性が高いことも知られている．さらに高齢者は複数の疾患に罹患していることが多く，疾患や併用薬による影響が現れることもある．

b. 性差による影響

性ホルモンは一部の薬物代謝酵素を誘導する．たとえば，CYP1A2 の肝臓での発現は男性で高く，CYP3A4 は女性のほうが高い．したがって，一般に CYP1A2 で代謝される薬の血中濃度は男性で低く，CYP3A4 で代謝される薬の血中濃度は女性で低くなり，薬理作用が低下する．また，糸球体濾過率は男性の方が高いため，腎排出型の薬では性差が生じる．その他，女性では体脂肪率が高く，薬の体内分布に影響することもある．

c. 妊娠による影響

母体は胎児の成長に伴いさまざまな影響を受ける．たとえば，妊娠中は消化管運動の低下により薬理作用の発現が遅れる可能性がある．また，血漿容積や体内水分量が増加するため，一般に薬の血中濃度は低下する．一方，妊娠中は血漿タンパク質濃度が低下し，遊離型の薬が増加する．さらに，血漿容積や心拍出量の増大に伴って腎血流量も増加し，腎排泄型の薬の血中濃度が低下する．

d. 遺伝的要因による影響

ヒトの遺伝子の塩基配列には，個人により異なる部分（遺伝子変異）がある．一般的に，この遺伝子変異が集団内に1%以上の頻度で存在する場合，これを遺伝子多型という．このような遺伝子多型・変異が，薬の代謝酵素やトランスポーター，受容体などの遺伝子に存在すると，薬の効果や副作用の発現に影響を与える可能性がある．たとえば，抗凝固薬のワルファリンは薬物代謝酵素CYP2C9により代謝されるが，このCYP2C9遺伝子の多型によりワルファリンの血中濃度には大きな個人差が見られる．

e. 病態，栄養状態による影響

肝疾患や腎疾患では，薬の代謝や排泄の機能が低下するため，健常者に比べて薬の血中濃度が上昇し，作用が増強される可能性がある．また心疾患でも，心拍出量が減少すると肝臓や腎臓の血流量が減少するので，肝疾患や腎疾患と同様に薬の血中濃度が上昇する恐れがある．

低栄養状態，特に慢性的なタンパク質摂取不足の状態では，血漿タンパク質濃度が低下し，遊離型の薬が増加する．また肝臓の薬物代謝酵素活性も低下するため，薬理作用が増強しやすい．そのほか，肥満者では脂肪組織に脂溶性の薬が貯留されやすいので，血中濃度が低下する．さらに，排泄も遅れるため，薬の作用時間は持続する傾向がある．

f. 心理効果による影響

精神的な要因により薬の効果が左右されることがある．たとえば，デンプンや乳糖など薬理作用のない物質を薬として投与しても，有効な作用が現れることがある．これをプラセボ効果という．

C. 食品は薬の効果に影響する

薬の効果は，食事によっても影響を受ける．食品と薬の相互作用については第4章で詳しく述べるので，ここでは特に，薬の吸収におよぼす食事の影響と健康食品の影響について述べる．

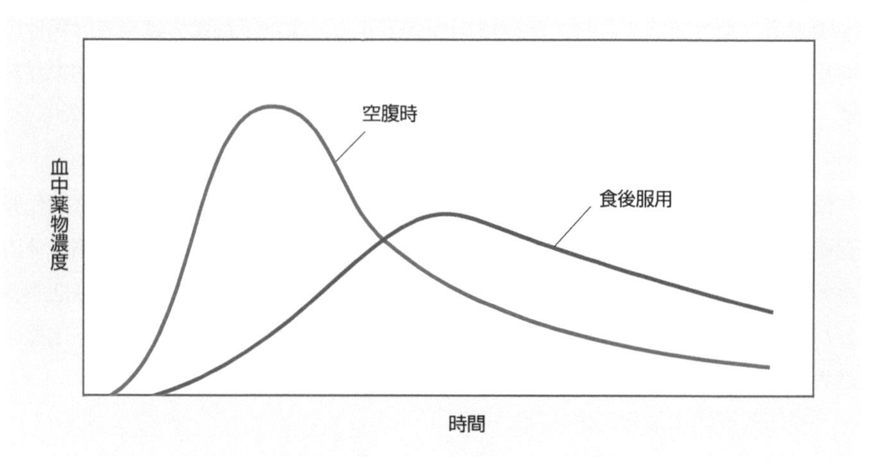

図 3.7　薬の吸収におよぼす食事の影響

(1) 薬の吸収におよぼす食事の影響　薬の消化管からの吸収は，食後服用か空腹時服用かで大きく異なることがある．一般に，食後服用では，空腹時服用に比べて薬の吸収が遅くなるため，血中濃度の上昇が遅くなり最高血中濃度が低くなる（図 3.7）．なお，このとき，ほとんどの場合 AUC（血中濃度－時間曲線下面積，総吸収量の指標）は変化しない．しかし，一部の薬では，食後に服用すると，血中濃度が著しく低くなり AUC が低下することもある．反対に，脂溶性の高い薬では，食後のほうが食物中の脂質や胆汁の分泌亢進などにより吸収が増強され，最高血中濃度および AUC が上昇することがある．

その他，食事をすると門脈や肝臓の血流量が増加する．その結果，本来は肝臓で代謝を受ける薬のなかに，代謝されることなく肝臓を通過して全身に分布してしまい，血中濃度が高くなるものがある．

(2) 健康食品との相互作用　健康食品やサプリメントは食事として摂取する食品に比べて特定成分を高濃度に含有するものが多いことから，併用すると薬効に影響をおよぼす可能性が高い．

たとえば，カルシウムやマグネシウムなどのミネラル類は，テトラサイクリン系抗生物質やビスホスホネート系骨粗鬆症治療薬など多くの薬と難溶性のキレートを形成し，薬の吸収を抑制する．また，難消化性デキストリンなどの食物繊維を多量に摂取すると，薬が繊維に吸着されて吸収が阻害されることがある．

薬物代謝酵素（特に CYP3A4）に影響をおよぼす健康食品も多い．たとえば，セント・ジョーンズ・ワートは CYP3A4 や CYP1A2 などを誘導するので，これらの酵素で代謝される薬の血中濃度が低下し，薬効が減弱する恐れがある．そのほか，イチョウ葉エキスやニンニクなどは血小板凝集抑制作用をもつことが知られているが，抗血栓薬と併用すると，出血傾向を引き起こす可能性がある．

図 3.8　用量と薬理作用，中毒作用，致死作用との関係
ED_{50}：50%有効量
TD_{50}：50%中毒量
LD_{50}：50%致死量

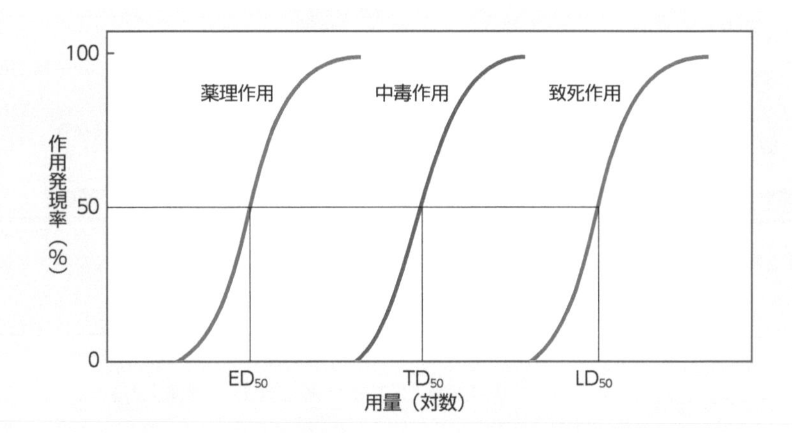

3.4　薬の有害作用

A.　薬の用量と中毒作用・致死作用

薬によって生体に引き起こされる反応は用量に依存し，用量が増えるにつれて薬理作用は強くなるが，さらに漸次増やしていくと中毒作用が現れ，さらなる増量を続けると致死作用が現れる．図 3.8 は，横軸に用量をとり，縦軸に作用の発現率を示したグラフである．

薬理作用の強さの指標として 50%有効量（ED_{50}）を用いる．これは，薬を投与した対象の 50%の個体で有効な用量のことである．同様に，50%中毒量（TD_{50}），50%致死量（LD_{50}）はそれぞれ 50%の個体で中毒作用，致死作用が現れる用量である．LD_{50} は急性毒性の強さの指標として用いられ，LD_{50} が小さければ小さいほど毒性が強いことになる．また，LD_{50} を ED_{50} で割った値（LD_{50}/ED_{50}）を安全域（または治療係数）といい，薬の安全性の目安とされる．この値が大きいものほど，つまり ED_{50} と LD_{50} の間隔が離れている薬ほど，安全性が高いと判断される．

B.　副作用（有害反応）

薬物治療の目的である薬理作用を主作用，それ以外の作用を副作用という．また，病気の予防や治療などに通常用いられる用量で起こる好ましくない作用を薬の有害反応という．大半の薬には副作用があり，副作用という用語は必ずしも望ましくない作用を意味するものではないが，一般には副作用と有害反応は同じ意味として扱われている．

副作用の症状は，軽微なものから，重篤で生命にかかわるものまでさまざまで

表 3.2　おもな副作用の例

副作用		薬
肝障害	肝細胞傷害型	非ステロイド性抗炎症薬，利尿薬，抗結核薬，抗うつ薬，抗てんかん薬，抗生物質，抗真菌薬，抗がん薬，ハロタン(麻酔薬)など
	胆汁うっ滞型	男性ホルモン，女性ホルモン，痛風治療薬，抗不整脈薬，抗精神病薬，抗てんかん薬，抗生物質，抗結核薬など
腎障害		アミノグリコシド系抗生物質，抗がん薬，非ステロイド性抗炎症薬など
消化管障害		副腎皮質ステロイド（ヒドロコルチゾン，プレドニゾロンなど)，非ステロイド性抗炎症薬（アスピリン，イブプロフェン，ケトプロフェン，インドメタシンなど）
血液障害	白血球減少症	抗甲状腺薬，非ステロイド性抗炎症薬，抗てんかん薬，抗がん薬，クロザピン(抗精神病薬)，チクロピジン(抗血小板薬)など
	再生不良性貧血	非ステロイド性抗炎症薬，抗てんかん薬，抗リウマチ薬，クロラムフェニコール(抗生物質)など
神経・精神障害		レセルピン（抗高血圧薬，うつ状態)，副腎皮質ステロイド（精神変調)，抗うつ薬(幻覚，精神錯乱)，パーキンソン病薬(幻覚，せん妄)など

ある．比較的軽度なものには，悪心や下痢，便秘などの消化器症状，食欲不振，味覚異常，頭痛，発疹，倦怠感，筋肉痛などがある．中程度のものには広範囲の発疹，視力障害，筋肉の震え，排尿困難，精神症状，血液障害などが知られている．一方，重度の副作用には，肝不全や不整脈など生命を脅かす可能性のあるもの，重大な障害をもたらすものなどがある．特に高齢者では有害反応の発生率が高く，重度になりやすい．表 3.2 におもな副作用とその原因となる薬を示す．

C.　副作用(有害反応)の発現機序

薬の有害反応はさまざまな機序で起こりうる．一般に中毒性と特異体質性に大別され，特異体質性はさらにアレルギー性と代謝障害性に分類される．中毒性のものは用量依存性であり，また通常予測可能である．一方，特異体質性のものは用量依存性がなく，発現の予測は困難なことが多い．

a.　中毒性有害反応

多くは，過剰摂取や何らかの要因により薬の血中濃度が上昇しすぎた場合に起こる．たとえば，血圧降下薬の作用が強すぎると，立ちくらみやめまいを起こすことがある．また，血糖降下薬によって血糖値が下がりすぎると，動悸や発汗，脱力感などを起こすことがある．ある用量を超えると誰にでも起こりうるが，特に高齢者や肝疾患，腎疾患の患者などに発現しやすい．

一方，本来の治療目的以外の副次的な作用がみられることもある．たとえば，胃潰瘍治療薬の抗コリン作用薬は受容体選択性が低いため，胃以外の臓器のムスカリン受容体にも作用する．その結果，口渇，便秘，排尿障害などの症状が起こる．そのほか，アレルギー症状を抑える抗ヒスタミン薬による眠気，抗生物質による菌交代症などがある．

b. 特異体質性有害反応

(1) アレルギー性有害反応　免疫系の機序により特有の有害反応が引き起こされる．つまり，薬やその代謝物がハプテンとして作用し，体内のタンパク質と結合して抗原性を獲得する．初回投与により感作が成立し，反復投与によりアレルギー反応を引き起こす．これを薬物アレルギーという．発現に用量依存性はなく，少量の薬でも重篤な有害反応を引き起こす可能性がある．

薬物アレルギーを起こしやすい薬としては抗生物質，解熱鎮痛薬，ホルモン製剤，造影剤などが知られている．また，一度薬物アレルギーを起こすと，他の類似構造を有する薬にも反応性を示すことがある（交差反応）．たとえば，抗生物質のペニシリンでアレルギー反応を起こした場合，半合成ペニシリンやセフェム系抗生物質でも反応が引き起こされることがある．

症状は，発疹，じんま疹，発熱などが一般的であるが，アナフィラキシーのような生命にかかわるものもある．アナフィラキシーは原因抗原が体内に入って数分で発症する即時性アレルギー反応で，じんま疹，血管浮腫，喉頭浮腫，気道狭窄などを呈する．急激な血圧の低下や呼吸困難をきたす重篤なものをアナフィラ

食物アレルギーと薬

食物アレルギーの原因となる食物にはいろいろな種類があるが，乳幼児から幼児期にかけては鶏卵と乳製品がその半数以上を占める．食物アレルギーがある場合は，原因となる食品やそれを含む加工品を除いた除去食療法が広く一般に認識されている．しかし，薬のなかにも鶏卵や乳製品などからつくられるものがあり，これらの薬によって食物アレルギーが誘発される危険性がある．たとえば，消炎酵素剤の塩化リゾチームには卵由来成分が，下痢止めのタンニン酸アルブミンおよび整腸剤の乳酸菌製剤には牛乳由来成分が含まれている．これらは一般用医薬品（市販薬）にも配合されていることがある．このうちリゾチームは内服薬だけでなく，点眼剤，坐剤などにも添加されることがあるので留意する必要がある．また，インフルエンザワクチンなどは鶏卵で培養したウイルスを処理してつくるため，鶏卵や鶏肉由来のものにアレルギー症状を呈したことがあれば慎重に投与しなければならない．その他，薬の添加物として用いられるカゼインで，牛乳アレルギーの人にアナフィラキシー様症状が現れた症例も報告されている．非常に強い牛乳アレルギーがあると，薬の成型のためによく用いられる乳糖でも症状が引き起こされることがある．薬の添付文書には，使用上の注意に「卵白アレルギーがある人は使用しないでください」などと記載されているので，服用前に必ず目を通すことが大切である．（伊藤）

スティーブンス・ジョンソン症候群

スティーブンス・ジョンソン症候群は重症薬疹の一つで，薬の服用開始から7～10日後に，発熱，全身倦怠感，関節痛などを前駆症状として発症する．その後，高熱，全身の皮膚や粘膜にびらん・水泡を伴う浸潤性の紅斑を生じ，後遺症として視力障害を起こすことがある．原因となる薬は，抗生物質，非ステロイド性解熱鎮痛薬（抗炎症薬），抗てんかん薬，かぜ薬など多岐にわたる．また，まれに薬疹として最重症型で死亡率が10～30%とされている中毒性表皮壊死症（TEN）に移行する場合もある．（伊藤）

キシーショックという．

その他の重篤なものとして，血清病，溶血性貧血，顆粒球減少症，間質性肺炎，間質性腎炎，スティーブンス・ジョンソン症候群（粘膜皮膚眼症候群），全身性エリテマトーデスなどがある．

(2) 代謝障害性有害反応　用量依存性がなく，薬物アレルギーでないものをいう．薬物代謝関連酵素の先天的異常など，遺伝的要因が関与していると考えられている．たとえば，全身麻酔薬による悪性高熱症がある．全身麻酔薬により筋肉が異常収縮して起きる高熱と腎障害が特徴である．

D. 薬の依存性と耐性

薬物依存を引き起こす薬（依存性薬物）は，中枢神経系に対して興奮あるいは抑制作用をもち，それらを反復摂取することによって，薬の作用が減弱する，いわゆる耐性が形成される．さらに，同じ効果を求めて使用回数や量を増やしていくことで，次第に制御不能になり，連続的・強迫的に使用する状態に陥る．この状態を薬物依存という（表3.3）．依存性薬物は，「覚せい剤取締法」，「麻薬及び向精神薬取締法」，「大麻取締法」などの法律によって規制を受けている．

(1) 薬物依存　薬物依存は，薬物連用の中断による集中力の低下，焦燥感や易興奮性などの状態を示す精神依存と，退薬症状（離脱症状，禁断症状）を示す身体依存に分類される．すべての依存性薬物は精神依存を形成し，これに身体依存が伴う薬物として，オピオイド，バルビツレートおよびアルコールが該当する（表3.4）．

表3.3　おもな依存性薬物

麻薬	モルヒネ（ケシの実の成分），ヘロイン（モルヒネから合成），コカイン，LSD-25
覚せい剤	メタンフェタミン，アンフェタミン
大麻（マリファナ，ハシシュ）	カンナビノイド

表 3.4　WHO による依存性薬物の分類
＋：耐性および依存を有することを示し、数によりその強さを示す.

分類	中枢 興奮 / 抑制	薬物	耐性	精神依存	身体依存	退薬症候
アルコール	抑制	エチルアルコール	++	++	+++	振戦，せん妄，痙れんなど
覚せい剤	興奮	メタンフェタミン，アンフェタミン	+++	+++		
バルビツレート	抑制	バルビツール酸誘導体，ベンゾジアゼピン誘導体	++	++	+++	振戦，せん妄，痙れんなど
大麻	興奮	テトラヒドロカンナビノール		++(+)		
コカイン	興奮	コカイン		+++		
幻覚発現薬	興奮	LSD-25，メスカリン，シロシビン	++	+++		
オピオイド	抑制	ヘロイン，モルヒネ，コデイン，フェンタニル	+++	+++	+++	流涎，食欲低下，下痢など
有機溶剤	興奮	トルエン，シンナー，アセトン，エーテル，クロロホルム	+	+	?	

(2) 薬物乱用　薬物乱用とは，医学的・社会的常識を故意に逸脱した使用法で比較的大量の依存性薬物を反復摂取，あるいは医療目的にない規制薬物を不正に使用することである．したがって，快感を求めるために不正使用した場合などは，たとえ 1 回の使用でも乱用とされる．これまでにオピオイド，ベンゾジアゼピン系の薬，中枢興奮薬の乱用が話題にあがる場合が多かったが，最近では，危険ドラッグ(違法ドラッグ)といわれる薬物の乱用も大きな社会問題となっている．

大麻

大麻，大麻草，麻は中央アジア原産で，その繊維はロープ，バッグ，衣料(麻)，紙などの原料となる．また，麻の実（種子）は，それから油がとられたり，七味唐辛子の原料となったり，麻子仁として便秘薬にもなる．
大麻には変種があり，インド大麻から幻覚作用をもつテトラヒドロカンナビノールを多く含むマリファナ（乾燥大麻）やハシシュ（雌花の樹脂を固めたもの）がつくられる．これをタバコのようにして吸煙することで，興奮症状が起きる． 大麻は有害な違法薬物であり，その乱用が社会問題になっている．麻薬の「麻」は麻酔からきており，麻酔とは麻（大麻）に酔うことからきている．日本では，以前，大麻は法律上の麻薬であったが，現在は大麻を栽培して繊維や種子を利用する場合は麻薬ではない．しかし，「大麻取締法」により，栽培を免許制にすることで，「麻薬取締法」と同格の規制がなされている．　(川添)

3.5 薬害と健康食品による健康被害

A. 薬害

薬には副作用がある．したがって，薬の使用には，効果と副作用の症状や重さのバランスなどが考慮される．

病気が治ったにもかかわらず，薬によって重い障害が生じた場合，被害者は副作用だからやむをえないと納得できるであろうか．被害者がそれを予め承知していた，あるいは緊急の救命のために使用したなら，やむをえないともいえる．また，薬を使用して，まったく予想していなかった健康被害が生じた場合，誰も予測できなかったことなら理解できる．しかし，予測が可能だったり，疑わしかったり，あるいはわかっていた，とすると，被害者にとっては納得できないことになる．このような健康被害が生じた場合，単なる副作用ではなく，薬害とすべきであろう．すなわち，薬害とは薬の有害性に関する情報を加害者がする軽視・無視によって起きる健康被害であり，社会問題化したものをいう．

B. 薬害の歴史

a. 薬害サリドマイド事件

サリドマイドは旧西ドイツで開発され，1957 年以後，世界各地で「安全性の高い鎮静・睡眠薬」として発売された．その後，長期連用による副作用（末梢神経炎）が問題になったので，使用期間が限定される妊婦を対象に「つわりによる悪心，嘔吐の緩和」に効能があるとして販売され続けた．このことによって，妊婦がサリドマイドを摂取する機会を増大させてしまい，新生児に奇形発生の突発的増加が見られた．サリドマイドによる奇形の特徴は，フォコメリアといわれ，前腕および上腕が欠損し，小さな手が直接肩甲骨（けんこう）についた状態である．頻度は低いが足にも見られる．外見の奇形に加えて内臓奇形もあり，死亡する新生児も少なくなかった．

1961 年 11 月に，異常発生の原因は妊婦が摂取したサリドマイドにあるかもしれないとする警告（レンツ警告）が発表され，1961 年末までにほとんどの国では，サリドマイドの販売が中止され，市場から回収された．日本でも，サリドマイドは病院からの処方箋による治療薬および薬局で販売される薬として使用されており，海外における販売中止の情報も入っていたが，科学的な因果関係が証明されていないとして，1962 年まで販売が継続されたため，被害が拡大した．当時の厚生省も販売を容認していた．サリドマイド被害児の出生数は，世界中で 6,000

～7,000人で，日本ではおよそ1,000人にのぼった．日本のサリドマイド被害児の約半数は「レンツ警告」以後に薬を服用した母親から生まれている．

研究の結果，サリドマイドによる奇形は，胎児が20～36日の妊娠初期に妊婦が薬を服用したときに発生すること，また，実験動物のラットやマウスを使った実験では再現できないこと，さらに，ヒトは最も敏感であることが明らかにされた．このことから，動物実験からヒトの胎児に起こる障害のすべてを予測するのは困難であり，妊婦への薬の使用は慎重にする必要があることが教訓となった．

b. 薬害スモン事件

キノホルムは，1889年にスイスで開発された外用の防腐・消毒剤であるが，1930年代から抗アメーバ赤痢用の内服薬としても使われるようになっていた．日本でも早くから導入されていたが，1950年代半ばからは新しく胃腸薬として販売された．その適応症はアメーバ赤痢だけでなく，夏期下痢，細菌性下痢，神経性下痢などの下痢性疾患一般へ拡大された．また，長期連用でも副作用なしの薬であると宣伝され，服用方法も大量・長期に続けることが一般化していった．ところが，キノホルムのこのような使用は，1935年から知られていた海外のキノホルムの副作用の神経症状の報告を無視して，安全性の確認もせずに行われたものであった．

1955年頃から，のちにスモン（亜急性・脊髄・視神経・神経障害，Subacute Myelo-Optico-Neuropathyの英語の頭文字をとった略称）といわれる病気が多発した．スモンの特徴は，下痢，腹痛などの激しい腹部症状に始まり，下肢からしだいに上に向かうしびれ・締めつけ感などの知覚障害，下半身の麻痺，視力障害，失明，抑うつ，痙れんなど，運動・知覚・中枢神経の障害に基づく症状が現れる．この病気は，特定の地域に発生することが多く，一時は感染症ではないかと疑われ，ウイルス説も唱えられた．しかし，患者に緑毛舌（りょくもうぜつ）（緑色の舌のコケ）や緑便が見られ，緑尿から分離された緑色色素はキノホルムに由来することが判明したことや，患者の大部分がキノホルムを服用し，症状が重い人ほど服用量が多いことが明らかとなったことから，1970年に，スモンのキノホルム原因説が発表された．報告を受けた厚生省（当時）はキノホルムの販売を禁止したところ，患者発生は激減し，1972年までに終息した．

薬害スモンの被害者は11,000人を超えた．スモン裁判を通して，1979年には，「薬事法」改正がなされ，「医薬品の有効性・安全性の確保」が追加され，医薬品の承認手続きが手直しされた．そして，医薬品副作用被害救済制度が発足した．

c. 薬害エイズ（AIDS）事件

血友病治療薬として，米国で採取した血液を原料とする輸入非加熱濃縮血液製剤（以下，非加熱製剤）が，1972年から1985年にかけて輸入・製造されていた．

その間，海外では非加熱製剤の病原微生物による汚染の危険性が指摘され，加熱製剤が開発・販売されていたが，日本においては安全対策を取らないまま，非加熱製剤の販売が認められていた．さらに，1982年以降，危険性についての情報を知りながら，非加熱製剤は安全と偽って販売され，それが認められていた．加熱製剤は1985年に製造が承認されたが，非加熱製剤の回収はされず，使用を継続した例すらあった．

1983年7月に，血友病患者がAIDS（後天性免疫不全症候群）の症状で死亡と報道され，薬害としてAIDSの被害が起きた．当時の血友病患者の総数は約5,000人で，血友病患者1,438人がHIV（ヒト免疫不全ウイルス）に感染し，その後600人以上が死亡している．

d. 薬害C型肝炎事件

血液凝固因子製剤は，血漿中のタンパク質を取り出した血漿分画製剤であり，止血の役割を果たす特定の血液凝固因子を抽出したものである．そのうち，1964年に製造承認されたフィブリノゲン製剤は，出産，手術などの出血の際，止血目的で使用されていた．1972年に製造承認された第Ⅸ因子製剤は，血友病以外にも新生児出血症，後天性の出血性疾患にも使われていた．製剤は多人数の血漿を混合するプール血漿から製造されており，現在行われているような製剤のウイルス除去・不活性化処理は十分なされていなかった．その結果，血液凝固因子製剤を投与された患者が，C型肝炎ウイルス(HCV)に感染した．

HCVに感染すると高い確率で慢性肝炎となり，肝硬変，肝がんに進行し，死に至ることもある．感染の自覚症状も乏しく，被害者は少なくとも10,000人以上，推定で約280,000人いるとされている．裁判を通して，2008年1月に「薬害肝炎救済法」が成立した．

C. 薬害の防止

薬害のサリドマイド，スモン，AIDS，C型肝炎のほかにも多くの薬害があり，それぞれの原因は特殊性があり異なっている．しかし，薬害が起こった共通の要因も考えられる．上記の4つについても，薬の危険性が疑われながら，もしくは情報を知りながら販売が継続されたため，被害が拡大する結果を生じている．薬の有害性のレベルがたとえ小さくても，安全性を重視し，早めに対策をとることは，薬害を防止するうえで重要なことと考えられる．

薬害は薬を使用することによって起こる被害である．食事や運動などと並んで薬は病気を治すための一つの手段であって，すべての病気に対する第一選択肢として薬があるのではない．薬はどうしても必要な限りにおいて最小限使用するということを認識していなければならない．

D.　いわゆる健康食品による健康被害

いわゆる健康食品が関係した重大な健康被害が国内外で発生している（表 3.5）．

(1) アリストロキア酸含有ハーブ（生薬）を用いた健康食品　1990 年～ 1992 年に，ベルギーでやせ薬を摂取した人が，腎臓に重大な障害を起こす事例が発生した．やせ薬には，腎毒性や発がん性があるアリストロキア酸を含む生薬が添加されていた．日本においても 1996 ～ 1997 年に，関木通（かんもくつう）といわれるアリストロキア酸を含有する生薬が入った健康食品を摂取した人が，腎炎を発生したことが報告されている．これらは，生薬の原料となる本来の薬用植物とは外見上区別が難しい毒をもつ植物を間違って使用したことによるものである．

(2) 中国製ダイエット用健康食品　2002 年 7 月，中国製ダイエット用健康食品が原因とみられる肝障害，甲状腺機能障害，死亡などの被害者が日本国内で多発した．2003 年 3 月までの被害者は 874 人に達し，このうち 4 人の死亡が確認されている．健康被害を起こした健康食品は 100 製品以上にもなるが，被害の半数以上が特定の 3 製品（カプセル形態）によって起こっていた．その製品から医薬品の食欲抑制薬フェンフルラミンの誘導体 *N*-ニトロソ-フェンフルラミンが高濃度で検出された．*N*-ニトロソ-フェンフルラミンは肝障害を引き起こすことが判明し，健康被害の原因物質と判断された．これは，本来含まれるべきでない医薬品が違法に混入された健康食品を原因として起きた代表的な事例である．日本国内で，健康食品から検出された医薬品には，体重を減らすシブトラミン（頭痛や吐き気などの健康被害事例あり）や勃起不全改善薬のシルデナフィル，副腎皮質ホルモンのデキサメタゾン，非ステロイド性抗炎症薬のインドメタシン，下剤

表 3.5　いわゆる健康食品が関係した重大な健康被害の事例

健康食品	症状	原因
アリストロキア酸含有ハーブを用いた健康食品	腎障害	腎毒性や発がん性があるアリストロキア酸を含む生薬(関木通)
中国製ダイエット用健康食品	肝障害，死亡	医薬品の食欲抑制薬フェンフルラミンの誘導体 *N* -ニトロソ-フェンフルラミン
アマメシバを含有する健康食品	閉塞性細気管支炎	アマメシバの粉末・錠剤形態での過剰摂取
中国製雪茶	肝障害	雪茶を本来の摂取方法と異なった方法で過剰摂取
エフェドラを含むサプリメント(海外)	高血圧，動悸，頻脈，脳血管障害，痙れんなど，死亡	薬の用量に匹敵するエフェドリン
米国製サプリメントのオキシエリートプロ	肝障害，その後肝移植や死亡	危険性が指摘されていたオキシエリートプロ
プエラリア・ミリフィカを含む健康食品	不正出血，月経不順など	マメ科植物成分のイソフラボン類より女性ホルモン様作用が 1,000 ～ 10,000 倍強いミロエストロールとデオキシミロエストロール

のセンナ葉，甲状腺ホルモンの甲状腺末（甲状腺機能亢進症の健康被害事例あり），糖尿病治療薬のグリベンクラミド（低血糖の健康被害事例あり）などがある．

(3) アマメシバを含有する健康食品　熱帯性植物のサウロパス・アンドロジナス，いわゆるアマメシバはマレーシアなどで野菜として扱われ，加熱調理により摂食されている．日本では沖縄県が主要生産地となっており，炒め物や天ぷらとして摂食されているが，粉末や錠剤のような形態にした健康食品も販売されていた．しかし，この健康食品が原因と思われる閉塞性細気管支炎の患者が2003年に日本国内で見いだされた．その後，アマメシバの粉末や錠剤の長期摂取と閉塞性細気管支炎との因果関係は否定できないことが判明し，アマメシバを原料とする健康食品の販売禁止措置がとられた．これは，食品を粉末や錠剤のような通常の方法とは著しく異なる方法で摂取することによって健康被害が起きた事例である．

(4) 中国製雪茶　雪茶（ゆきちゃ，せきちゃ）は，チベットの高原に生息しているムシゴケを乾燥させたもので，中国では生薬や茶として利用されている．日本における被害者親子は，雪茶の脂肪分解効果を知り，製品をインターネットで購入し，ダイエット目的で2003年8月から数か月間毎日約1L飲用し，肝機能障害を起こした．本来の雪茶の飲み方は，茶葉に熱湯を注いで，1回目を捨て，2，3回目を飲むが，被害者は茶葉を湯で煮出していた．煮出すことにより有害成分が抽出されたと考えられる．このように，本来の摂取方法と異なった方法で健康食品として摂取したことが，健康被害の発生に関連していると考えられている．

(5) エフェドラを含むサプリメント　エフェドラは生薬の麻黄（マオウ）であり，気管支拡張薬として使われるエフェドリンを含む．エフェドラを含むサプリメントは減量や滋養強壮をうたい流通しているが，健康被害の報告も多い．高血圧，動悸，頻脈，脳血管障害，痙れんなどが起こり，死に至る危険性もある．サプリメントには薬用量に匹敵するエフェドリン関連のアルカロイドが含まれ，摂取後の薬理作用が顕著に見られることも報告されている．危険ドラッグの代用品としても使用されていたことで，死亡事故も発生している．2004年に米国のFDA（食品医薬品局）はエフェドラを含むサプリメントの販売を規制している．日本では，エフェドラは「医薬品の範囲に関する基準」（食薬区分）において，薬理作用が強い「専ら医薬品として使用される成分本質（原材料）」にあたるので食品ではない．しかし，サプリメントとしてインターネットによる個人輸入ができるため，注意が必要である．

(6) 米国製サプリメントのオキシエリートプロ　米国のサプリメントで1,3-ジメチルアミルアミン，ヨヒンビンを含むオキシエリートプロは興奮作用・痩身用を目的として使用され，健康被害が発生した．その後，成分を米国で使用が認められていないアエゲリンに変更されたオキシエリートプロの摂取でも急性肝炎患者が発生し（肝炎後の肝移植や死亡もあり），警告が出されていた．2013年に，厚生労働省も，オキシエリートプロを個人輸入される可能性もあり注意喚起を行っていた．しかし，日本でも，個人輸入した友人から購入した人が，オキシエリートプロを約1か月間使用したところ，急性肝炎を発症した．これは海外で危険性が指摘されているサプリメントを摂取した結果，健康被害が発生した事例である．

(7) プエラリア・ミリフィカを含む健康食品　プエラリア・ミリフィカは，タイに自生するマメ科クズ属の植物で，女性ホルモン様作用のある植物性エストロゲンが含まれることから，現地では更年期障害の緩和のために摂取されている．日本では，「医薬品の範囲に関する基準」（食薬区分）において，「医薬品的効能効果を標ぼうしない限り医薬品と判断しない成分本質（原材料）」に分類される．しかし，プエラリア・ミリフィカはイソフラボン類に加え，女性ホルモン様作用がそれより1,000～10,000倍強いミロエストロールやデオキシミロエストロールも含んでいることが知られている．日本国内でプエラリア・ミリフィカは女性の美容や豊胸効果をうたったサプリメントとして，ドラッグストアやインターネット上で通信販売されていたが，これを摂取した人に不正出血，月経不順などの健康被害が発生した．2017年7月までの過去5年間で223件の報告があった．そこで，国民生活センターは，プエラリア・ミリフィカを含む健康食品について注意喚起などを行った．また，厚生労働省も注意喚起とともに，地方自治体に対して，製品を製造・販売する事業者に，製品の安全管理に加え，消費者への情報提供および事業者による健康被害情報の収集を指導するよう通知し，改善できない事業者は，製品の取り扱いを中止するなどの対応をとるよう求めた．この事件は，その後の健康食品の安全性を確保するための食品衛生規制の見直し（2018年「食品衛生法」等の改正：「特別の注意を必要とする成分等を含む食品による健康被害情報の収集」の制度化）につながることになった．

4. 食品と医薬品に関する相互作用

4.1 食べ物と薬の相互作用：食べ物が薬の効果におよぼす影響

薬が生体に投与されて薬効を現すまでの過程は，吸収，分布，代謝，排泄といった薬の体内動態と，作用部位における薬の濃度と効果の関係に大別される．

経口投与された薬は小腸で吸収されて，門脈により肝臓へ運ばれ全身循環血中に移行し，臓器や組織に分布する．しかし，薬によっては消化管や肝臓に存在する薬物代謝酵素によって代謝を受ける（2章参照）．そして，循環血中の薬は未変化体（そのままの形）や代謝物として尿中や胆汁中に排泄される．このような薬の動態は作用（標的）部位における薬の濃度すなわち薬効を決定する第一の段階として重要である．これに続く第二の段階が，循環血中から作用部位に到達した薬が作用を発現する薬理作用のことで薬力学的段階といわれる．薬物動態学的および薬力学的段階のいずれにおいても，薬は，食べ物，サプリメント，アルコールやタバコなどと相互作用を起こす可能性がある．

A. 食べ物が薬の体内動態におよぼす影響（薬物動態学的相互作用）

食べ物の摂取によって，薬の吸収，分布，代謝，排泄の変化が観察される相互作用であり，薬の血中濃度推移が変動する．

a. 吸収過程における相互作用

薬の消化管吸収が増加した結果，薬の血中濃度が上昇し薬効が増強，あるいは薬の消化管吸収が低下した結果，薬の血中濃度が低下し薬効が減弱する（図4.1）．

(1) 薬の吸収促進・吸収増加　バター，ベーコン，マーガリンなどの高脂肪食品や牛乳は，脂溶性が高く溶解性に問題のある薬を，食品中の脂質に溶解させ，また胆汁の分泌を促進して胆汁酸による溶解量を増やすことで，吸収を亢進させる．したがって，骨粗鬆症治療用ビタミンK_2製剤メナテトレノン，非ステロイ

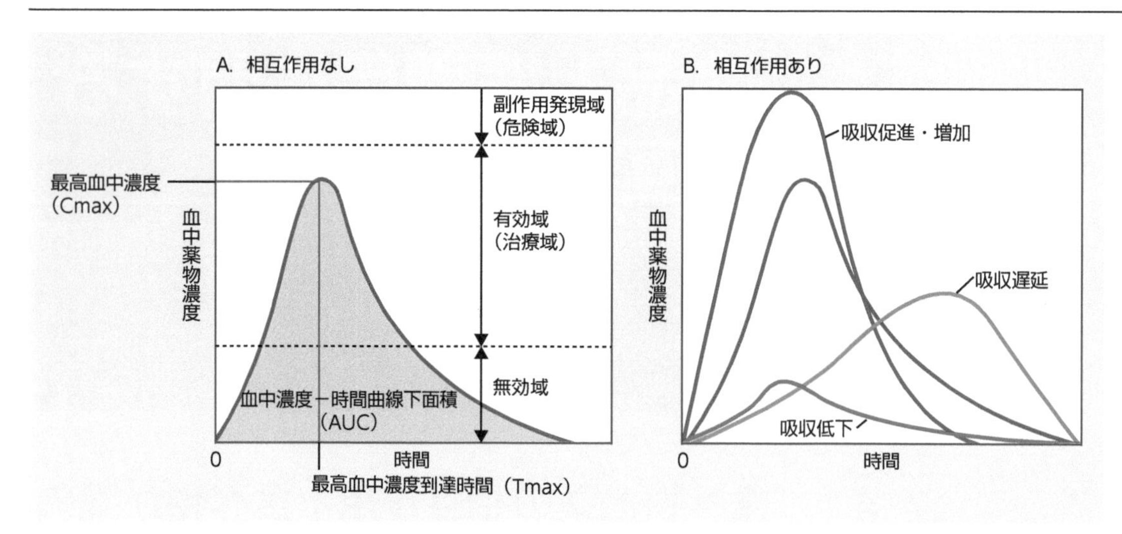

図 4.1 吸収過程における相互作用による薬の血中濃度推移の変動

ド性消炎鎮痛薬インドメタシンファルネシルなどは食後服用，脂質異常症（高脂血症）治療薬イコサペント酸エチル（IPA-E またはエイコサの名称時の EPA-E）は食直後服用とされている．しかし，催眠鎮静薬クアゼパムは胃内容物の残留によって吸収性が大きく亢進し，過度の鎮静や呼吸抑制をきたすおそれがあるため，食品との併用は禁忌となっている．

①**グレープフルーツ（ジュース）**：グレープフルーツ（ジュース）はおもに消化管での薬物代謝（CYP3A4）あるいは消化管での排出（P 糖タンパク質）を阻害することによって，薬の血中濃度を著しく上昇させ，薬効の増強とともに副作用の発現頻度

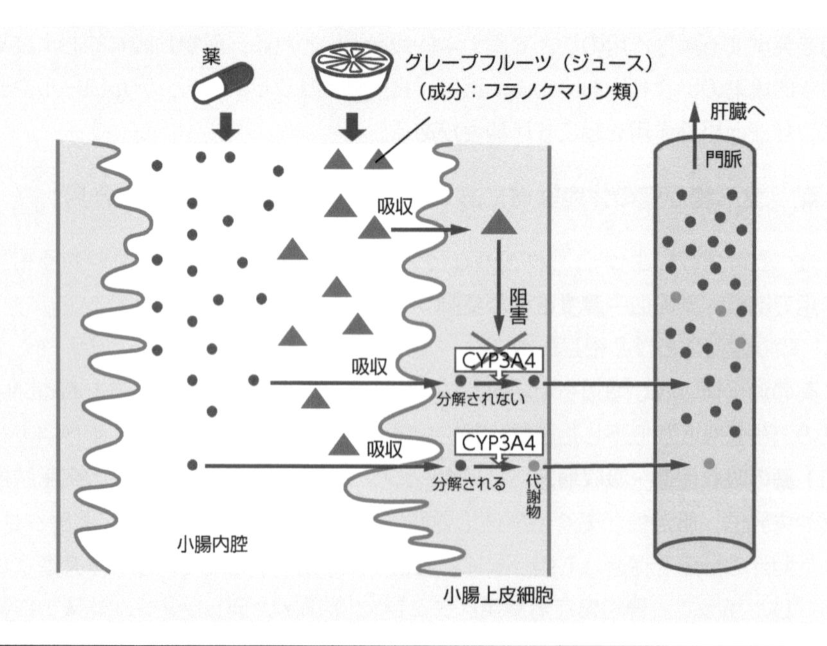

図 4.2 グレープフルーツ(ジュース)による薬物代謝の阻害
通常，薬は小腸上皮細胞で薬物代謝酵素 CYP3A4 によって，ある程度代謝（不活性化）されて適度な量の薬が血液中に入るが，フラノクマリン類により CYP3A4 が阻害されるため，薬の血中濃度が高くなる．

表 4.1 グレープフルーツ(ジュース)との併用に関する注意が記載されているおもな薬

循環器系作用(カルシウム拮抗薬)	アゼルニジピン，アムロジピンベシル酸塩，アラニジピン，エホニジピン塩酸塩，シルニジピン，ニカルジピン塩酸塩，ニソルジピン，ニトレンジピン，ニフェジピン，ニルバジピン，バルニジピン塩酸塩，フェロジピン，ベニジピン塩酸塩，ベラパミル塩酸塩，マニジピン塩酸塩
免疫抑制薬	エベロリムス，シクロスポリン，タクロリムス水和物
HMG-CoA 還元酵素阻害薬	アトルバスタチンカルシウム水和物，シンバスタチン
抗血小板薬	シロスタゾール
利尿薬	トルバプタン
抗てんかん薬	カルバマゼピン
片頭痛治療薬	エレトリプタン臭化水素酸塩
抗がん薬	アキシチニブ，イマチニブメシル酸塩，イリノテカン塩酸塩水和物，エルロチニブ塩酸塩，ゲフィチニブ，スニチニブリンゴ酸塩，ダサチニブ水和物，タミバロテン，テムシロリムス，ニロチニブ塩酸塩水和物，パゾパニブ塩酸塩，ラパチニブトシル酸塩水和物
抗ヘルペスウイルス薬	アメナメビル

を増大させる可能性がある(図 4.2)．相互作用にはグレープフルーツ(ジュース)に含まれるフラノクマリン類が関与することが明らかにされている．フラノクマリン類はピンクグレープフルーツやルビーレッド種より，ホワイト種に多く含まれる．また，ブンタン(ザボン)，ダイダイ，スウィーティーなどの柑橘類もフラノクマリン類を含んでいる．ある一連の薬がグレープフルーツ(ジュース)と相互作用することが知られている(表 4.1)．

i) **グレープフルーツ(ジュース)とカルシウム拮抗薬(循環器系作用薬)**：相互作用に関する臨床試験結果が数多く報告されている．図 4.3 は，カルシウム拮抗薬であるアゼルニジピン(高血圧症治療薬)を健常成人男子を対象として空腹時に水またはグレープフルーツジュース(250 mL)で単回服用させた際の血中濃度推移である．グレープフルーツジュースで服用した場合は，水での服用に比べてアゼルニジピンの血中濃度は大きく上昇していることが示されている．グレープフルーツジュースでの服用 4 時間後に被験者の一人がアゼルニジピンによる副作用と考えられる頭痛と顔面紅潮を訴え，一過性の起立性低血圧も観察されたことが報告されている．

グレープフルーツジュースでの服用時にみられる血中濃度の上昇は前述のように小腸上皮細胞での CYP3A4 によるアゼルニジピンの代謝を阻害し，薬のバイオアベイラビリティ(生物学的利用能)を上昇させるためと考えられている．このグレープフルーツ(ジュース)による阻害作用は，薬によっては数日間持続することがある．

カルシウム拮抗薬の中でもアムロジピン(高血圧症・狭心症治療薬)は，グレープフルーツジュースの飲用による血中濃度推移への著しい影響は報告されてい

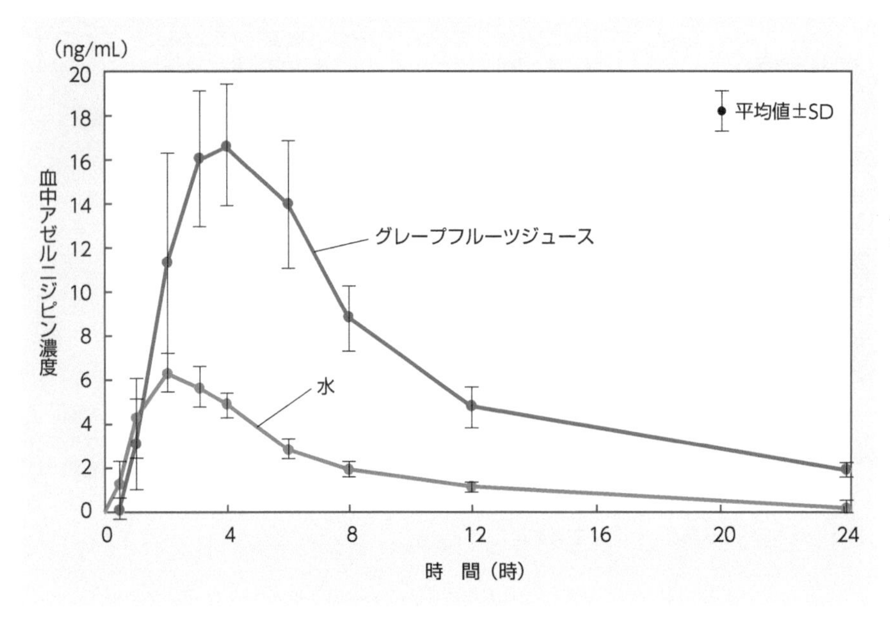

図 4.3　健常者におけるアゼルニジピンの血中濃度推移におよぼすグレープフルーツジュース飲用の影響
[Hirashima H. *et al, Jpn. J. Clin. Pharmacol. Ther.*, **37** (3), 130 (2006)]

ない．各系統の薬間，各系統内の薬ごとにグレープフルーツ（ジュース）による血中濃度推移への影響に差がみられ，臨床試験において薬理作用については詳細に検討されていない場合もある．

ii) グレープフルーツ（ジュース）と治療薬物モニタリング（TDM）を行う薬：シクロスポリン（免疫抑制薬）については，グレープフルーツジュースで服用した場合にバイオアベイラビリティが 45%上昇したことなどが報告されており，治療域が狭い薬であることから，グレープフルーツ（ジュース）の摂取を控えさせることが基本となる．

(2) 薬の吸収遅延　食べ物によって胃内容排出速度（GER）*が低下して，おもな吸収部位である小腸への薬の移行が遅れるため，一般に多くの薬について吸収が遅延する．速効型食後血糖降下薬ナテグリニドは，食後投与では吸収率自体には変化はみられないが，速やかな吸収が得られず効果が減弱する．効果的に食後の血糖上昇を抑制するためには，毎食前 10 分以内（食直前）に服用することとされている．また，ナテグリニドは服用後，速やかに効果を発現するため，食前 30 分投与では食事開始前に低血糖を誘発する可能性がある．

*経口投与された薬が胃内から小腸へ移行する速度

抗生物質エリスロマイシンステアリン酸塩（エリスロシン錠）は酸に対して不安定であり，食事摂取による胃酸分泌の増加とともに，薬の GER の低下（遅延）によって，分解が促進される．服用後の最高血中濃度（Cmax），血中濃度-時間曲線下面積（AUC）は，食直前・食前>空腹（一夜絶食）時>食後・食直後となる傾向が示されている．

(3) 薬の吸収低下　肉類などの高タンパク質食を摂取すると，消化管で加水分解されてアミノ酸を生じ，血液中へ移行する．脳の毛細血管では，アミノ酸はパーキンソン病治療薬レボドパと同様にアミノ酸トランスポーターによって毛細血管内皮細胞内へと輸送される．したがって，トランスポーターにおけるアミノ酸とレボドパの競合が起こり，レボドパの輸送が阻害される．脳内の細胞間隙（かんげき）や神経細胞内のレボドパや，レボドパから生成されるドパミンが減少し，ドパミン作用が減弱したオフ状態が続くことになる．

①**カルシウム，鉄，マグネシウム**　食品中に含まれるカルシウム（Ca^{2+}），鉄（Fe^{2+}，Fe^{3+}），マグネシウム（Mg^{2+}）などと薬がキレート（錯体）といわれる複合体を形成して，薬の吸収が低下することもある．これによって，ビスホスホネート系の骨粗鬆症治療薬アレンドロン酸ナトリウム水和物，イバンドロン酸ナトリウム水和物，ミノドロン酸水和物，リセドロン酸ナトリウム水和物などは食後に服用すると吸収が低下する．具体的には，ビスホスホネート系の薬は，特に牛乳や乳製品のようなカルシウムを多く含む飲食物，およびカルシウム，マグネシウムなどの含量が特に高いミネラルウォーターと同時に服用すると，消化管吸収が低下して十分な治療効果が得られない可能性がある．

i) **コーヒー，オレンジジュース**：コーヒーやオレンジジュースの飲用もビスホスホネート系の薬の吸収を低下させる可能性がある．海外において，閉経後の女性を対象にアレンドロン酸ナトリウム水和物を水，ブラックコーヒー，オレンジジュースでそれぞれ朝食 2 時間前に単回服用させ，24 時間後までの尿中排泄量を測定したところ，アレンドロン酸の平均尿中排泄量は，水で服用（100%）した場合に比して，コーヒーでは 39%，オレンジジュースでは 35%と，いずれも有意に低下したことが報告された．*in vitro* の試験であるが，リセドロン酸ナトリウム水和物をジュース類，コーヒーまたは紅茶に溶解すると，それぞれ 38 ～ 45%，20%または 68%の割合で，不溶性のキレートを形成することが確認されている．図 4.4 は，ミノドロン酸水和物を，朝空腹時（絶食時），朝食前 1 時間または朝食後 3 時間に単回服用した際の血中濃度推移である．朝空腹時服用に比べて，朝食前 1 時間および朝食後 3 時間の服用では，ミノドロン酸の血中濃度は大きく低下していることが示されている．なお，ビスホスホネート系の薬は，ほかの薬との併用にも注意が必要である．カルシウム，マグネシウム，アルミニウム，鉄などの金属を含有するカルシウム補給剤，制酸薬，マグネシウム製剤，鉄剤などと同時に服用すると，吸収が低下する可能性がある．

ii) **牛乳，乳製品**：牛乳や乳製品に含まれるカルシウムは，テトラサイクリン系抗生物質テトラサイクリン塩酸塩やニューキノロン系抗菌薬ノルフロキサシンなどの吸収を難溶性のキレートを生成することによって同様に低下させるた

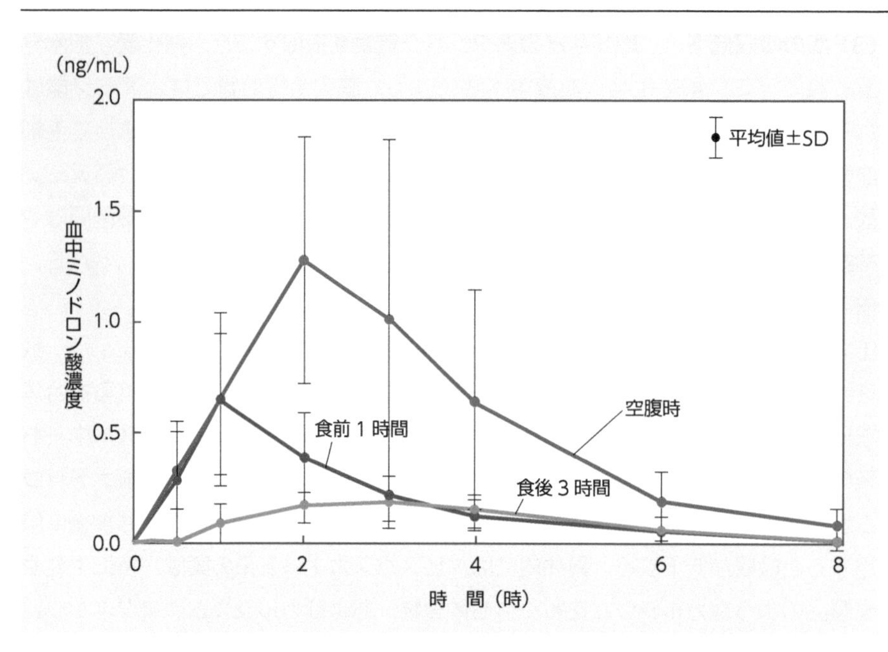

図 4.4 ミノドロン酸水和物服用後の血中濃度推移におよぼす食事の影響
［前田彰ほか，薬理と臨床，**18**（Suppl. 1），S-257（2008)］

め，これらを服用期間中は牛乳の摂取を控える，または同時摂取を避けるほうがよい．

緑茶と鉄剤

緑茶に含まれているタンニンが，鉄剤の鉄イオンと不溶性の複合体を形成して，鉄の吸収が低下する可能性が指摘されていたが，一般的な緑茶の飲用は，鉄剤の吸収ならびに血清鉄値，貧血治療効果などに何ら影響をおよぼさないと考えられる．それは，鉄を必要とする貧血患者においては鉄の吸収能が亢進していること，鉄剤に含まれる鉄の量は生理的に吸収される量よりも多量であるため，緑茶に含まれる程度のタンニンの量では鉄の吸収は影響を受けにくいことなどによると考えられるからである．（佐田）

b. 分布過程における相互作用

吸収されて循環血液中に到達した薬は，血漿タンパク質，主としてアルブミンと一定の割合で結合して存在するものが多い．血漿タンパク質は分子量が大きく組織あるいは臓器へ移行（分布）できないため，薬理効果や副作用を発現するのは結合していない非結合型（遊離型）の薬である．薬と血漿タンパク質の結合率が変化した場合，非結合型の薬の濃度も変化し，薬効が変動する可能性がある．抗てんかん薬フェニトインはタンパク質結合率*が高いため，重症化した腎不全患者や低栄養状態の患者では，血漿アルブミン濃度の低下に伴いタンパク質結合率は

＊薬学領域では蛋白結合率という．

低下し，非結合型分率が増加する．低タンパク質食が原因でアルブミンが減少すると，非結合型の薬が増加する．高脂肪食などによって，血中遊離脂肪酸が増加すると，タンパク質結合において薬と競合し，非結合型が増加することが知られている．

c. 代謝過程における相互作用

薬は食べ物による肝臓の薬物代謝酵素の阻害によって血中濃度が上昇し，薬効が増強したり，副作用の発現頻度が高くなる．また，食べ物による薬物代謝酵素の誘導によって，代謝が促進されて血中濃度が低下し，薬効が減弱する．

高血圧症・狭心症治療薬プロプラノロール塩酸塩およびメトプロロール酒石酸塩，高血圧症治療薬ラベタロール塩酸塩を空腹時に服用すると，食後に服用した場合と比較して血中濃度が低下するため，治療効果が変動する可能性がある．一つの要因として，食事摂取によって内臓・肝血流速度が一過的に増大することが考えられている．すなわち，血流量の増加によって薬の消化管吸収が増大し，肝臓への薬の流入速度が増大するため，肝初回通過効果（全身循環血に移行する前に肝臓において代謝され，不活性化される）が飽和し，一部回避されて，全身への移行率が増加すると考えられる．

(1) 薬物代謝酵素の阻害　アルコールと薬を併用（血中にアルコールが存在する場合）すると，薬の代謝が阻害される可能性がある．免疫抑制薬シクロスポリン，高血圧症・狭心症治療薬ニフェジピン，フェニトイン（抗てんかん薬）などは副作用が発現したり，抗（血液）凝固薬ワルファリンカリウム（以下ワルファリン）などは作用が増強される場合があるため注意が必要となる．

(2) 薬物代謝酵素の誘導　高タンパク質食は気管支拡張薬テオフィリンの肝薬物代謝を促進する．また，炭火焼きした食べ物，特に牛肉のバーベキューに含まれる多環性芳香族炭化水素によって肝臓の薬物代謝酵素が誘導（酵素の含量が増大する）され，テオフィリンの代謝が亢進されることが知られている．

大量のアルコールの常飲者は肝臓の薬物代謝酵素が誘導されているため，種々の薬の代謝が亢進され，薬効が減弱することがある．フェニトイン，ワルファリンなどが影響を受ける．さらに，解熱鎮痛薬アセトアミノフェンはアルコールの長期常飲によって，逆に肝毒性をもつ代謝物の生成が亢進し，肝障害を生じやすくなるおそれがある．

欧州では抗うつ薬として承認されているセント・ジョーンズ・ワート（セイヨウオトギリソウの抽出物）は，日本ではその含有食品が健康食品として取り扱われている．セント・ジョーンズ・ワートの長期摂取は，消化管や肝臓の薬物代謝酵素（CYP3A4），および吸収された薬を再び小腸管内へ排出するＰ糖タンパク質を誘導することが報告されている．多種多様な薬の代謝や排出（くみ出し）が促進され，血中濃度を低下させることが示されており，セント・ジョーンズ・ワートの摂取

抗凝固薬	ワルファリンカリウム
免疫抑制薬	エベロリムス，シクロスポリン，タクロリムス水和物
経口避妊薬	エチニルエストラジオール・ノルエチステロン，エチニルエストラジオール・レボノルゲストレル，エチニルエストラジオール・デソゲストレル
強心薬	ジゴキシン，メチルジゴキシン
気管支拡張薬	アミノフィリン水和物，テオフィリン
抗てんかん薬	カルバマゼピン，トピラマート，フェニトインおよびフェニトインナトリウム，フェノバルビタールおよびフェノバルビタールナトリウム
片頭痛治療薬	エレトリプタン臭化水素酸塩
利尿薬	トルバプタン
抗不整脈薬	アミオダロン塩酸塩，キニジン硫酸塩水和物，ジソピラミドおよびジソピラミドリン酸塩，プロパフェノン塩酸塩，リドカイン塩酸塩
抗がん薬	アキシチニブ，イマチニブメシル酸塩，イリノテカン塩酸塩水和物，エルロチニブ塩酸塩，ゲフィチニブ，スニチニブリンゴ酸塩，ソラフェニブトシル酸塩，ダサチニブ水和物，タミバロテン，テムシロリムス，ニロチニブ塩酸塩水和物，ラパチニブトシル酸塩水和物
抗C型肝炎ウイルス薬	アスナプレビル，エルバスビル，オムビタスビル水和物・パリタプレビル水和物・リトナビル，グラゾプレビル水和物，ソホスブビル，ダクラタスビル塩酸塩
抗ヘルペスウイルス薬	アメナメビル
抗HIV薬	アタザナビル硫酸塩，エルビテグラビル，ダルナビル エタノール付加物，テノホビル アラフェナミド，リルピビリン塩酸塩
深在性真菌症治療薬	ボリコナゾール

表 4.2　セント・ジョーンズ・ワート含有食品との併用に関する注意が記載されているおもな薬
「併用しないこと」と記載されているものを含む．薬力学的相互作用であるセロトニン作用が増強されるおそれに関する記載を除く．

中や摂取中止後は，十分に注意する必要がある（表 4.2）．

d.　排泄過程における相互作用

薬の未変化体およびその代謝物は，腎排泄の場合，糸球体濾過，尿細管分泌，尿細管再吸収によって尿中に排泄される．食事によってこれらの過程が影響を受けた場合，薬の消失が変動する．高尿酸血症治療薬アロプリノールは，低タンパク質食（タンパク質 19 g，脂質 33 g，糖質 280 g，1,500 kcal/日）摂取により，高タンパク質食（タンパク質 268 g，脂質 52 g，糖質 290 g，2,700 kcal/日）摂取時に比して代謝物のオキシプリノールの尿細管再吸収が高まり，腎排泄が低下したことが報告されている．オキシプリノールの体内蓄積による副作用として知られている発疹などの重篤な過敏症が発現する可能性がある．

B.　食べ物が薬の作用発現におよぼす影響（薬力学的相互作用）

薬が作用部位へ到達し，受容体結合や薬理的反応を介して薬効が発現する際に，摂取した食べ物と相互作用し，薬の作用の増減（相加作用，相乗作用，拮抗作用）が起こる．薬の血中濃度推移には影響をおよぼさない．

a. 相加作用，相乗作用

アルコールは中枢神経系を抑制する．そのため，アルコールを催眠鎮静薬や抗不安薬などの中枢神経抑制作用のある薬と併用すると，その作用が相加的に増強され，中枢神経の過度の抑制を招き，意識喪失や呼吸抑制などを起こすことがある．睡眠導入薬トリアゾラムとアルコールを併用すると，トリアゾラムの中枢神経抑制作用が飲酒により相加的に増強され，短期記憶力の低下や鎮静作用の増強が引き起こされる．

b. 拮抗作用

ワルファリンは，肝臓でビタミンKの作用に拮抗し，ビタミンK依存性凝固因子の生合成を抑制することによって，血液の凝固能を低下させる．したがって，ビタミンKを多く含む納豆（ひきわり納豆のビタミンK含有量930 μg/100 g），緑黄色野菜のパセリ（葉・生850 μg/100 g），ブロッコリー（花序・ゆで150 μg/100 g），ホウレンソウ（葉・ゆで320 μg/100 g），モロヘイヤ（茎葉・生640 μg/100 g），健康食品のクロレラと青汁などを摂取すると，ワルファリンの作用が阻害されて治療効果が減弱する可能性がある（図4.5）．

(1) 緑黄色野菜　緑黄色野菜などの摂取によるトロンボテスト（ワルファリン療法のコントロールのための血液凝固能検査法，治療域：おおむね8〜15%前後）値への影響については，ホウレンソウとブロッコリーの各々250 gを1度だけ，あるいは1週間連続して摂食した場合の臨床試験について報告されている．それによると1度だけの摂食では治療域を逸脱するほどの影響はみられていないが，1週間連続して摂食するとトロンボテスト値が有意に上昇している．

(2) 納豆　納豆による影響については，健常成人にワルファリンを服用させ，

図4.5　ワルファリンとビタミンK

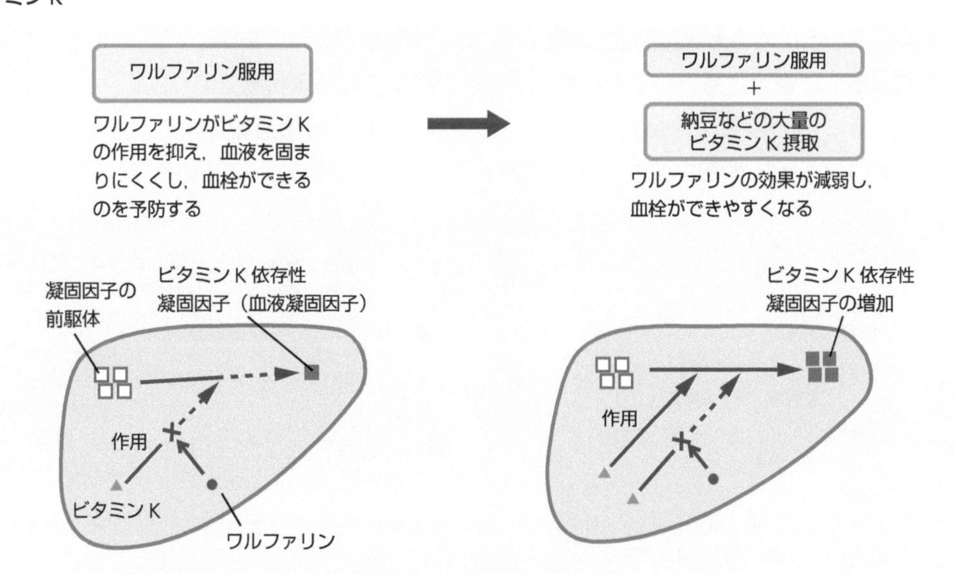

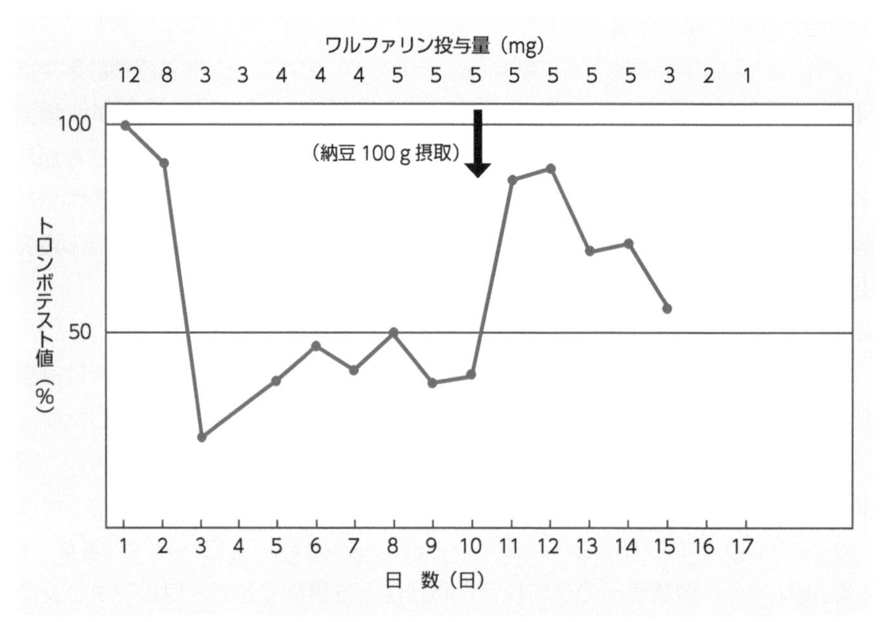

図 4.6 ワルファリン服用中の健常者における納豆摂取によるトロンボテスト値の変動
［工藤龍彦ほか，医学のあゆみ，**104**（1），37（1978）］

トロンボテスト値を下降させた状態で納豆 100 g（市販の大きいパック 1 包）を摂取させた試験において，ワルファリンを継続して服用させたにもかかわらず，摂取後 24 ～ 72 時間トロンボテスト値の高値が持続した（図 4.6）ことが報告されている．また，納豆 30 g および 10 g の少量の摂取でも血中ビタミン K（K_2 群の MK-7）濃度は有意に上昇し，48 時間後も高値であったことが示されている．ビタミン K_1 は緑色野菜や藻類に高濃度に含有されており，ビタミン K_2 は細菌類によって産生されることが多い．納豆，味噌，大豆に含まれるビタミン K_1 の量に大きな差はないが，納豆に含まれるビタミン K_2 は納豆菌によって産生されたものであることから，他の大豆製品に比べビタミン K_2 含有量が非常に高い．

(3) クロレラ　健康食品として市販されているクロレラは緑藻植物であり，ビタミン K，特に K_1 が多量に含まれている．ワルファリンによる治療を受けている患者でトロンボテスト値は 5 ～ 15%で安定していたが，クロレラを摂取す

表 4.3 青汁製品中のビタミン K_1 含有量
推定摂取量は製品表記の 1 日摂取目安量などをもとに算出．
［坂牧成恵ほか，食品衛生学雑誌，**47**，87（2006）より一部改変］

		製品数	ビタミン K_1 の含有量（μg/100 g）	推定ビタミン K_1 摂取量（μg/ 日）
冷凍青汁	原料：ケール	8	90 ～ 190	99 ～ 380
粉末青汁	原料：ケール，アシタバ，桑葉，大麦若葉，抹茶など	26	410 ～ 3,300	20 ～ 250
粒状青汁	原料：ケール，大麦若葉，モロヘイヤ，海草	7	640 ～ 3,100	27 ～ 210
野菜ジュース（参考値）	原料：トマト，ホウレンソウ，ニンジン，ケール，セロリ，モロヘイヤ，ブロッコリーなど	10	1 ～ 12	2 ～ 24

るようになったところ，トロンボテスト値が56%と高値を示した．クロレラ摂取の中止2週間後にトロンボテスト値は10%前後に回復したが，再び摂取すると50%程度に上昇した．クロレラを食品分析したところ，クロレラ100 g中に3.6 mgのビタミンK_1が含まれていることが明らかになった．ただし，クロレラは薬ではなく健康食品であることから，成分含有量は一定ではない．

(4) 青汁　青汁製品は，ビタミンやミネラルなどの各種栄養素を補う健康食品として人気がある．青汁製品の原料はケール，大麦若葉，モロヘイヤ，桑葉など，特にビタミンK_1含有量の多い植物である．市販青汁製品のビタミンK_1含有量を定量し，1日あたりの摂取量の推定を行った研究結果（表4.3）から，モロヘイヤ，桑葉およびアシタバを主原料とした製品でビタミンK_1含有量が高値を示す傾向が報告されており，原料のビタミンK_1含有量が，加工された青汁製品のビタミンK_1含有量に反映されていると考えられている．

c. その他の相互作用

(1) チーズ，ワイン　チーズなどに含有されている物質チラミンは小腸のモノアミンオキシダーゼ（MAO）により代謝され，不活性化されるが，抗結核薬イソニアジドやMRSA用抗菌薬リネゾリドはMAO阻害作用があるため，チラミンの代謝が阻害される．イソニアジドを服用している患者がチラミンを多く含むチーズやワインなどを大量に摂取すると，吸収されたチラミンによってノルアドレナリンの交感神経刺激作用が増強されて，副作用として発汗，動悸，頭痛，血圧上昇，および悪心・嘔吐などの症状が発現することがある．

(2) 魚肉　マグロ，ブリ，サバなどの魚肉が腐敗すると，特に赤身の魚に多く含まれているヒスチジンは，細菌がもつヒスチジン脱炭酸酵素によってヒスタミンに変換される．ヒスタミンはある程度の量であれば，ヒスタミナーゼやMAOなどにより代謝されて解毒される．しかし，イソニアジドを服用している患者では，ヒスタミンの分解が阻害されてヒスタミンの蓄積が起こる．その結果，頭痛，顔面紅潮，発疹，じんま疹，悪心・嘔吐，発汗，動悸，全身倦怠感などのヒスタミン中毒が起こることがある．

(3) ビタミンB_6　ビタミンB_6を多量摂取すると，パーキンソン病治療薬レボドパの末梢組織における代謝が促進されて，レボドパがドパミンへと変換され，脳へ移行するレボドパ量が減少し，治療効果が減弱される可能性がある．

4.2 薬物相互作用

臨床では，薬は単独で用いられるよりもむしろ併用される場合（多剤併用）が多い．また，近年の高齢化に伴い複数の疾患の合併率が上昇していることからも，高齢者において多剤併用が多く，併用薬の数が多いほど薬の有害作用の発現頻度は高い．併用薬との薬物間相互作用（薬物相互作用）によって薬効の増強や減弱が引き起こされ，さらに，重篤な副作用も発現するため注意が必要である．

食べ物と薬の相互作用と同様に，薬物動態学的および薬力学的プロセスにおいて薬物相互作用が起きる．以下にその例を述べる．

A. 薬が併用薬の体内動態におよぼす影響（薬物動態学的相互作用）

a. 吸収過程

薬の消化管吸収は非イオン型のほうが吸収がよい．制酸薬などによって胃内のpH値が高くなると（アルカリ性側），解熱鎮痛薬アスピリンなどの弱酸性の薬はイオン型が増加し吸収が低下する．脂質異常症治療薬のコレスチラミンやコレスチミドは陰イオン交換樹脂であるため，ワルファリンを吸着してその吸収を阻害する．カフェインは麦角アルカロイドのエルゴタミンと複合体をつくることから溶解性が増し，エルゴタミンの消化管吸収が促進される．水酸化アルミニウムなどの制酸薬を，ニューキノロン系抗菌薬のエノキサシンやノルフロキサシンと併用すると，消化管内でキレートができることから抗菌薬の吸収が阻害される．消化管運動を亢進させ胃内容排出を速める消化管機能改善薬メトクロプラミドは，解熱鎮痛薬アセトアミノフェンの小腸からの吸収を促進させる．一方，抗コリン作用薬のプロパンテリンは消化管運動を抑制し胃内容排出を遅延させるので，アセトアミノフェンの消化管吸収は遅れる．

b. 分布過程

薬の体内分布は，血漿と組織においてタンパク質との結合のバランスで決定される．分布容積が大きい薬は組織移行性が高く，大部分が組織に存在する．分布容積が小さく，ほとんどが血液中で血漿タンパク質のアルブミンと結合しているワルファリンは，アスピリンなどを併用した場合，アルブミンの結合が阻害されるが，組織は受け入れる能力がなく，血中に非結合型のワルファリンの濃度が増加する．そのため，抗凝固作用が増強されることになる．トルブタミドなどのスルホニル尿素系血糖降下薬（SU薬）も血漿タンパク質との結合率が高く，同様の相互作用を起こし，低血糖を招く．

c. 代謝過程

薬物代謝酵素を阻害する薬は，その酵素で代謝される併用薬の代謝を妨げるため，併用薬の血中濃度が上昇し，作用増強や副作用を発現する可能性がある．たとえば，消化性潰瘍治療薬のシメチジンは多くの薬の代謝を阻害する．ワルファリンとの併用の場合は，ワルファリンの抗凝固作用を増強する．以前，死亡者まで発生したソリブジン薬害事件は，帯状疱疹治療薬のソリブジンから生成したブロモビニルウラシルが，併用した抗がん薬テガフールから生成する5-フルオロウラシル(5-FU)の代謝酵素を阻害したため，5-FUの血中濃度が上昇し，副作用の骨髄機能抑制が増強されたことによるものである．一方，薬によって薬物代謝酵素が誘導されると，その酵素により代謝される併用薬は，代謝が促進されて血中濃度が低下し，薬効が減弱する．たとえば，抗てんかん薬フェノバルビタールや抗結核薬リファンピシンの使用はワルファリンやトルブタミドの代謝を亢進させ，作用が減弱される．

d. 排泄過程

酸性およびアルカリ性の薬の尿細管分泌は，近位尿細管細胞のトランスポーターがかかわっている．尿酸排泄促進薬プロベネシドはトランスポーターのはたらきを抑制するため，抗菌薬ペニシリンとの併用時，これを介するペニシリンの排泄は妨げられ，ペニシリンの血中濃度は上昇する．尿細管における薬の再吸収は非イオン型が効率がよい．制酸薬などによってpHがアルカリ性側になるとフェノバルビタールなどの弱酸性の薬はイオン型が増えて再吸収が低下し，排出が増加する．

B. 薬が併用薬の作用発現におよぼす影響(薬力学的相互作用)

a. 共通の作用部位における相互作用

受容体を刺激または遮断する薬は，併用すると同一の受容体において相互作用を起こす．麻薬性鎮痛薬の中毒治療にオピオイド受容体の拮抗薬ナロキソンが用いられる．

b. 異なる作用部位における相互作用

併用薬のそれぞれの作用機序は異なるが最終的な効果が同じ場合，それぞれの薬の作用は増強または減弱する．スルホニル尿素系血糖降下薬（SU薬）とアカルボース(α-グルコシダーゼ阻害薬)の併用により低血糖症状が生じる．

c. 併用薬のそれぞれの薬理作用とは異なる相互作用による副作用

ニューキノロン系抗菌薬とフルルビプロフェン（非ステロイド性抗炎症薬：NSAIDs）を併用すると，痙れん発作を起こす場合がある．これは，ニューキノロン系抗菌薬がNSAIDsとの共存によって，抑制性の中枢神経伝達物質のγ-アミノ酪酸(GABA)の受容体結合を妨げるためである．

4.3 薬と食べ物の相互作用：薬が栄養状態におよぼす影響

現代の医療は薬による治療が主流であるが，一方で患者の栄養状態が病気の治療や予後に大きな影響を与えるという視点から傷病者の栄養管理の重要性が増している．栄養指導を受ける多くの人は薬を飲んでいるのが現実であり，食べ物と薬の相互作用が起きている可能性が高い．したがって，薬による治療を考える場合と同様に4.1節の食べ物が薬の効果におよぼす影響の理解や研究が重要となる．

栄養管理においては，薬の副作用によって，味覚や食欲，胃の調子が変わったり，栄養が取れなかったり，逆に取りすぎたりするような，すなわち「薬が（間接

表4.4 食べ物の摂取に影響を与える薬の例

1%以上の出現頻度で認められる副作用．＊ 出現頻度が高い（20%以上）

［梅田悦生，症状からひく薬の副作用，中外医学社（2003）を参考に作成．このほかの薬も含めて最新の情報は，高久史麿ら監修，治療薬マニュアル，医学書院（各年版）などから得られる］

味覚障害を起こす薬	寄生虫・原虫治療薬	メトロニダゾール
	アトピー性皮膚炎治療薬・免疫抑制薬	タクロリムス水和物
	歯科・口腔用薬	人工唾液（商品名サリベート）
	抗リウマチ薬	ペニシラミン，ブシラミン
	抗がん薬	テガフールなど
	HIVプロテアーゼ阻害薬	サキナビル
口渇を起こす薬	降圧薬	グアンファシン，クロニジン，ヒドララジン，メチルドパ，レセルピン
	抗うつ薬	イミプラミン*，アミトリプチリン，アモキサピン，メチルフェニデート*
	抗精神病薬	クロルプロマジン*，クロカプラミン，ハロペリドール，リスペリドンなど
	消化性潰瘍治療薬	メチルベナクチジウム臭化物（一般用医薬品）*，チメピジウム，ブチルスコポラミン，ブトロピウムなど
	パーキンソン病治療薬	カベルゴリン，タリペキソール，レボドパ，レボドパ・カルビドパ，ビペリデン・乳酸ビペリデン
	抗ヒスタミン薬	クレマスチン，シプロヘプタジン，ホモクロルシクリジン，ヒドロキシジン
	ビタミン剤	エトレチナート（口内乾燥起こす）*
食欲亢進を起こす薬	抗精神病薬	クロルプロマジン，フルフェナジン，ペルフェナジン，リスペリドン
	ヒト成長ホルモン	ソマトロピン
	副腎皮質ホルモン	デキサメタゾン
	子宮内膜症治療薬	ダナゾール
	経口避妊薬	エチニルエストラジオール・ノルエチステロン，エチニルエストラジオール・レボノルゲストレル
食欲不振を起こす薬	抗がん薬	シタラビンオクホスファート*，メトトレキサート*，ドキソルビシン*，ピラルビシン*，ブレオマイシン*，マイトマイシンC*，シスプラチン*，ペントスタチン*，エトポシド，シクロホスファミド，タモキシフェン，テガフール，ビンクリスチン，フルオロウラシル，インターフェロンなど
	寄生虫・原虫治療薬，抗菌薬	イセチオン酸ペンタミジン*
	抗うつ薬	イミプラミン，メチルフェニデート
	抗精神病薬	クロルプロマジン，ハロペリドール，リスペリドンなど
	抗てんかん薬	カルバマゼピン，クロナゼパム，ゾニサミド，トリメタジオン，バルプロ酸ナトリウム

つづく

表 4.4　つづき

	経口避妊薬	エチニルエストラジオール・ノルエチステロン，エチニルエストラジオール・レボノルゲストレル
	解熱・鎮痛・抗炎症薬	イブプロフェン，インドメタシン，ケトプロフェン，ジクロフェナクナトリウム，チアラミドなど
	パーキンソン病治療薬	カベルゴリン，タリペキソール，レボドパ，レボドパ・カルビドパなど
	降圧薬	ヒドララジン，メチルドパ，レセルピンなど
	免疫抑制薬	シクロスポリン，タクロリムス水和物など
	抗菌薬	アモキシシリン，エリスロマイシンなど
悪心・吐き気・嘔吐・胃部不快感を起こす薬	抗がん薬	シクロホスファミド*，ニムスチン*，メトトレキサート*，エピルビシン*，ドキソルビシン*，ピラルビシン*，エトポシド*，シスプラチン*，ペントスタチン*，テガフール，ビンクリスチン，フルオロウラシル，フルタミド，ブレオマイシンなど
	寄生虫・原虫治療薬，抗菌薬	ペンタミジン*
	抗菌薬	アモキシシリン，エリスロマイシン，ドキシサイクリンなど
	パーキンソン病治療薬	タリペキソール*，レボドパ*
	ホルモン薬	テルグリド*
嚥下を困難にする薬	抗精神病薬	ハロペリドール，リスペリドン

的に）栄養状態におよぼす影響」も考える必要がある．薬が食べ物の摂取におよぼす影響と，薬が栄養素の消化，吸収，代謝，排泄におよぼす影響について以下にまとめる．

A.　薬が食べ物の摂取におよぼす影響

薬の副作用によって，味覚障害，口渇，食欲亢進，食欲不振，悪心（おしん），吐き気，嘔吐，胃部不快感や嚥下困難などが起こり，食べ物の摂取が影響を受ける例を表 4.4 に示す．

口渇（口腔乾燥症，ドライマウス）によって味覚が変化することもある．また食欲不振を起こす薬は極めて多い．悪心・吐き気・嘔吐・胃部不快感はほとんどの薬で起こり，食欲が低下する原因となる．

B.　薬が栄養素の消化，吸収，代謝，排泄におよぼす影響

薬の副作用としての嘔吐，下痢，便秘，胃腸障害で間接的に栄養素の消化，吸収，代謝，排泄が影響を受ける（表 4.5）．また，多くの薬が血液中のミネラルやビタミンの濃度を変動させ，ミネラルの異常やビタミンの欠乏症状を発生させる．チアジド（サイアザイド）系利尿薬のヒドロクロロチアジドやループ利尿薬のフロセミドなどは，低ナトリウム血症，低カリウム血症が現れやすい．カリウム保持性利尿薬スピロノラクトン，カンレノ酸カリウムなどは，高カリウム血症が現

表 4.5 栄養素の消化，吸収，代謝，排泄などに影響をおよぼす薬の例
1%以上の出現頻度で認められる副作用． ＊ 出現頻度が高い(20%以上)
[梅田悦生，症状からひく薬の副作用，中外医学社（2003）を参考に作成．このほかの薬も含めて最新の情報は，高久史麿ら監修，治療薬マニュアル，医学書院(各年版)などから得られる]

嘔吐を起こす薬	(表 4.4 参照)	
下痢，軟便を起こす薬	抗がん薬	メトトレキサート*，エトポシド，シクロホスファミド，シスプラチン，テガフール，ビンクリスチン，フルオロウラシルなど
	抗菌薬	セファクロル，セフォペラゾンナトリウム，セフカペンピボキシル，セフロキサジン，アジスロマイシン水和物，エリスロマイシン，クラリスロマイシンなど
	経口避妊薬	エチニルエストラジオール・ノルエチステロン，エチニルエストラジオール・レボノルゲストレル
	輸液・補正用製剤・栄養薬	経腸成分栄養薬（商品名エレンタール，エンシュア)，ポリスチレンスルホン酸ナトリウム，肝不全用成分栄養薬(商品名ヘパン ED)
便秘，硬便を起こす薬	抗うつ薬	アミトリプチリン，イミプラチン
	抗精神病薬	クロルプロマジン，ハロペリドール，リスペリドン
	消化性潰瘍治療薬	スルピリド，銅クロロフィンナトリウム・臭化プロパンテリン・ケイ酸マグネシウム，ブチルスコポラミン，グルタミン・アズレンスルホン酸ナトリウムなど
	経口避妊薬	エチニルエストラジオール・ノルエチステロン，エチニルエストラジオール・レボノルゲストレル
	パーキンソン病治療薬	カベルゴリン，タリペキソール，レボドパ，レボドパ・カルビドパ，ビペリデン
	抗がん薬	エトポシド，シスプラチン，ビンクリスチン，ビンデシン
胃腸障害，胃痛，腹痛を起こす薬	解熱・鎮痛・抗炎症薬	メフェナム酸，インドメタシン，インドメタシンファルネシル，ジクロフェナクナトリウム，ピロキシカムなど
	抗がん薬	エトポシド，シスプラチン，テガフール，ビンクリスチン，フルオロウラシル，メトトレキサートなど
	経口避妊薬	エチニルエストラジオール・ノルエチステロン，エチニルエストラジオール・レボノルゲストレル
	抗菌薬	アジスロマイシン水和物，エリスロマイシン，クラリスロマイシンなど
ミネラルを減少・増加させる薬	チアジド(サイアザイド)系利尿薬	ヒドロクロロチアジドなど
	ループ利尿薬	フロセミドなど
	カリウム保持性利尿薬	スピロノラクトン，カンレノ酸カリウムなど
	骨粗鬆症治療薬・骨代謝改善薬	マキサカルシトールなどビタミン D_3 製剤
ビタミンを減少させる薬	抗菌薬	βラクタム系抗生物質，アミノグルコシド(アミノ配糖体)系抗生物質

れやすい．骨粗鬆症治療薬・骨代謝改善薬のマキサカルシトールなどビタミン D_3 製剤は，高カルシウム血症を生じることがある．抗菌薬の β ラクタム系抗生物質とアミノグルコシド（アミノ配糖体）系抗生物質は，ビタミン K 欠乏症状（出血傾向など）やビタミン B 群欠乏症状(舌炎，口内炎，食欲不振，神経炎など)を起こす．

5. 栄養を補給する薬

患者の栄養状態を適切に保つ栄養管理は，疾患の治療成績を向上させる．しかし，わが国において，高齢者では入院患者の 4 割が低栄養状態にある．低栄養状態のまま治療を行うと，合併症を起こしやすくなったり，入院日数が長くなったりするなど，さまざまな問題を引き起こす．それらを回避するためには，早期に患者の栄養状態のアセスメントを行い，通常の食事だけでは不十分と判断された時には，水分，電解質，糖質，脂質，アミノ酸，ビタミンなどで構成される栄養剤を用いた人工的水分・栄養補給法の実施が必要となる．栄養剤の投与経路には，経腸栄養法と静脈栄養法の 2 つがある(図 5.1，図 5.2)．

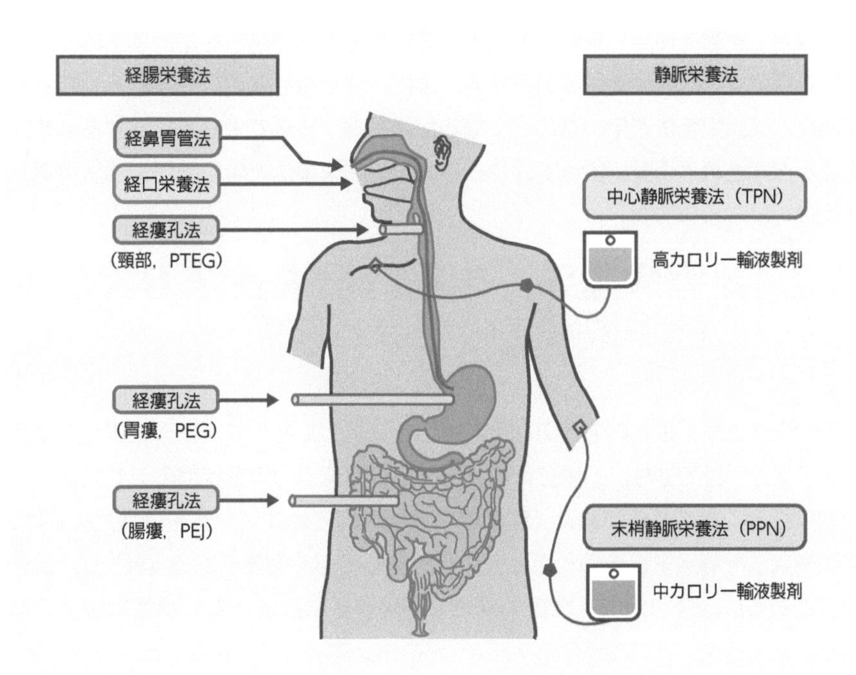

図 5.1　栄養補給法と薬剤投与部位
［　］は経管栄養法である．
血液成分は輸血として行われる．

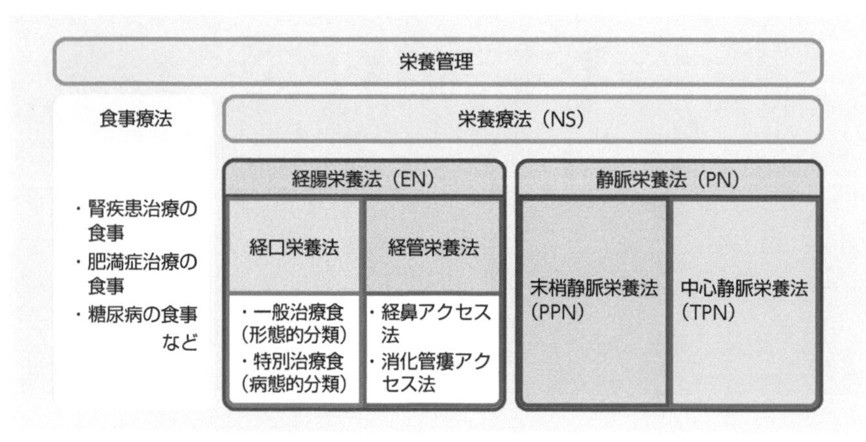

図 5.2　栄養管理における栄養療法

5.1 栄養療法の特徴

栄養療法とは，栄養状態の改善に伴う病態の治療を目的として，栄養素を投与することである．サプリメントを用いる場合も栄養療法となる．

栄養剤の投与経路の選択には詳細な基準があるが，原則として，患者の消化器系機能，特に，小腸による消化・吸収機能が残存し，かつ，安全に使用できる限り，臓器・組織を使用しないことによって起こる廃用症候群を避けるために，消化管を使用する経腸栄養法を選択する．また，消化管を使用できないと判断された場合，静脈栄養法を用いることになるが，静脈栄養法で栄養を補給する必要があると想定される期間によって，さらに末梢静脈栄養法と中心静脈栄養法を選択することになる（図 5.3）．

5.2 経腸栄養法，末梢静脈栄養法および中心静脈栄養法の利点と欠点

患者の状態から栄養剤の適切な投与経路を選択したとして，管理栄養士の業務が完了するわけではない．栄養剤の投与開始後も患者の栄養状態のアセスメントを常に行っておく必要がある．患者の栄養状態のアセスメントを行うためには，経腸栄養法と静脈栄養法の利点と欠点を把握しておく必要がある（表 5.1）．優先順位としては，経口摂取＞経管栄養法＞末梢静脈栄養法＞中心静脈栄養法である．

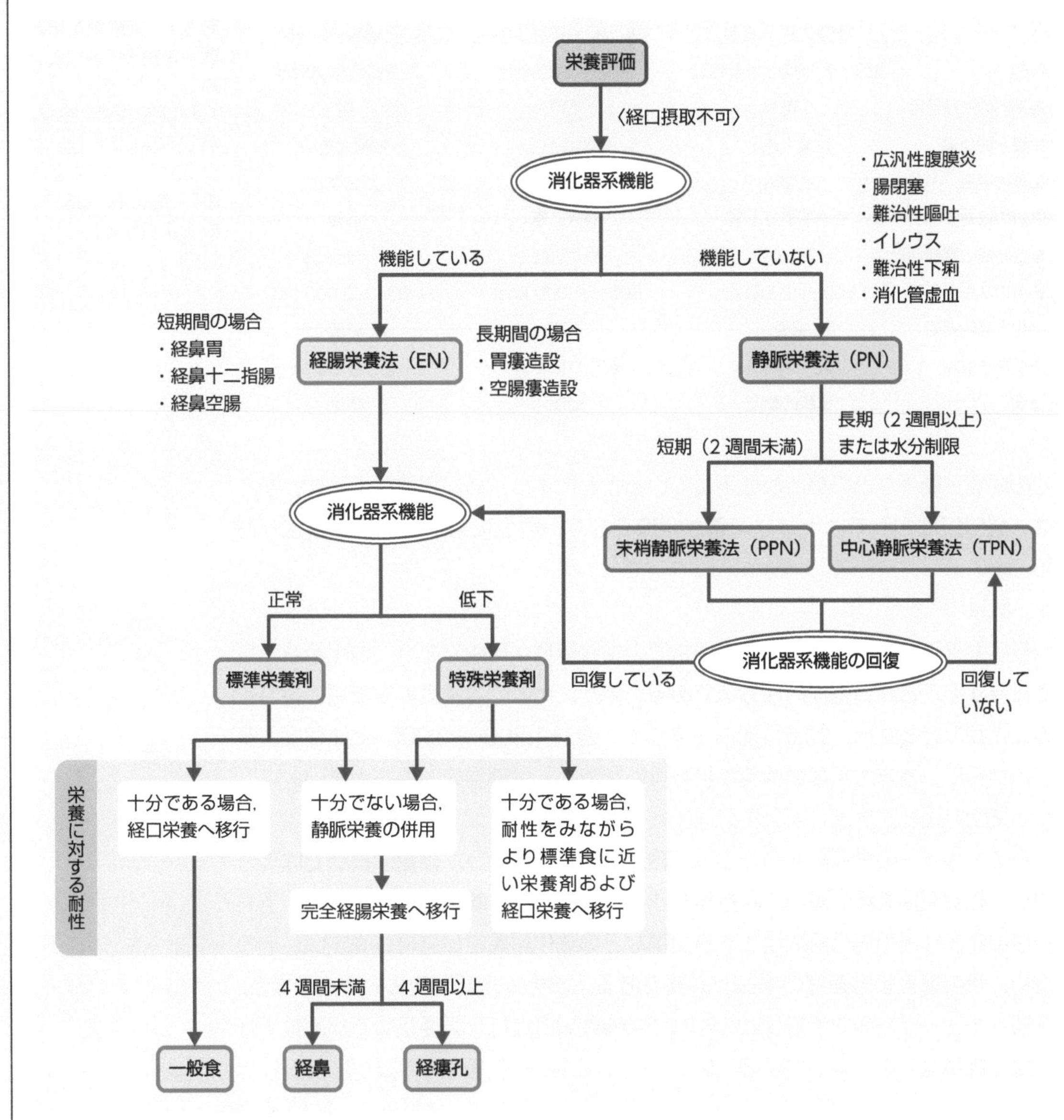

図 5.3　ASPEN（米国静脈経腸栄養学会）のガイドラインに基づく栄養剤の投与経路と選択基準
［ASPEN, *JPEN*, 26Sup., 8SA（2002）より改変］

A.　経腸栄養法

a.　選択の条件

経腸栄養法とは，腸の機能を利用する栄養法である．①経口摂取が可能で，消化・吸収機能も維持されている場合は経口栄養法，小腸による消化・吸収機能が残存しているが，十分ではない場合，あるいは，口腔，咽頭，食道の上部消化管

	経腸栄養法(EN)	末梢静脈栄養法(PPN)	中心静脈栄養法 (TPN)
目的	短期〜長期間の栄養管理	短期間の栄養管理	長期間の栄養管理
長期間の栄養管理	可	不可	可
栄養学的効果	効果大きい	制限される	効果大きい
生理的度合	生理的	非生理的	非生理的
腸管の絶対安静	やや不要〜不要	やや必要	必要
配合組成の調節性	難しい	やや可能	可能
給与エネルギー量	1,500 〜 2,000 kcal	500 〜 1,000 kcal	1,500 〜 3,000 kcal
馴化・離脱期間	必要	不要	必要
重篤な合併症	起こりにくい	起こりにくい	起こりやすい
管理	比較的簡便	簡便	煩雑

表 5.1 経腸栄養法と静脈栄養法の利点と欠点
［日本病態栄養学会編，認定 NST ガイドブック 2017（改訂第5版），南江堂，p.33の表1より改変］

での咀嚼・嚥下などの機能が低下していることにより，経口摂取が不可能，または，経口摂取のみでは十分な栄養が摂取できない場合に用いる経管栄養法がある．

b. 利点

経腸栄養法は，短期間から長期間までの栄養管理が可能であり，消化管を介して投与することから生理的な方法である．また，比較的高濃度の栄養剤を投与することができるため，投与可能なエネルギー量も 1,500 〜 2,000 kcal 程度と多い．さらに，さまざまな栄養素が投与可能なため，栄養学的効果も大きい．

c. 欠点

高エネルギーの栄養剤を高カロリー輸液製剤などという．経管栄養法では高カロリー輸液製剤を胃や腸内に直接投与するため，馴化・離脱期間が必要で，下痢や腹部膨満などの消化器系症状や高血糖などの糖代謝異常が発現しやすい．そのため，投与量と投与速度の検討が必要である．また，経管栄養法の胃瘻(いろう)の場合，腹部にチューブを通す手術(経皮的内視鏡的胃瘻造設術)を行う必要があるが，数十分程度で簡単なものとなっている(図 5.4)．高カロリー輸液製剤の投与に使用した

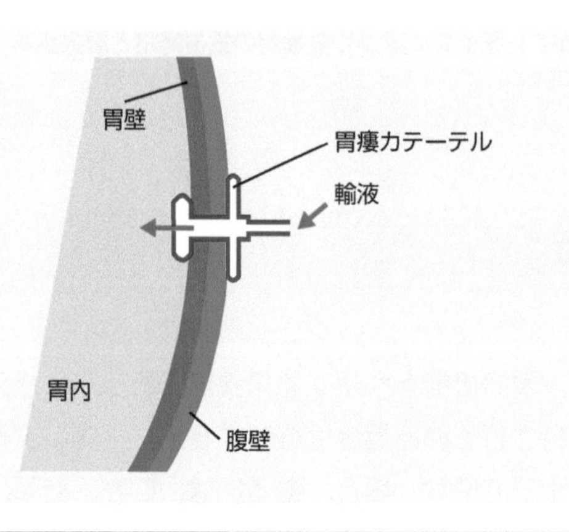

図 5.4 胃瘻カテーテル

栄養チューブは微生物が増殖しやすく，洗浄が不十分な場合は微生物汚染によって感染源になりやすい．特に，免疫能が低下した患者では，重篤な感染症を起こすことがある．そのため，経腸栄養剤を投与するたびに，温水などで栄養チューブを十分に洗浄する必要がある．さらに，経管栄養剤の投与時の剤形の多くは液状であるため，下痢・腹部膨満・誤嚥性肺炎を起こしやすい．これに対しては，より生理的な剤形である半固形のものを使用することで予防可能である．

B. 末梢静脈栄養法

a. 選択の条件

末梢静脈栄養法は，消化管の機能が残存していない，あるいは，腸管の安静が必要であるが，早期に経口摂取が再開できると予想される場合に，水分，電解質，糖質などを補給する目的で使用される．また，経口摂取が可能であるが，それだけでは必要量が充足できない場合にも用いる．さらに，手術前の栄養状態が良好で，早期に経口摂取が再開できると予想される場合にも用いる．末梢静脈にカテーテルを挿入して行う．

b. 利点

末梢静脈栄養法は管理が簡便で，栄養チューブに起因する血栓および敗血症など，代謝に起因する高血糖や電解質異常などの重篤な合併症が起こりにくいため，多用される．また，経腸栄養法と違い高濃度の栄養剤を投与することはないため身体が適応するための時間(馴化・離脱時間)もいらない．

c. 欠点

消化管を介さずに静脈内に直接投与する方法であることから，経腸栄養法に比べて生理的ではない．また，仮に高濃度の栄養剤を投与すると血管痛および血管炎などの傷害を起こしてしまう．よって，投与できる製剤の生理食塩液に対する浸透圧比は 3 以下であり，投与可能なエネルギー量は 500 ～ 1,000 kcal 程度と中心静脈栄養法および経腸栄養法に比べて低くなる．このことから，末梢静脈栄養法は，これだけで栄養を充足することはできず，短期間の栄養管理にのみ使用される．さらに，血管痛および血管炎などの傷害を考慮すると，可能な限り pH が体液の pH7.4 (7.35 ～ 7.45) に近いものが望ましい．なお，複数の栄養剤を混合することにより配合変化が起こり，成分が析出することがある．その場合，配合組成の調節は，浸透圧比，pH に加えて配合変化を考慮したうえで行う必要がある．また，短期間であっても，ビタミン B_1 不足により糖代謝が阻害され，血液中に乳酸が蓄積することによる乳酸アシドーシスを起こす危険性がある．そのため，ビタミン B_1 の投与は必須である．

C. 中心静脈栄養法

a. 選択の条件

中心静脈栄養法とは，広汎性腹膜炎，腸閉塞，難治性嘔吐，イレウス，難治性下痢，消化管虚血などの消化管の機能が残存していない状態，あるいは，腸管の安静が長期間必要な場合に必要な水分や栄養素をすべて補う目的で使用される．

b. 利点

血流量が多く，血流も速い鎖骨下静脈にカテーテルが留置され，投与後すぐに全身に栄養剤を拡散させることができる．そのため，中心静脈栄養法は比較的高濃度の栄養剤を投与することができ，1,500 ～ 3,000 kcal 程度まで投与可能である．このことから，中心静脈栄養法のみで長期間の栄養管理が可能である．

c. 欠点

経腸栄養法に比べて生理的ではない．高カロリー輸液製剤を静脈内に直接投与するため，馴化・離脱時間が必要で，高血糖などの糖代謝異常が発現しやすい．そのため，投与量と投与速度の検討が必要である．また，中心静脈栄養法に用いられる栄養剤と脂肪乳剤の混合はできないため，約 4 週間で皮膚の弾力性低下，易感染性などの必須脂肪酸欠乏症を発現する．そのため，必須脂肪酸欠乏症の予防を目的に 20%脂肪乳剤 100 ～ 250 mL を週 2 回のペースで単独で投与する．さらに，カテーテルに起因する最も重篤な合併症として，微生物感染によるカテーテル敗血症がある．そのため，無菌的管理の徹底が必要である．

5.3 経腸栄養法に用いられる経腸栄養剤の種類と特徴

経腸栄養法に用いられる経腸栄養剤は，食品あるいは医薬品に分類される人工濃厚流動食と食品に分類される天然濃厚流動食がある．人工濃厚流動食は，その組成から，半消化態栄養剤，消化態栄養剤，成分栄養剤に分類される．表 5.2 に，それぞれの特徴を，表 5.3 に具体例を示す．医薬品（処方せん必要）と食品（食事として提供）で成分上の明確な違いはない．

A. 半消化態栄養剤

窒素源はタンパク質であり，消化管内での消化が必要となる．また，脂肪も比較的多く含まれている．食品に分類される半消化態栄養剤は非常に多くの商品が販売されている．脳血管疾患や神経疾患などによる咀嚼・嚥下障害や食道・胃・十二指腸の上部消化管の通過障害のように，小腸での消化・吸収機能に異常がない場合，第一選択となる．しかし，小腸による消化・吸収機能が低下している場

表 5.2　経腸栄養剤の種類と特徴
Fr：フレンチ．経管栄養チューブの太さの単位．1Fr ＝約 0.33 mm

	天然濃厚流動食	人工濃厚流動食		
		半消化態栄養剤	消化態栄養剤	成分栄養剤
取り扱い区分	食品	食品，医薬品	食品，医薬品	医薬品
剤形	液状，粘稠性	粉末，液体	粉末，液体	粉末
糖質	デンプン	デキストリンなど	デキストリン	デキストリン
窒素源	タンパク質	タンパク質 ポリペプチド	アミノ酸 ジペプチド トリペプチド	アミノ酸
脂肪含有量	多い	比較的多い	少ない	極めて少ない
消化	必要	一部必要	不要	不要
残渣	多い	少ない	極めて少ない	極めて少ない
水に対する溶解性	不良	比較的良好	良好	良好
代表的な適応	通常と同等の消化吸収機能を有する場合	脳血管疾患 神経疾患	周術期 短腸症候群 炎症性大腸疾患	胆のう疾患 膵臓疾患 クローン病
使用する栄養チューブ	内径 3 ～ 4 mm 以上	内径 2 ～ 3 mm（8Fr）	内径 2 ～ 3 mm（8Fr）	内径 1 ～ 1.5 mm（5Fr）
医療品の例		エンシュア・リキッド ラコール NF 半固形	ツインライン NF	エレンタール

合，あるいは，消化管の安静が必要な場合は適さない．半消化態栄養剤は，消化態栄養剤および成分栄養剤に比べると，浸透圧が低いため，下痢を起こしにくい．

B.　消化態栄養剤

窒素源はアミノ酸，ジペプチド，トリペプチドであり，半消化態栄養剤のようなタンパク質を含まない．そのため，小腸による消化・吸収機能が低下している場合，消化管の安静が必要な場合などに用いられる．短腸症候群，炎症性大腸疾患，さらに，特殊な病態として肝不全や小児にも用いる．消化態栄養剤は酸と反応して固形化するカード化を起こさない．そのため，最も使いやすい経腸栄養剤である．しかし，消化態栄養剤は浸透圧が高いため，下痢を起こしやすい．また，味はよくないため経口には適さない．

C.　成分栄養剤

窒素源はアミノ酸のみであり，消化管からの吸収が容易である．脂肪含有量が極めて少ないため，必須脂肪酸欠乏に注意し，定期的に脂肪乳剤を静脈投与する必要がある．消化管での消化が不要であることから，消化・吸収機能が低下した

表 5.3　人工濃厚流動食の例

		半消化態		消化態	成分
		エンシュア・リキッド	ラコール NF	ツインライン NF	エレンタール*2
	メーカー	アボットジャパン	大塚製薬	大塚製薬	EA ファーマ
100 mL あたりの栄養組成	エネルギー（kcal）	100	100	100	100 g*2
	水分(g)		85%	85%	
	タンパク質(g)	3.52	4.38	4.05	4.4*2
	脂質(g)	3.52	2.23	2.78	0.17*2
	炭水化物(g)	13.7	15.62	14.68	21.1*2
	食物繊維(g)				
ビタミン 100 kcal あたり	ビタミン A*1（μg）	250（IU）	207（IU）	207（IU）	216（IU）
	ビタミン D（μg）	20.0	0.34	13.5（IU）	0.43
	ビタミン E（mg）	3.0	0.65	0.67	1.0
	ビタミン K（μg）	7.0	62.5	6.25	3.0
	ビタミン B_1（mg）	0.15	0.38	0.20	0.05
	ビタミン B_2（mg）	0.17	0.245	0.225	0.06
	ナイアシン(mg)	2.00	2.5	2.48	0.73
	ビタミン B_6（mg）	0.20	0.375	0.248	0.07
	ビタミン B_{12}（μg）	0.60	0.32	0.315	0.24
	葉酸(μg)	20	37.5	25	14.7
	パントテン酸(mg)	0.5	0.958	0.94	0.37
	ビタミン C（mg）	15.2	28.1	24.45	2.6
	ビオチン(μg)	15.2	3.86	3.85	13.0
ミネラル 100 kcal あたり	ナトリウム Na（mg）	80	73.8	69	86.7
	クロール CL（mg）	136	117	106.5	172.3
	カリウム K（mg）	148	138	117.5	72.5
	カルシウム Ca（mg）	52	44	44	52.5
	マグネシウム Mg（mg）	20	19.3	14	13.3
	リン P（mg）	52	44	53	40.5
	鉄 Fe（mg）	0.9	0.625	0.63	0.6
	亜鉛 Zn（mg）	1.5	0.64	0.945	0.6
	銅 Cu（μg）	100	125	23	70
	マンガン Mn（mg）	0.20	0.133	0.160	0.1
	ヨウ素 I（μg）				5.1
	セレン Se（μg）		2.5	1.2	
	硫黄 S（mg）				
	クロム Cr（μg）				
	モリブデン Mo（μg）				
主原料	主要成分	カゼイン 分離大豆タンパク質 デキストリン ショ糖 コーン油 ミネラル ビタミン	乳カゼイン 分離大豆タンパク質 マルトデキストリン 精製白糖 トリカプリリン 大豆油 シソ油 パーム油 他	乳タンパク質 大豆タンパク質 砂糖 粉末ラクトスクロース マルトデキストリン トリカプリリン サフラワー油 グァーガム分解物 他	アミノ酸(17 種) デキストリン 大豆油 電解質(11 種) ビタミン(14 種)
その他	浸透圧(mOsm/L)	330	330 ～ 360	470 ～ 510	761
	容量(mL)	250	200/400	400	80 g/ 粉 / 袋
	容器	缶	アルミパウチ	アルミパウチ	アルミ包装

＊1　レチノール活性当量，＊2　粉末タイプのため，1 包(80 g)を 300 mL（標準濃度）に溶いた場合の 100 mL あたりとして算出
［新井英一．臨床栄養学実習第 2 版(塚原丘美編)，P.35，講談社(2017)より抜粋，追記］

胆嚢疾患，膵臓疾患，クローン病に用いられる．成分栄養剤は半消化態栄養剤に比べて浸透圧が高いため，下痢を起こしやすい．また，味はよくないため経口摂取するためにはフレーバーでの味付けが必要となる場合もある．

D. 病態別経腸栄養剤

経管栄養として半消化態栄養剤を投与されることが多いが，病態によっては，病態別経腸栄養剤が効果的な場合もある．その多くが食品に分類されるため，効能や効果を明記することが難しいが，以下のような種類に分けることができる．

(1) 肝不全用　肝機能障害用栄養剤といわれ，分枝アミノ酸（BCAA）と芳香族アミノ酸(AAA)比が高い．

(2) 腎不全用　腎機能障害用栄養剤といわれ，水分制限に適した高カロリー組成で，ナトリウム，カリウム，リンを減量している．

(3) 糖尿病用　糖質を減量，脂肪の含有量を増量し，かつ，一価不飽和脂肪酸の割合を多くするものと，糖質と脂質の比率はそのままに，糖質の一部を難消化性やキシリトールに置き換えるものなどがある．

(4) 呼吸不全用　呼吸商（RQ）の高い糖質量を減量して，低い脂肪を増量するなどで，エネルギー効率に優れた配合としている．

(5) がん患者用　エイコサペンタエン酸（EPA）を十分量含有し，抗酸化物質である亜鉛，ビタミンC，ビタミンEを強化することで，体重減少抑制効果があると報告されている．

(6) 免疫調整栄養剤　免疫増強作用が期待されるアルギニン，グルタミン，ω-3系脂肪酸などを強化したものがある．

5.4 静脈栄養法に用いられる輸液剤の種類と特徴

静脈栄養法には末梢静脈栄養法と中心静脈栄養法があるが，それらに用いられる薬剤を輸液剤という．日本薬局方で輸液剤は，「(1) 静脈内投与する，通例，100 mL以上の注射剤，(2)主として，水分補給，電解質補正，栄養補給などの目的で投与されるが，持続注入による治療を目的にほかの注射剤と混合して用いることもある」と定義されている．

図5.5に示すように，静脈栄養法に用いる輸液剤は，水・電解質輸液製剤，水分補給輸液製剤，栄養輸液製剤，特殊輸液剤に分類される．さらに，水・電解質輸液製剤は，単純電解質輸液剤と複合電解質輸液剤に分けられる．複合電解質輸液剤は，電解質濃度が体液と等張である細胞外液補充剤と，電解質濃度が体液より低張である低張性電解質輸液に分類される．

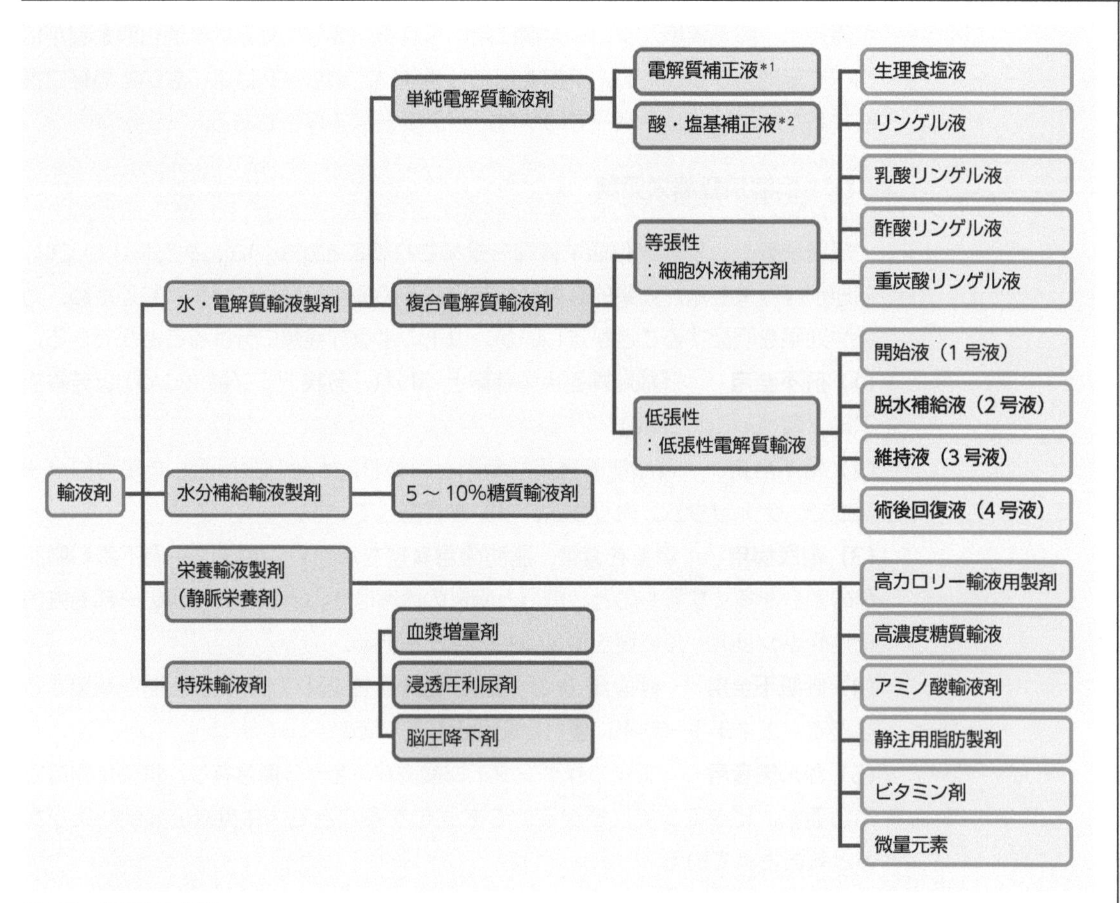

図 5.5　輸液剤の分類

＊1　ナトリウム輸液剤，カリウム輸液剤，カルシウム輸液剤，マグネシウム輸液剤，リン輸液剤

＊2　アルカリ化剤，酸性化剤

A.　末梢静脈栄養法に用いる輸液剤の種類と特徴

使用される輸液剤は，アミノ酸を含む糖加電解質液を基本とし，ビタミン製剤を加える．末梢静脈栄養法では，おもに血漿増量剤，細胞外液補充剤，低張性電解質輸液および水分補給輸液製剤（5～10%糖質輸液剤）が用いられているが，それぞれの特徴について理解しておく必要がある．図 5.6 は，血漿増量剤，細胞外液補充剤，低張性電解質輸液および水分補給輸液製剤が，血漿，組織間液，細胞内液の 3 つの体液区分のどこまで輸液が到達できるかを示している．いずれも静脈内投与のため，血漿に輸液が到達する．

a.　血漿増量剤

血漿増量剤はデキストランなどの高分子物質を含む輸液剤である．輸液に含まれる高分子物質が血管外に出られないことから，水分も血管外に出ることができ

図 5.6　体液区分と輸液剤

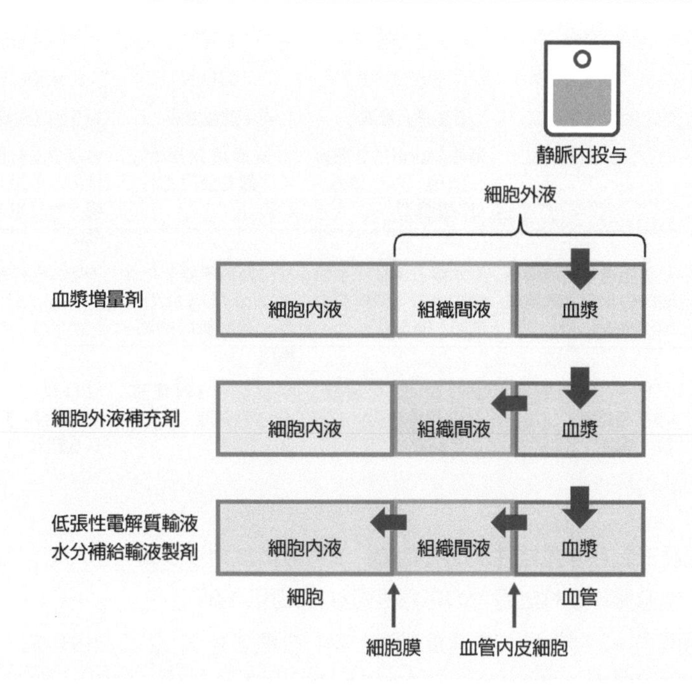

ず，血漿内に留まる．急性出血など循環血液量が不足した際に用いる．

b.　細胞外液補充剤

細胞外液補充剤は，輸液剤に含まれる電解質が血管外に出ることができるため，血漿と組織間液まで水分も補給することができる．しかし，電解質濃度が体液と等張であることから，細胞内に電解質が入ることができない．そのため，細胞内液に対する水分補給はできない．

c.　低張性電解質輸液，水分補給輸液製剤

低張性電解質輸液は電解質とブドウ糖（グルコース）を合わせて体液と等張にし，水分補給輸液製剤はブドウ糖のみで体液と等張にしている．投与後はブドウ糖が代謝されることで，ブドウ糖によって等張を維持していた部分の水が自由に移動できるようになり，細胞内液まで水分補給が可能になる．このときブドウ糖が代謝されたことによって，自由に移動できるようになった水分を自由水という．

さらに，低張性電解質輸液には，1 号液から 4 号液の 4 種類が存在するが，それぞれ組成と使用目的が異なる．表 5.3 に 1 号液から 4 号液の特徴を示す．それぞれ体液と等張な生理食塩液とブドウ糖液の混合割合を変えた輸液剤と考えるとよい．

(1) 1 号液　1 号液は，生理食塩液とブドウ糖液を 1：1 で混合した 1/2 生理食塩液で，カリウムを含まないのが特徴である．腎機能が不明なときに水・電解質補給を目的に用いる．腎機能が低下している患者にカリウムを投与すると致死

表 5.3　低張性電解質輸液の特徴

	1 号液	2 号液	3 号液	4 号液
	開始液	脱水補給液	維持液	術後回復液
組成	1/2 生理食塩液	1/3 生理食塩液	1/4 生理食塩液	1/5 生理食塩液
特徴	カリウムを含まない	腎機能が正常な患者に使用，カリウム・リンを含む	水分補給効果が高く，最も使用されている	カリウム貯留の可能性のある患者にも使用，カリウムを含まない
用途	緊急搬送など病態不明時の水分・電解質の初期補給	脱水症および手術前後の水分・電解質の補給・補正	経口摂取不能または不十分な場合の水分・電解質の補給・維持	術後の水分補給
医薬品例	ソリタ-T1 号輸液，KN1 号輸液，ソルデム 1 輸液	ソリタ-T2 号輸液，KN2 号輸液，ソルデム 2 輸液	ソリタ-T3 号輸液，KN3 号輸液，ソルデム 3 輸液	ソリタ-T4 号輸液，KN4 号輸液，ソルデム 6 輸液

的な不整脈を起こす危険性があるため，1 号液にはカリウムを含んでいない．そのため，救急搬送された患者の応急処置などに用いる．

(2) 2 号液　2 号液は，生理食塩液とブドウ糖液を 1：2 で混合した 1/3 生理食塩液で，1 号液とは異なりカリウムを含む．そのため，尿量が 1 日 500 mL または 1 時間あたり 20 mL 以上の腎機能が正常な患者に対して，細胞内への電解質補給を目的に用いる．脱水補給液ともいう．細胞内液に多く含まれるカリウムやリンを含む輸液である．

(3) 3 号液　3 号液は，生理食塩液とブドウ糖液を 1：3 で混合した 1/4 生理食塩液で，小腸による消化・吸収能が残存していない，あるいは，腸管の安静が必要な場合に水分・電解質の補給と維持に用いる．そのため，維持液という．

(4) 4 号液　4 号液は，生理食塩液とブドウ糖液を 1：4 で混合した 1/5 生理食塩液で，手術後に腸管の安静が必要な患者に水分補給を目的として用いる．そのため，術後回復液という．カリウム貯留による高カリウム血症の患者に適用するため，カリウムを含まない．

B.　中心静脈栄養法に用いられる輸液剤の種類と特徴

中心静脈栄養法で使用される輸液剤は，糖・電解質液高カロリー輸液剤，アミノ酸製剤，静注用脂肪乳剤，高カロリー輸液用総合ビタミン剤，高カロリー輸液用微量元素製剤の混合液である．中心静脈栄養の導入期，維持期，離脱期それぞれに合わせた成分のものを用いる．

(1) メイラード反応の防止　高カロリー輸液は，多くの成分を含んでいることから配合変化を起こす可能性が高い．高カロリー輸液の代表的な化学的配合変化はメイラード反応である．メイラード反応とは，輸液中に含まれるアミノ酸と還元糖が反応して褐色物質メラノイジンを生成する反応である．そのため，輸液

図 5.7　輸液バッグの例
A，B，C，D それぞれの 4 つの部屋を開通させ，十分に混合してから使用する．

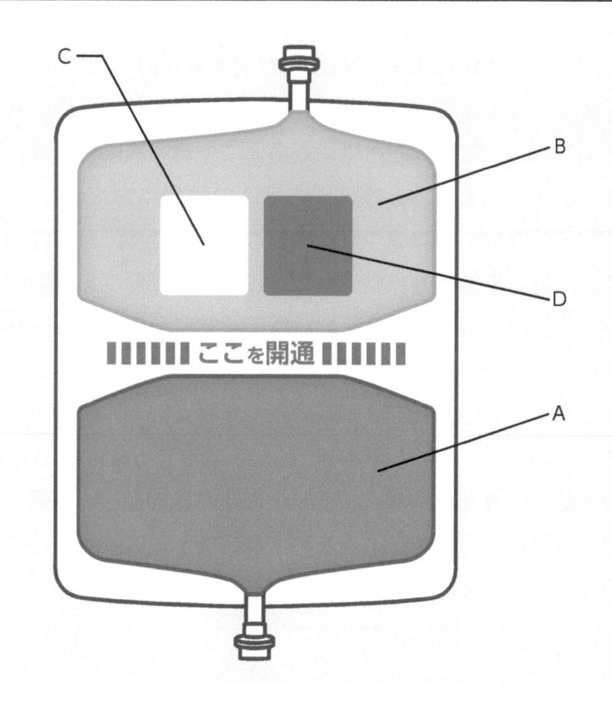

バッグを隔壁で仕切り，使用時に隔壁を開通させて混合するキット製剤が販売されている（図 5.7）．これらの製剤の最大の利点は，無菌的，かつ，簡便に調製が可能であることである．ただし，隔壁を開通させることなく投与してしまう事故も発生している．

(2) NPC/N 比　高カロリー輸液の重要な情報に，NPC/N 比（非タンパク質熱量 / 窒素比）がある．高カロリー輸液を投与する患者は，それだけで必要な栄養素をすべて補うことになる．その際，患者が必要とするエネルギーに比べて高カロリー輸液に含まれるアミノ酸以外のエネルギーが十分でないと，タンパク質合成に利用されるはずのアミノ酸がエネルギー源として消費され，必要なタンパク質の合成ができなくなる．そのため，効率よくタンパク質を合成するためには，アミノ酸以外のエネルギーとアミノ酸のバランスが重要となる．アミノ酸の窒素 1 g あたりの非タンパク質エネルギー量を NPC/N 比といい，理論上，NPC/N 比 150 がアミノ酸以外のエネルギーとアミノ酸のバランスが ± 0 の状態となる．なお，NPC/N 比は 150 ～ 200 がよいとされる．

近年，在宅中心静脈栄養法（HPN）の導入により，患者本人や家族が自宅や施設で輸液剤の投与やバッグの交換などを行う機会が増えている．

熱中症に経口補水液が最適な理由

温暖化の影響か，近年夏になると熱中症のニュースがテレビや新聞を賑わせている．熱中症とは，高温多湿な環境で身体に生じるさまざまな症状の総称であり，めまい・立ちくらみ，筋肉痛・筋肉の硬直（こむら返り），頭痛・嘔吐・倦怠感などが現れ，高体温や意識障害などが起こる．熱中症の治療は予防に始まるが，発症後は水分補給，冷却，安静が重要となる．特に，大量の発汗により電解質が失われているため，経口または静脈に電解質を補給することが求められる．OS-1などの経口補水液は，一般的なスポーツドリンクやミネラルウォーターに比べて電解質の割合が高く，脱水状態の改善に有効であるとされている．一方で，熱中症（脱水）に陥っていないときに経口補水液での水分補給を行うと，電解質バランスに異常をきたし，下痢などの発症で逆に水分が失われる可能性もあるため，経口補水液は脱水状態の時のみ用いるという点に注意が必要である．（一川）

6. 代謝，内分泌に作用する薬

6.1 代謝に作用する薬

生体は，絶えず外界から物質を取り入れ，分解してエネルギーをつくり出したり，体の成分を合成したり，不用な物質を処理したりして生命を維持している．代謝とは，このように外界から取り込んだ物質を生体内で変化させる過程をいう．代謝は多くの酵素やホルモン，神経系などにより制御され，生体の恒常性が保たれている．一方，この代謝経路のどこかに障害が起こると，代謝産物が血液や臓器に過剰になったり，逆に不足したりする代謝疾患が発症する．ここでは，代表的な代謝疾患である糖尿病，脂質異常症，痛風，骨粗鬆症を取り上げる．

A. 糖尿病の薬：糖尿病治療薬

膵臓のランゲルハンス島 B 細胞から分泌されるインスリンは，肝臓や筋肉，脂肪組織などにはたらき，グリコーゲン合成の促進や糖新生の抑制，糖の細胞内への取り込み促進などを介して血糖値を下げるはたらきをもつ．糖尿病は，このインスリンの欠乏，作用の不足により慢性の高血糖状態となり，その結果，特有の合併症（網膜症，腎症，神経障害）や動脈硬化性血管障害などを引き起こす疾患である．

糖尿病は，その成因により，自己免疫反応などにより膵臓の B 細胞が破壊されてインスリンが分泌されなくなる 1 型糖尿病と，インスリン分泌量の不足あるいはインスリン標的細胞の感受性の低下（インスリン抵抗性）により発症する 2 型糖尿病があり，それぞれ薬物治療が異なる．

1 型糖尿病には，インスリン製剤の投与が必須である．インスリンはペプチドホルモンであり，経口投与では分解され効力を失うため，注射で投与する．

2 型糖尿病では，食事療法と運動療法が基本である．それでも血糖コントロールが不十分な場合や，合併症がある場合などには，経口血糖降下薬やインスリン製剤などを用いる．

a. インスリン製剤

インスリン製剤は，以前はウシやブタの膵臓から抽出したインスリンが用いられていたが，現在では遺伝子組換え技術により製造されたヒトインスリン製剤，またはヒトインスリンのアミノ酸配列の一部を置換して作用時間を調節したインスリンアナログ製剤が使われている．また，その作用発現時間と作用持続時間の違いから超速効型，速効型，中間型，混合型および持効型に分類される（表 6.1，図 6.1）．インスリンは凍結すると失活するので，保存は原則として冷蔵庫で行う．

インスリン療法には，おもに 1 型糖尿病に用いる強化インスリン療法と 2 型糖尿病に用いる従来インスリン療法がある．できるだけ生理的なインスリン分泌パターンを再現する必要があり，強化インスリン療法では各食前の超速効型または速効型インスリンと 1 日 1 ～ 2 回の中間型または持効型インスリンの頻回注射が基本となる．

b. 経口血糖降下薬

近年，作用機序の異なる種々の血糖降下薬が開発されており，①膵 B 細胞を刺激してインスリン分泌を促進する薬，②インスリン抵抗性を改善する薬，③糖質の分解や吸収を阻害する薬などに分類される（図 6.2）．2 型糖尿病は，個々の患者でインスリン分泌低下とインスリン抵抗性の程度が異なるので，それぞれの病態を考慮して選択される．

(1) スルホニル尿素系（SU）薬　インスリン分泌促進薬の代表であり，インスリ

分類	一般名	発現時間	持続時間	特徴
超速効型	インスリンアスパルト* インスリンリスプロ* インスリングルリジン*	10 ～ 20 分 15 分未満 15 分未満	3 ～ 5 時間	注射後速やかに血液中に吸収されるので，食事を始める直前に投与できる
速効型	ヒトインスリン	0.5 ～ 1 時間	5 ～ 8 時間	食事の 30 分前に注射する必要がある．静脈内注射もできる
中間型	ヒトイソフェンインスリン水性懸濁	1 ～ 3 時間	18 ～ 24 時間	注射後 4 ～ 12 時間で効果が最大となる
混合型	インスリンアスパルト二相性製剤* インスリンリスプロ混合製剤* ヒト二相性イソフェンインスリン	10 ～ 20 分 15 分未満 0.5 ～ 1 時間	18 ～ 24 時間	中間型と速効型あるいは超速効型を混合した製剤
持効型	インスリングラルギン* インスリンデテミル*	1 ～ 2 時間	約 24 時間	基礎インスリン分泌を補う目的で使用される．通常 1 日 1 回（または 2 回）
持効型	インスリンデグルデク*	1 ～ 2 時間	42 時間超	基礎インスリン分泌を補う目的で使用される．通常 1 日 1 回（または 2 回）

表 6.1　おもなインスリン製剤
＊インスリンアナログ製剤

図 6.1　おもなインスリン製剤の発現時間と持続時間の比較

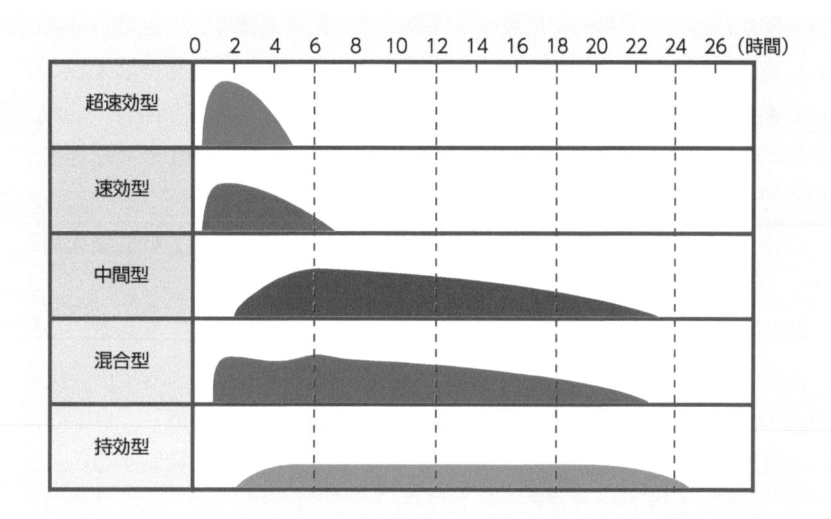

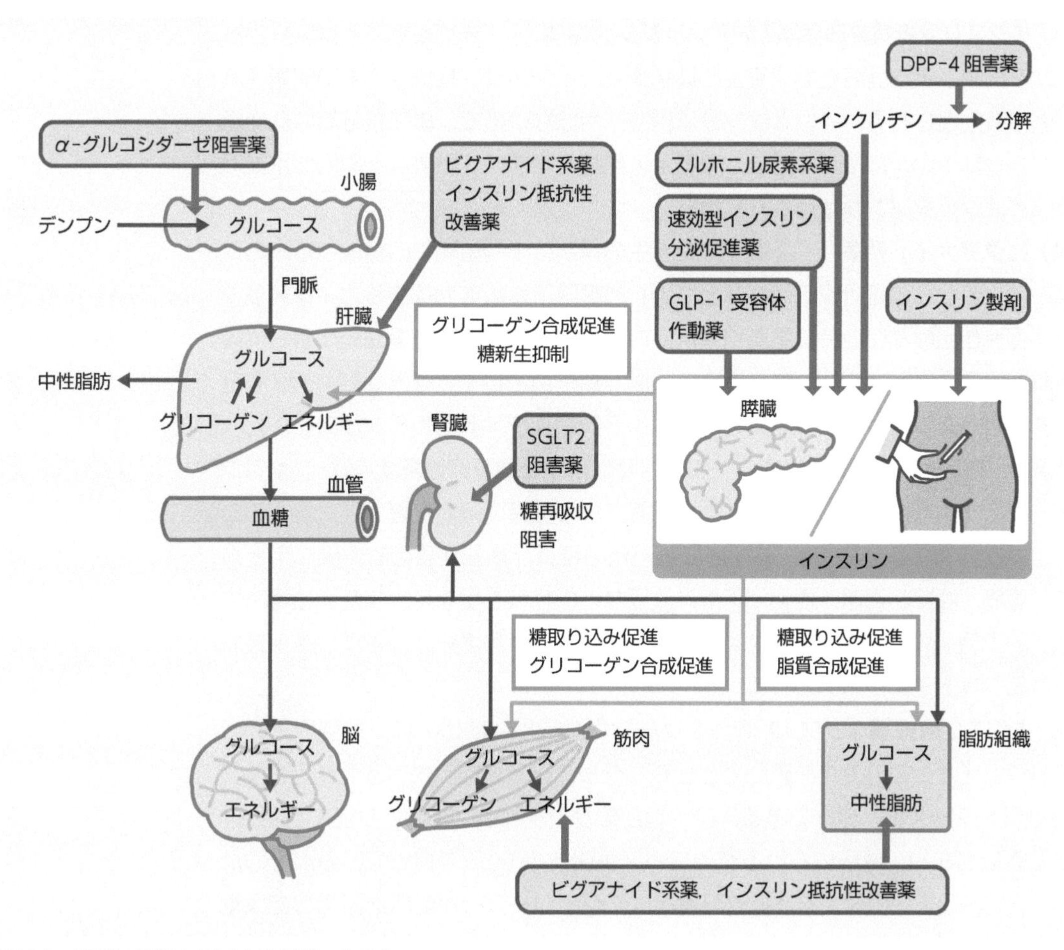

図 6.2　糖質の代謝と糖尿病治療薬の作用点
→ 促進作用，→ 阻害作用

ン分泌能が残っている場合には確実な血糖降下作用を発揮する．ただし，糖尿病患者に食事療法と運動療法を十分行わないまま使用すると，体重が増加して期待した効果が得られないことがある．第一世代から第三世代の薬があり，効力，作用時間および薬理作用などに違いがあるが，現在は第二世代および第三世代が用いられている．グリクラジド，グリベンクラミド，グリメピリドなどがある．これらの薬は，持続的にインスリン分泌を促すため，副作用として低血糖を起こしやすく，高齢者や腎疾患では十分な注意が必要である．

(2) 速効型インスリン分泌促進薬（フェニルアラニン誘導体）　スルホニル尿素系薬と同様に膵B細胞を刺激してインスリン分泌を促進する．スルホニル尿素系薬よりも吸収が速く，作用発現時間が極めて短いことが特徴で，食事の直前10分以内に服用することによって，食後の高血糖を効果的に抑制することができる．しかし，服用が早すぎると低血糖を起こす可能性があり，また食後では効果が減弱する．ナテグリニド，ミチグリニドなどがあり，軽症例に用いられる．

(3) インスリン抵抗性改善薬（チアゾリジン誘導体）　末梢組織のインスリン感受性を高め，また肝臓での糖新生を抑制する．インスリン抵抗性の強い症例や肥満例に有効とされる．インスリン分泌促進作用はないので，単独投与では低血糖の危険性は低い．ただし，浮腫，心不全の発症や増悪，肝障害などの副作用がある．ピオグリタゾンが使用されている．

(4) ビグアナイド系薬　肝臓での糖新生の抑制，末梢組織での糖取り込みの促進，消化管からの糖吸収の抑制などにより血糖降下作用を発揮する．インスリン分泌促進作用はない．特に肥満糖尿病に対して有効であり，体重減少作用も示唆されている．高齢者や肝・腎疾患患者では，副作用として乳酸アシドーシスを起こすことがあり注意が必要である．ブホルミンおよびメトホルミンがある．

(5) α-グルコシダーゼ阻害薬　小腸内で二糖類を単糖に分解するα-グルコシダーゼの作用を阻害することにより，腸管からの糖類の吸収を遅らせ，食後の血糖上昇を抑制する（図6.3）．腸管内に未消化の糖質が増加するので，副作用として，腹痛，腹部膨満感，便秘，下痢，放屁などの症状を呈する．また低血糖時にはブドウ糖（グルコース）を摂取する必要がある．アカルボース，ボグリボースおよびミグリトールが用いられる．

(6) SGLT 2 阻害薬　SGLT（ナトリウム・グルコース共輸送体）は，細胞内外のナトリウムイオンの濃度差を駆動力として，グルコースを細胞内へと取り込む役割を担うトランスポーターである．いくつかのサブタイプがあり，SGLT 2は近位尿細管に局在し，腎臓におけるグルコース再吸収の90%を担っている．そのため，このSGLT 2に対する選択的阻害薬は，グルコースの再吸収を阻害して尿糖排泄量を増加させることにより，インスリン状態に依存しない血糖低下作用を示す．インスリン抵抗性およびインスリン分泌能の改善効果，体重減少作用も期待

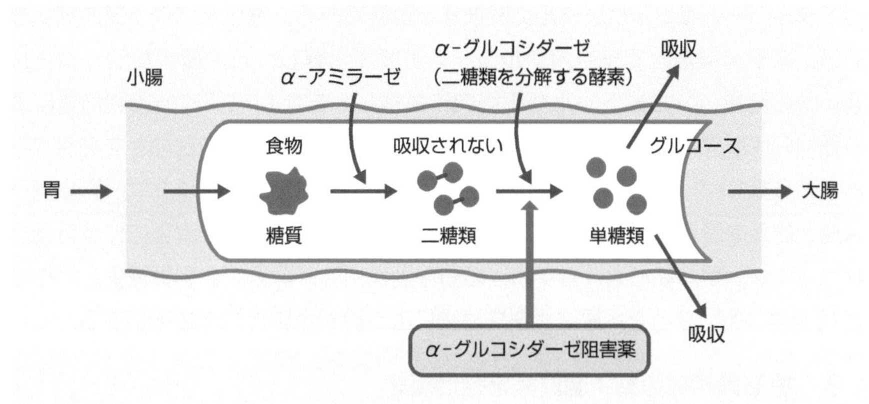

図 6.3　α-グルコシダーゼ阻害薬のはたらき
小腸において，二糖類は吸収されないが，α-グルコシダーゼによって単糖類（グルコース）に分解されると吸収される．このα-グルコシダーゼのはたらきを阻害し，単糖への分解を妨げて，糖の吸収を抑えるはたらきをする糖尿病治療薬が，α-グルコシダーゼ阻害薬である．

されている．2014 年からイプラグリフロジン，カナグリフロジンなど 6 種類が市販されている．副作用は，インスリンや SU 薬併用時の重症低血糖，尿量増加による脱水(脳梗塞)，尿糖上昇に伴う尿路感染症などがある．

c.　インクレチン関連薬

インクレチンは，食物摂取に反応して消化管から分泌される消化管ホルモンで，血糖依存性に膵 B 細胞を刺激してインスリン分泌を増幅し，血糖値恒常性の維持に関与している．GLP-1（グルカゴン様ペプチド -1）と GIP（グルコース依存性インスリン分泌刺激ポリペプチド）の 2 種類あり，GLP-1 はグルカゴンの分泌抑制，胃内容排出の遅延、食欲抑制などの作用も有している．

インクレチンは血糖値が高い場合にのみインスリン分泌を促進するため，低血糖リスクは低く，糖尿病治療薬の新しい作用機序として注目されている．なお，インクレチンは血中で DPP-4（ジペプチジルペプチターゼ 4）により速やかに分解され，半減期は数分程度であるため，インクレチン関連薬としては，① GLP-1 の構造を修飾して DPP-4 への耐性を付加した GLP-1 受容体作動薬（リラグルチド，エキセナチド，リキシセナチドなど），② DPP-4 を阻害することにより内因性インクレチン活性を安定化させる DPP-4 阻害薬(シタグリプチン，ビルダグリプチン，アログリプチンなど)が臨床応用されている．

①は注射薬で，血糖降下作用が強く体重減少も期待できるが，副作用として消化器症状（悪心，嘔吐）を認める場合がある．②は経口薬で，日本人を含めたアジアの患者において効果が高いとされ，わが国では 2009 年に市販後，短期間で最もよく使用される 2 型糖尿病治療薬となった．ただし，インクレチン自体に血糖降下作用はないため，インスリン分泌能が高度に低下したインスリン依存型では無効である．

d.　糖尿病性合併症改善薬

(1) アルドース還元酵素阻害薬　　アルドース還元酵素は，NADPH を補酵素としてグルコースをソルビトールに変換する酵素である．糖尿病に伴う高血糖状態では，末梢神経などで細胞内グルコース濃度が上昇し，この酵素が活性化される．その結果，ソルビトールが細胞内に蓄積し，またNADPHの過剰消費により種々の代謝異常が誘発され，最終的に神経障害や細小血管障害などを発症すると考えられている．アルドース還元酵素阻害薬のエパルレスタットは，アルドース還元酵素を特異的に阻害することにより，糖尿病性末梢神経障害に伴う自覚症状（しびれ感，疼痛）などを改善する．おもな副作用は肝障害，血小板減少，消化器症状（腹痛，悪心）などで，尿は代謝排泄物により黄褐色または赤色を呈する．

B. 脂質異常症の薬：脂質異常症治療薬

血液中の脂質にはコレステロール，トリグリセリド*1（TG），リン脂質，遊離脂肪酸があり，これらの脂質は血中では血清タンパク質のアポタンパク質と複合体を形成して親水性の粒子として存在している．これをリポタンパク質という．また，このリポタンパク質は密度に基づいてキロミクロン*2，超低比重リポタンパク質（VLDL），中間比重リポタンパク質（IDL），低比重リポタンパク質（LDL）および高比重リポタンパク質（HDL）に分類される．

*1 トリアシルグリセロールともいう

*2 カイロミクロンともいう

脂質異常症とは，血液中のLDL-コレステロール（LDL-C）値やTG値が高い状態，またはHDL-コレステロール（HDL-C）値が低い状態をいう．特に，LDL-C値が高くHDL-C値が低い場合には，アテローム硬化が進行し，心筋梗塞や脳梗塞などの動脈硬化性疾患を引き起こしやすくなる．また高トリグリセリド血症も動脈硬化を促進させる方向にはたらき，冠動脈疾患の重要な危険因子である．したがって，動脈硬化性疾患を予防するためには，LDL-C値やTG値を下げ，HDL-C値を増加させることが重要となる．

高LDL-コレステロール血症に対する薬物療法は，HMG-CoA（ヒドロキシメチルグルタリル-CoA）還元酵素阻害薬（スタチン）が第一選択薬であり，現在最も広く用いられている．スタチンの単剤で効果が不十分な場合には，小腸コレステロールトランスポーター阻害薬，陰イオン交換樹脂（レジン）あるいはプロブコールが併用される．また，2016年にはPCSK9（プロタンパク質転換酵素サブチリシン/ケキシン9型）阻害薬およびMTP（ミクロソームトリグリセリド転送タンパク質）阻害薬が承認された．前者は，心血管疾患の発現リスクが高く他のLDL-C低下薬で効果不十分な場合にのみ，2週間に一度皮下注射する．後者はホモ接合体家族性高コレステロール血症のみに適応となる．一方，TG高値やHDL-C低値を示す脂質異常症に対しては，フィブラート系薬，ニコチン酸系薬および多価不飽和脂肪酸などが使用される．おもな脂質異常症治療薬とその作用を表6.2，図6.4に示す．

スタチンやフィブラート系薬による重大な副作用として，横紋筋融解症がある．頻度は高くないが，骨格筋細胞が壊死に陥るもので，ミオグロビンが尿細管

表 6.2　おもな脂質異状症治療薬

HMG-CoA：ヒドロキシメチルグルタリル CoA，MTP：ミクロソームトリグリセリド転送タンパク質，PCSK 9：プロタンパク質転換酵素サブチリシン / ケキシン 9 型，PPAR：peroxisome proliferator-activated receptor ペルオキシソーム増殖剤活性化受容体

分類	一般名	作用機序	おもな副作用
HMG-CoA 還元酵素阻害薬（スタチン）	［スタンダードスタチン］ プラバスタチン シンバスタチン フルバスタチン ［ストロングスタチン］ アトルバスタチン ピタバスタチン ロスバスタチン	内因性コレステロール合成の律速段階に関与する HMG-CoA 還元酵素を阻害するため，肝細胞内コレステロール量が低下する．その結果，LDL 受容体の合成が亢進し，血中からの LDL 取り込みが増加して血中 LDL-C が低下する．LDL-C 低下作用の強さによりスタンダードスタチンとストロングスタチンに分けられる	横紋筋融解症，肝障害，ミオパチー（筋疾患），催奇形性など
小腸コレステロールトランスポーター阻害薬	エゼチミブ	小腸粘膜に存在するコレステロール輸送分子に結合し，小腸からの食事，胆汁のコレステロール吸収を選択的に阻害する	横紋筋融解症，肝障害など
陰イオン交換樹脂（レジン）	コレスチラミン コレスチミド	腸管内で胆汁酸と結合して再吸収を阻害し，糞便中への排泄を促進させる．その結果，肝臓におけるコレステロールから胆汁酸への異化が促進され，血中 LDL-C が低下する	便秘，腹部膨満感，腸閉塞，肝障害など
プロブコール	プロブコール	作用機序は不明．血中 LDL-C が低下するが，HDL-C も低下することが多い．抗酸化作用がある	消化器症状，不整脈，肝障害など
PCSK 9 阻害薬	エボロクマグ アリロクマブ	PCSK 9 は肝臓 LDL 受容体の分解を促進するタンパク質である．PCSK 9 を阻害することにより肝細胞表面の LDL 受容体数が増加し，血中 LDL-C が低下する	アレルギー，注射部位反応，肝酵素異常，糖尿病など
MTP 阻害薬	ロミタピドメシル酸塩	MTP は肝臓では VLDL、小腸ではキロミクロンの形成に関与するため，阻害するとそれらの形成が阻害され，VLDL の肝臓からの分泌が低下し，血中 LDL-C が低下する	肝機能障害，胃腸障害など
フィブラート系薬	クロフィブラート クリノフィブラート ベザフィブラート フェノフィブラート ペマフィブラート	おもに高トリグリセリド血症に用いられる．核内受容体 PPAR α を活性化し，リポタンパク質リパーゼ活性および肝性リパーゼ活性を高めて TG の分解を促進する．新しい薬では総コレステロールの低下や HDL-C の増加などの作用も示す	消化器症状，発疹，掻痒感，横紋筋融解症，ミオパチー，肝障害など
ニコチン酸系薬	ニコモール ニセリトロール	遊離脂肪酸の産生低下，肝臓での VLDL 合成抑制により，血中 TG，LDL-C が低下する	顔面紅潮，消化器症状など
多価不飽和脂肪酸	イコサペント酸エチル オメガ-3 脂肪酸エチル	肝臓での VLDL の合成阻害，異化促進などにより，TG が低下する．抗血栓作用がある	出血傾向，肝障害など

内に析出して尿細管が閉塞し，急性腎不全に至ることもある．四肢の筋肉痛や脱力感，ミオグロビン尿症（茶褐色尿）などの初発症状に注意する．特に高齢者や肝・腎障害のある患者，スタチンとフィブラート系薬の併用時などに起きやすい．また，レジンは併用薬の作用を弱めることがあるので，服用時間をずらすなどの注意が必要である．脂溶性ビタミンなどの栄養成分の吸収も阻害するので，長期服用の場合は留意する．

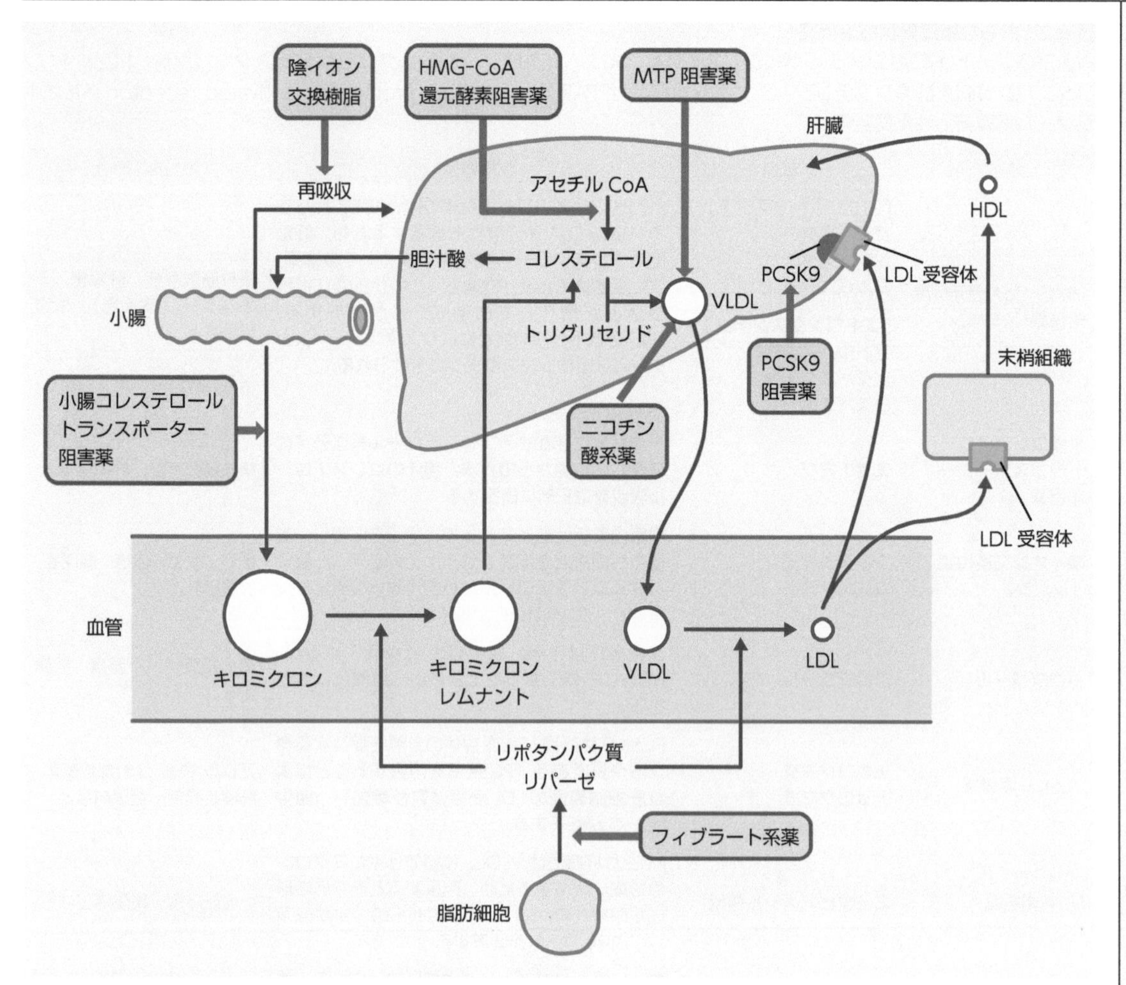

図 6.4　脂質代謝の概要とおもな脂質異常症治療薬の作用点
→ 促進作用，→ 阻害作用
HDL：高比重リポタンパク質，LDL：低比重リポタンパク質，VLDL：超低比重リポタンパク質

C.　痛風の薬：痛風・高尿酸血症治療薬

血清尿酸値が 7 mg/dL 以上を高尿酸血症という．プリン体の最終代謝産物である尿酸は水に溶けにくいため，尿酸値が高い状態が持続すると，関節に尿酸塩の結晶が析出して炎症が起こり，激痛や腫れを生じる．これを痛風発作（急性痛風関節炎）という．また，痛風結節，腎障害，尿路結石などもしばしば認められる．

高尿酸血症の原因としては，尿酸産生量の増加（産生過剰型），腎臓からの尿酸排出の低下（排出低下型）などがある．尿酸産生量の増加は食事や飲酒によるプリン体の過剰摂取，内因性のプリン体の産生増加，プリン塩基の分解亢進などにより起こる（図 6.5）．また，他の疾患や薬物の影響で尿酸値が上昇することもある．

図 6.5　高尿酸血症治療薬の作用点
促進作用
阻害作用

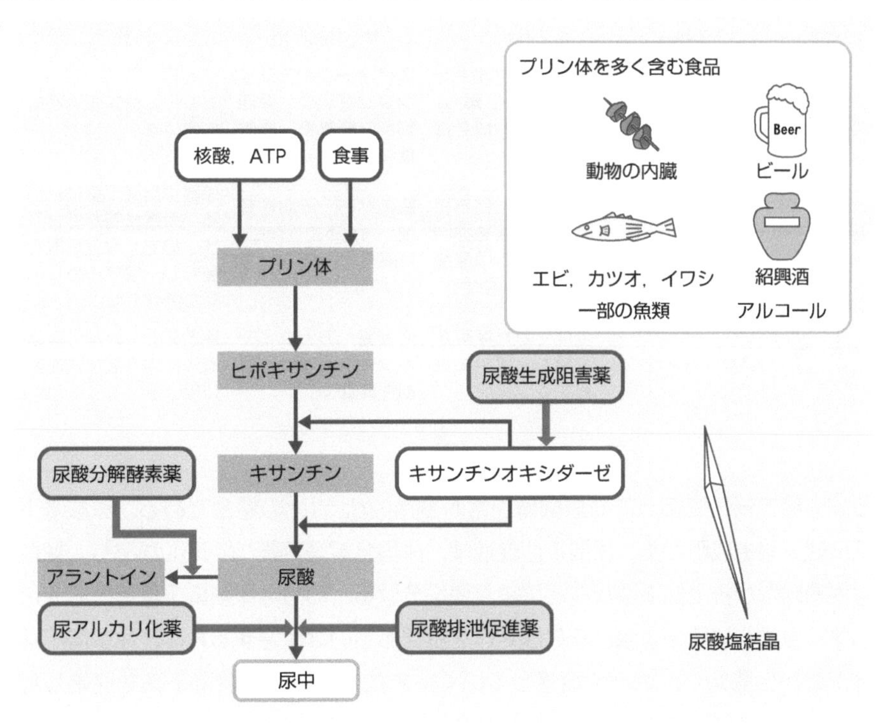

治療薬には，①発作時の痛みや腫れなどの症状を緩和する痛風発作治療薬，②高尿酸血症を改善する尿酸降下薬，③尿路結石を予防する尿アルカリ化薬がある．

a.　痛風発作治療薬

(1) コルヒチン　痛風発作の前兆期に発作の予防を目的として短期間使用される．痛風発作時には尿酸塩の結晶を貪食するため白血球が患部に集まるが（遊走），その過程で炎症が増悪する．コルヒチンはこの白血球にはたらいて遊走を抑制し，炎症を抑える．副作用は，消化器症状（腹痛，下痢，嘔吐など），脱毛，筋痙れんなどがあり，連用では重篤な血液障害がみられる．

(2) 非ステロイド性抗炎症薬（NSAIDs）　NSAIDs はシクロオキシゲナーゼを阻害し，疼痛や炎症の発現にかかわるプロスタグランジンの産生を抑制する．痛風発作の第一選択薬であり，比較的大量を短期間のみ投与する（NSAIDs パルス療法）．なおアスピリンは，血清尿酸値を低下させ痛風発作の増悪や遷延化（せんえんか）をきたす恐れがあるため，痛風発作には使用されない．NSAIDs が無効あるいは使用できない場合には，ステロイド性抗炎症薬が用いられる．

b.　尿酸降下薬

尿酸降下薬の適応となるのは，①血清尿酸値 7 mg/dL 以上で痛風発作や痛風結節がある，② 8 mg/dL 以上で腎障害，尿路結石，高血圧症などの合併症があ

表 6.3　おもな尿酸降下薬

分類	一般名	作用	おもな副作用	特徴
尿酸生成阻害薬	アロプリノール フェブキソスタット トピロキソスタット	キサンチンオキシダーゼを阻害し，尿酸の生合成を抑制する	スティーブン-ジョンソン症候群，骨髄抑制，肝障害，過敏症など	おもに尿酸産生過剰型に用いる
尿酸排泄促進薬	プロベネシド ベンズブロマロン	尿細管における尿酸の再吸収を抑制し，尿中への尿酸排泄を促進させる	尿路結石，溶血性貧血，再生不良性貧血，肝障害（ベンズブロマロン）など	尿酸排出低下型に用いる．尿路結石ができやすいので，水分摂取を多くし，尿アルカリ化薬を併用する
尿酸分解酵素薬	ラスブリカーゼ	生成された尿酸を分解し，尿中に排泄する	肝障害，アナフィラキシーショック，溶血性貧血など	注射薬で，がんの薬物療法に伴う高尿酸血症に用いる

る，③無症候性であっても尿酸値が常時 9 mg/dL 以上の場合である．尿酸降下薬には尿酸生成阻害薬，尿酸排泄促進薬，尿酸分解酵素薬（図 6.5）があり，尿酸産生過剰型か排出低下型かなどにより使い分ける．おもな尿酸降下薬を表 6.3 に示す．血清尿酸値の急激な変動は発作を誘発あるいは増悪するため，尿酸降下薬は少量から開始し，徐々に増量していく．また発作時は尿酸降下薬を開始したり，あるいは増量または中止したりしない．

c.　尿アルカリ化薬

尿の pH を 6.0 ～ 7.0 に維持し尿路結石を予防するために，クエン酸カリウム・クエン酸ナトリウム合剤と炭酸水素ナトリウム（重曹）が用いられる．高カリウム血症，肝障害などの副作用がある．

D.　骨粗鬆症の薬：骨粗鬆症・骨代謝改善薬

骨粗鬆症は，骨密度の低下と骨質の劣化により骨折のリスクが増加する疾患である．骨折は寝たきり状態や慢性疼痛の原因となり，生活の質（QOL）の低下につながることから，薬物治療の適応と考えられる場合には，適切な治療薬を用いて骨折の予防を図ることが重要である．

骨は，コラーゲンを主成分とする骨基質にヒドロキシアパタイト（カルシウムとリン酸の結晶）が沈着して形成される．また，骨では絶えず破骨細胞による骨吸収と骨芽細胞による骨形成が繰り返され，劣化した骨が新しい骨につくり変えられて骨のしなやかさや強さが保たれている（図 6.6A 参照）．しかし，この過程（骨代謝，骨のリモデリング）は成長期には骨形成量が骨吸収量を上回るため骨量が増加するが，40 歳代後半ごろからは逆に骨形成より骨吸収が強くなり，次第に骨密度が減少する．特に女性は閉経後，エストロゲンの分泌低下により著しく骨吸収が亢進し，骨密度の低下に加え骨質も劣化し，骨粗鬆症の発症リスクが高まる．

骨粗鬆症の治療は，脆弱性骨折を予防し，QOL の維持と改善をはかることが

表 6.4　おもな骨粗鬆症治療薬
RANKL：receptor activator of NF-κB ligand. 破骨細胞分化誘導因子

分類	一般名	特徴，使用上の注意
ビスホスホネート製剤	エチドロン酸 アレンドロン酸 リセドロン酸 ミノドロン酸 イバンドロン酸など	経口薬と注射薬がある．経口薬は，朝起床時(空腹時)に十分量の水とともに服用し，服用後 30 分～ 2 時間は臥床および他の薬剤や飲食(水を除く)を避ける
エストロゲン製剤	エストラジオール エストリオール 結合型エストロゲン	エストロゲン依存性腫瘍，血栓性静脈炎，肺塞栓症などで禁忌．結合型エストロゲンはわが国では保険適応がない
選択的エストロゲン受容体モジュレーター	ラロキシフェン バセドキシフェン	未閉経女性，深部静脈血栓症，肺塞栓症，長期不動状態などには禁忌
抗 RANKL モノクローナル抗体	デノスマブ	6 か月に 1 回皮下注射する．多発性骨髄腫や悪性腫瘍の骨転移などにも適応がある．重篤な低カルシウム血症の報告
カルシトニン製剤	エルカトニン サケカルシトニン	わが国では注射薬で用いられているが，海外では点鼻薬が主流である．疼痛緩和を目的に用いられる
イソフラボン製剤	イプリフラボン	近年，骨折抑制効果に関する報告はなく，積極的に使用されることはない
副甲状腺ホルモン製剤	テリパラチド	骨形成促進作用を示す唯一の薬剤で注射薬．重症骨粗鬆症に使用され，投与可能期間が定められている
ビタミン K_2 製剤	メナテトレノン	脂溶性であるため，食後に服用する．ワルファリン(抗血栓薬)投与中は禁忌
活性型ビタミン D_3 製剤	アルファカルシドール カルシトリオールなど	経口薬と注射薬がある．過剰投与や併用薬により高カルシウム血症の報告
カルシウム製剤	L-アスパラギン酸カルシウム リン酸水素カルシウムなど	過剰投与や活性型ビタミンDの併用により，高カルシウム血症や腎障害が見られる

目標となる．そのため，骨粗鬆症の診断に至らない例でも骨折リスクが高い場合は薬物治療の対象となる（骨粗鬆症の予防と治療ガイドライン 2015 年版，p.63）．現在わが国で使用されているおもな骨粗鬆症治療薬を表 6.4 に示す．

a.　骨粗鬆症，骨代謝改善薬

大きく破骨細胞に作用する骨吸収抑制薬，骨芽細胞に作用する骨形成促進薬などに分類される(図 6.6)

(1) ビスホスホネート製剤　ピロリン酸の構造類似体であり，骨のヒドロキシアパタイトへの高親和性により破骨細胞に取り込まれ，破骨細胞のアポトーシスを誘導して骨吸収を強力に抑制する．多くの臨床試験において骨密度増加効果，骨折予防効果などが明らかにされており，骨粗鬆症の標準治療薬として用いられる．経口薬の場合，腸管からの吸収率が低く，飲食物中の無機質などと錯体を形成するとさらに吸収が抑制され，また食道潰瘍などの副作用もあるため，内服方法の遵守が重要である．強力な骨吸収抑制薬に共通の副作用として，顎骨壊死や非定型大腿骨骨折がある．

図 6.6　骨形成促進薬，骨吸収抑制薬の作用

A. 骨のリモデリング

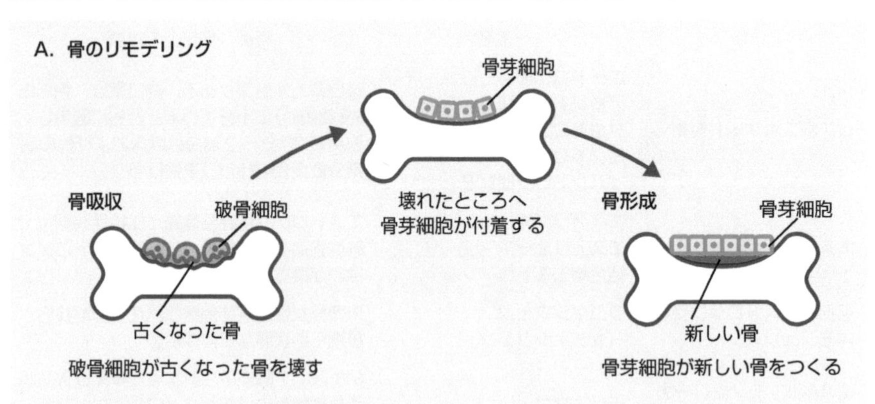

B. 骨粗鬆症における骨吸収抑制薬と骨形成促進薬

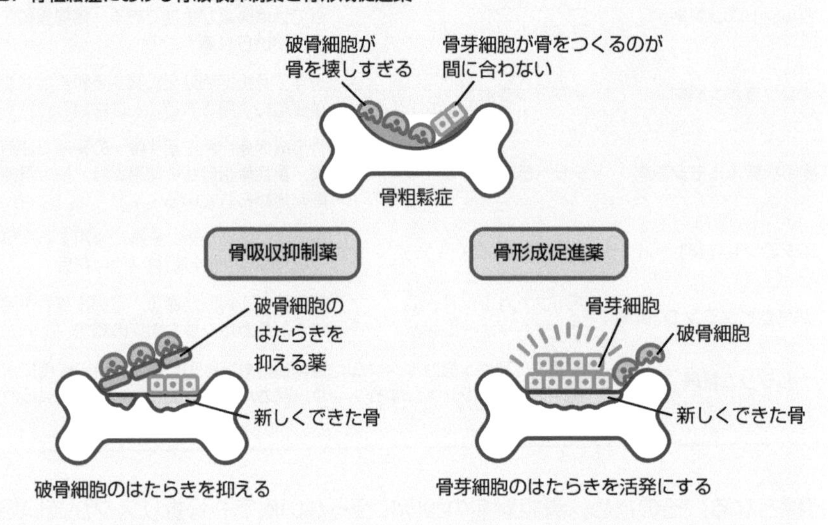

カルシウムの多い食品
豆腐
小魚
牛乳・チーズ・ヨーグルト
野菜

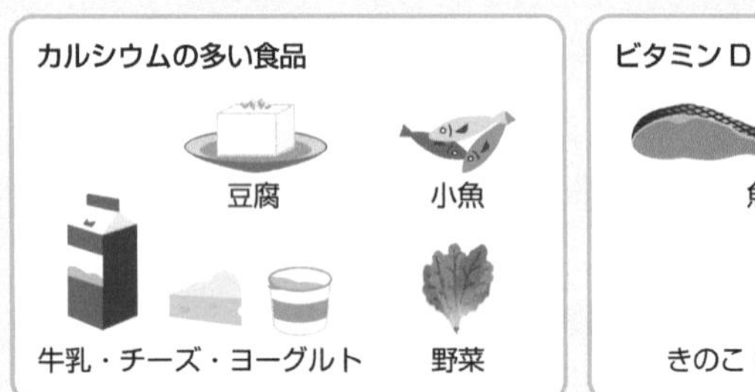

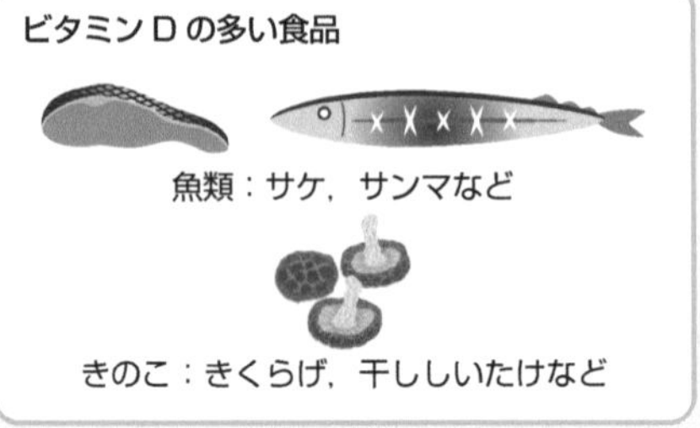

(2) エストロゲン製剤　エストロゲンは強力な骨吸収抑制作用と骨形成促進作用を示す．閉経後女性の骨密度増加や骨折予防に有効性が確認されているが，血栓症や乳がんのリスク増加などの副作用があるため，現在では骨粗鬆症の積極的適応とはならない．

＊selective estrogen receptor modulator

(3) 選択的エストロゲン受容体モジュレーター（SERM＊）　骨や脂質代謝に対してはエストロゲン様作用を発揮するが，乳房や子宮に対しては，エストロゲン拮抗薬として作用する．そのため，乳がんや子宮体がんのリスクが低く，むしろ抗がん作用や脂質代謝改善作用が期待されている．閉経後骨粗鬆症の第一選択薬であり，骨密度の増加と骨質維持により有意な錐体骨折予防作用を示す．副作用としては静脈血栓塞栓症に注意が必要である．

(4) 抗 RANKL モノクローナル抗体　破骨細胞分化誘導因子（RANKL）に対するヒト型モノクローナル抗体であり，破骨細胞の成熟を阻害することにより，強力な骨吸収抑制作用を示す．副作用として，顎骨壊死，非定型大腿骨骨折がある．また重篤な低カルシウム血症の報告があり，予防のためビタミン D とカルシウム製剤の経口補充を行う．

(5) カルシトニン製剤　魚類由来のカルシトニン誘導体である．カルシトニンは甲状腺傍濾胞細胞から分泌されるホルモンで，破骨細胞の受容体を介して骨吸収を抑制し骨量の低下を防ぐ．また中枢性の鎮痛作用を有するため，骨粗鬆症に伴う疼痛緩和にも用いられる．ポリペプチド製剤のため，過敏症やアレルギー反応に注意する．

(6) イソフラボン製剤　植物由来のイソフラボン誘導体で，エストロゲン様作用を有するとされるが，骨折予防に関するエビデンスに乏しい．

(7) 副甲状腺ホルモン製剤　ヒト副甲状腺ホルモンの活性部位である 34 個のアミノ酸の遺伝子組換え製剤であり，現在使用できる唯一の骨形成促進作用を示す薬剤である．副甲状腺ホルモンは，骨芽細胞に対して持続的に作用すると骨密度を低下させるが，間欠的投与では強力な骨形成促進作用，骨量増加作用を示す．

(8) ビタミン K_2 製剤　骨基質のオステオカルシンのカルボキシ化を介して骨代謝を正常に保つと考えられている．

(9)活性型ビタミン D_3 製剤　ビタミン D_3 の生体内活性代謝体またはその誘導体である．小腸でのカルシウムの吸収，腎臓でのカルシウムの再吸収を促進して血中カルシウム濃度を上げ，副甲状腺ホルモンの合成，分泌を抑制し，骨代謝改善作用を示す．

(10) カルシウム製剤　副甲状腺ホルモンの分泌を抑制し骨吸収を防ぐ．骨密度や骨折予防に対する効果は弱いが，日本人のカルシウム摂取量が少ないことなどから，他の治療薬と併用して用いられる．

6.2 内分泌に作用する薬

ホルモンとは，おもに内分泌腺から血液中に分泌されて，血流を介して標的細胞に微量で作用し，生体の恒常性維持に重要な役割を果たしている情報伝達物質である．その名前はギリシャ語の「刺激する」に由来する．

ヒトの体内でホルモンを合成・分泌する内分泌器官には，下垂体，甲状腺，副甲状腺，副腎，膵臓，卵巣，精巣などがあり（図6.7），分泌されるホルモンも多種多様で，それぞれが異なる特徴的なはたらきをしている（表6.5）．また，ホルモンはその化学構造などから，ペプチドホルモン，ステロイドホルモン，アミノ酸誘導体などに分類される．ここでは甲状腺機能異常症を取りあげる．

A. 甲状腺ホルモンを調節する薬：甲状腺機能異常治療薬

甲状腺は咽頭下部から気管上部の前方をおおう蝶形の内分泌腺である．ここから分泌される甲状腺ホルモンはチロキシン（T_4）とトリヨードチロニン（T_3）の2種類があり，食物に含まれるヨウ素を材料にして甲状腺濾胞（ろほう）内で合成される．

甲状腺ホルモンの生合成と分泌は，下垂体前葉から分泌される甲状腺刺激ホルモン（TSH）と，さらにその上位のホルモンで視床下部から分泌される甲状腺刺激ホルモン放出ホルモン（TRH）によってフィードバック調節を受けている．甲状腺ホルモンは全身のあらゆる臓器に作用して，①基礎代謝の亢進，②発育・成長（特に骨，歯，骨格筋の発育促進），③交感神経興奮による心拍数や心収縮力の増加および汗の分泌亢進，④知能の発育および精神機能の刺激をもたらす．

甲状腺機能異常には，甲状腺の機能が弱まり甲状腺ホルモンが不足する甲状腺機能低下症と，甲状腺の機能が亢進して甲状腺ホルモンの分泌が異常に増加する甲状腺機能亢進症がある（図6.8）．甲状腺機能低下症には，小児期からの慢性的な甲状腺ホルモン不足で起こるクレチン病，慢性甲状腺炎（橋本病），および粘液水腫などがあり，治療は甲状腺ホルモン補充療法で行われる．一方，甲状腺機能亢進症の大半はバセドウ病で，甲状腺腫，頻脈，眼球突出などの症状を示す自己免疫疾患である．TSH受容体に結合する自己抗体がつくられるために常にTSH受容体が刺激された状態になり発症する．バセドウ病の治療法には，抗甲状腺薬，放射性ヨード療法，外科的療法の3つがある．

a. 甲状腺ホルモン製剤

T_4とT_3をそれぞれ化学的に合成したレボチロキシン（T_4）とリオチロニン（T_3）が使用される．以前はブタ甲状腺からつくられた乾燥甲状腺末も用いられたが，2014年販売中止になった．甲状腺ホルモンはT_3が活性型で，T_4は体内で脱ヨ

図 6.7　内分泌器官

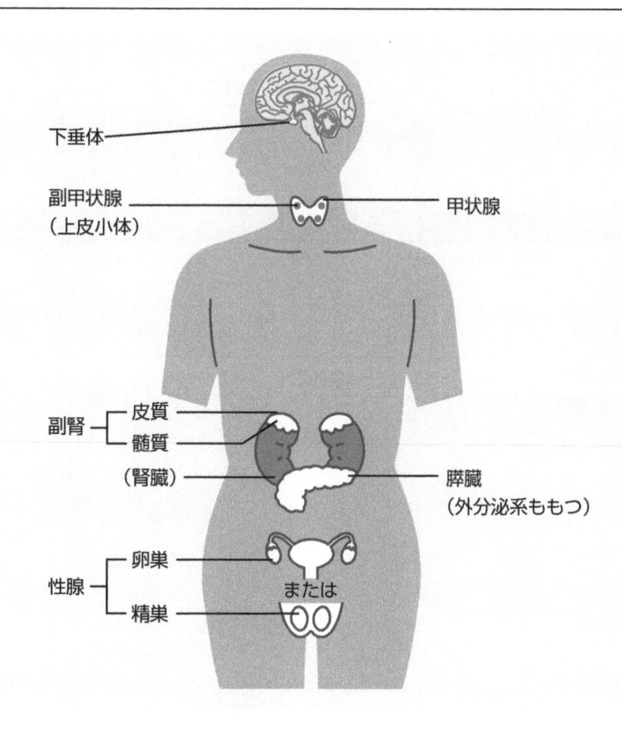

表 6.5　おもなホルモンとその作用

＊これまで血糖上昇作用があるとされてきたが，近年の研究でアミノ酸代謝に関係するホルモンとの見解も出ている．

分泌器官		おもなホルモン	おもな作用
下垂体		成長ホルモン	成長促進，タンパク質同化促進，糖・脂質代謝調節
		甲状腺刺激ホルモン	甲状腺ホルモンの産生，分泌促進
		副腎皮質刺激ホルモン	副腎皮質ホルモンの産生，分泌促進
		卵胞刺激ホルモン 黄体形成ホルモン	生殖機能の制御，性ホルモンの合成，分泌促進
		プロラクチン	乳汁の産生とその維持
		バソプレシン	腎臓の水分再吸収促進，血管収縮作用
		オキシトシン	子宮収縮，乳汁の排出促進
甲状腺		甲状腺ホルモン	エネルギー代謝，成長発育の促進
副甲状腺		副甲状腺ホルモン	カルシウム代謝の調節
副腎	皮質	コルチゾール	糖，脂質，タンパク質代謝の調節，抗炎症作用
		アルドステロン	ナトリウム・水代謝の調節
	髄質	アドレナリン	血圧上昇作用，心臓賦活作用，糖・脂質分解の促進
膵臓		インスリン	血糖低下作用
		グルカゴン*	血糖上昇作用
卵巣		エストロゲン	女性の二次性徴，子宮内膜増殖作用，骨吸収抑制
		プロゲステロン	受精卵の着床準備，妊娠維持，乳腺の発達促進
精巣		テストステロン	男性の二次性徴，タンパク質同化作用

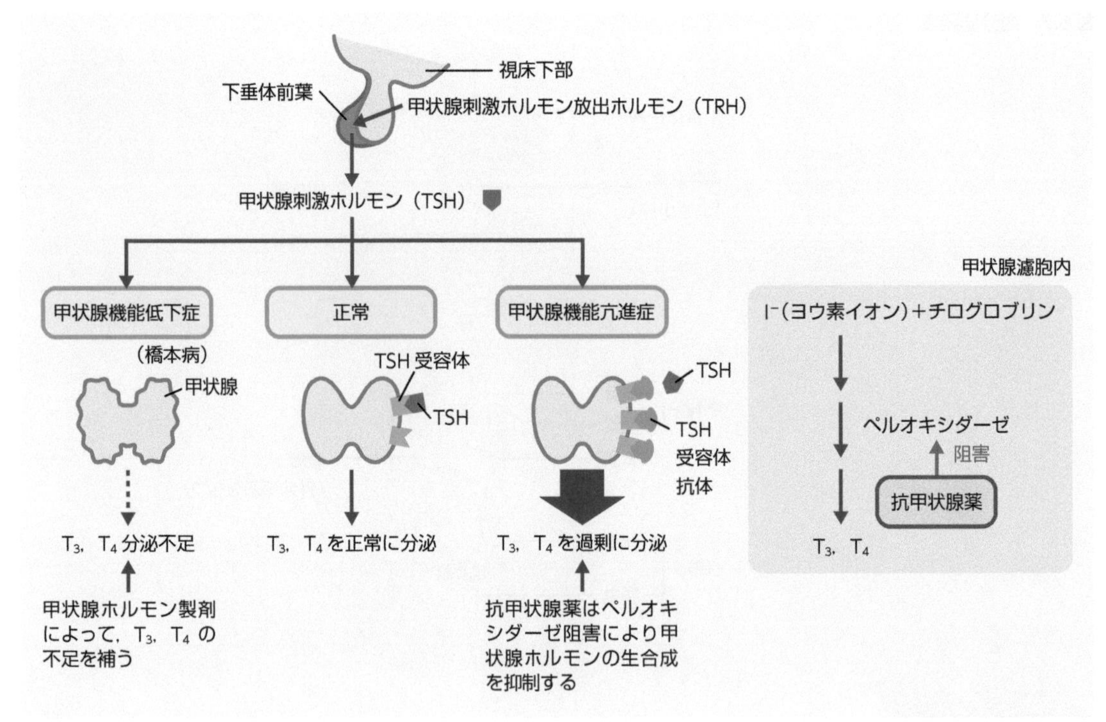

図 6.8　甲状腺機能低下症と甲状腺機能亢進症に対する薬の作用

ウ素化されて T_3 になる．したがって，T_3 製剤は活性が高く作用発現も早いが，作用時間が短いため，一般的には作用時間が長い T_4 製剤が用いられる．副作用は肝障害，狭心症，うっ血性心不全(リオチロニン)などがある．

b.　抗甲状腺薬

チアマゾールが治療効果と副作用などから第一選択薬となる．しかし，催奇形性の恐れがあるため，妊娠初期にはプロピルチオウラシルが推奨される．いずれも甲状腺ホルモンの合成過程にはたらく酵素を阻害して甲状腺ホルモンの産生を抑制する．副作用はじんま疹，瘙痒感，関節痛などが多いが，無顆粒球症や重症肝障害の報告もある．

6.3　ビタミンを補う薬：ビタミン剤

ビタミンは，生体の代謝反応を正常に保つために不可欠な有機化合物であり，体内では合成できないか，または必要量を合成できないために，食物などから摂取しなければならない微量栄養素である．ヒトが必要とするビタミンは，脂溶性ビタミン 4 種と，水溶性ビタミン 9 種の合計 13 種である．ビタミンの摂取が不足すると，特有の症状が現れる(表 6.6，表 6.7)．

表 6.6　おもな脂溶性ビタミン製剤（内服薬）

分類	一般名	欠乏症	特徴など
ビタミン A	レチノールパルミチン酸エステル	夜盲症，角膜乾燥症，粘膜の角質化	過剰症に注意，胎児の奇形（妊婦の過剰摂取）
ビタミン D	アルファカルシドール，カルシトリオールなど	骨軟化症，くる病，骨粗鬆症	活性型ビタミン D_3 製剤とその誘導体．過剰症により腎機能低下，腎結石
ビタミン E	トコフェロール酢酸エステル	通常まれ，溶血性貧血（未熟児）	抗酸化作用を有する．動脈硬化症，末梢循環障害，凍瘡などに適応がある
ビタミン K	フィトナジオン，メナテトレノン	出血傾向の増大，新生児メレナ	新生児，乳児で欠乏症に陥りやすい．抗生物質投与時に低下，骨代謝にも関与

表 6.7　おもな水溶性ビタミン製剤（内服薬）

分類	一般名	欠乏症	特徴など
ビタミン B_1	チアミン塩化物塩酸塩，コカルボキシラーゼ，フルスルチアミン，オクトチアミン，ビスベンチアミンなど	脚気，多発性神経炎，ウエルニッケ脳症など	欠乏症を生じやすい．特にアルコール多飲，糖質過食，妊娠・授乳中，激しい運動などで需要が増大する．他のビタミン B 群とともに総合ビタミン剤として摂取されることも多い
ビタミン B_2	リボフラビン，リボフラビンリン酸エステルナトリウム，リボフラビン酪酸エステルなど	口唇・口角炎，舌炎，脂漏性皮膚炎，眼症状，貧血，神経障害など	妊娠，授乳中，激しい運動時などで需要が増大する．単独で用いられるより総合ビタミン剤として投与される
ナイアシン	ニコチン酸，ニコチン酸アミド	ペラグラ（皮膚炎，下痢，認知症など）	ニコチン酸は脂質異常症の補助薬として用いられることもある．過剰症が知られている
ビタミン B_6	ピリドキシン塩酸塩，ピリドキサールリン酸エステル	多発性神経炎，口角炎，舌炎，脂漏性皮膚炎，貧血など	妊娠，授乳中，抗ビタミン B_6 作用薬の使用時などで用いられる．長期大量摂取で感覚神経障害，皮膚炎などの報告がある
ビタミン B_{12}	シアノコバラミン，ヒドロキソコバラミン酢酸塩，コバマミド，メコバラミンなど	巨赤芽球性貧血（悪性貧血），慢性疲労，神経障害など	1 日の必要量は微量であるが，厳格な菜食主義者，胃酸分泌の低い人，胃切除者などで不足する恐れがある．悪性貧血では非経口投与が有効
葉酸	葉酸	巨赤芽球性貧血，食欲不振，舌炎など	胎児の神経管閉鎖障害のリスク低減などに有効
パントテン酸	パントテン酸カルシウム，パンテノール，パンテチンなど	極めてまれ	抗生物質による副作用予防および治療，湿疹，腸管運動促進，便秘などに用いられる
ビオチン	ビオチン	極めてまれ．皮膚炎，脱毛など	生卵白を多量に長期摂取すると，欠乏症になる可能性がある
ビタミン C	アスコルビン酸	壊血病	コラーゲンの合成と抗酸化作用に必要．喫煙者では需要が増大する．サプリメントによる摂取は過剰症に注意

脂溶性ビタミンは油脂に溶けるので，吸収されやすく，また脂肪組織や肝臓に比較的多量に貯蔵される．そのため大量に摂取すると過剰症が起きやすい．

水溶性ビタミンは必要量以上摂取しても容易に尿中に排泄されることから，毎日一定量を摂取する必要がある．過剰症が起こることはほとんどないが，ビタミン C の長期にわたる大量摂取により腎不全を起こした例が報告されている．

A. ビタミン製剤

現在，わが国では通常の食生活が行われているかぎり，ビタミン欠乏症が起こることは極めてまれである．しかし，極端なエネルギー制限，菜食主義者，高齢者，アルコール依存症，消化管手術後，肝障害，長期の非経口的栄養摂取あるいは特定の薬物服用時などではビタミン欠乏症の発生がみられている．表6.6と表6.7に，ビタミン欠乏症の予防や治療などに使用されるおもなビタミン製剤を示す．

骨粗鬆症予防のためにはビタミンDおよびKの摂取が，また，二分脊椎や無脳症などの神経管閉鎖障害予防のためには妊娠中の葉酸摂取が推奨されている．しかしながら，がんなどの特定の疾患の予防，あるいは治療に関するビタミン製剤の有効性については，現在確認されているものは少ない．

また，ビタミンAは，妊娠初期において催奇形性(さいきけいせい)をもつことから，妊娠3か月以内または妊娠を希望する女性は，ビタミンA製剤やビタミンAを含有するサプリメントなどを過剰に摂取しないよう注意する必要がある．

血糖管理とサプリメント

糖尿病の大半を占める2型糖尿病は，過食や運動不足などの生活習慣が深く関与しているため，これを改善することにより発症の予防や進展阻止が可能である．しかしながら，長年の生活習慣を変更し，さらにそれを継続することは容易ではない．そこで最近関心を集めているのが，糖尿病に効果があるとうたわれるサプリメントである．しかし，残念ながら現在のところ，いわゆる健康食品のなかにはヒトレベルで有効性が実証されているものはほとんどない．

一方，厚生労働省の特定保健用食品の許可を受けている食品としては，難消化性デキストリン，小麦アルブミン，アラビノース，グァバ葉ポリフェノール，豆鼓(とうち)エキスがある．このうち，後三者は経口糖尿病薬と同様にα-グルコシダーゼ阻害作用を有している．つまり，食後血糖値の急激な上昇を抑えるはたらきがある．しかしその効果は医薬品に比べると著しく低く，医薬品的な作用を期待できるものではない．（伊藤）

7. 末梢神経系に作用する薬

末梢神経系とは，神経系のうち中枢神経系（脳，脊髄）以外の脳神経，脊髄神経をいう（図 7.1）．神経細胞は，細胞体，樹状突起，軸索の 3 つの部分からなり，細胞体が本体で，樹状突起が入力部分，軸索が出力部分になっている．すなわち，神経細胞は，出力を担う軸索が途中で何本にも枝分かれして，多数の他の神経細胞の樹状突起につながって，複雑に結合した神経回路網を構成している．これらの結合部をシナプスという．神経細胞の情報は，1 つの細胞の軸索から他の細胞の樹状突起へとシナプスを介して伝えられる（図 7.2）．末梢神経では神経細胞が集まって神経節という構造をつくる．

末梢神経系は，体の知覚・運動を制御する体性神経系と，内臓・血管などの自動的制御にかかわる自律神経系に大別される（図 7.1）．ここでは，自律神経系に作用する薬を中心に述べる．

図 7.1　神経系

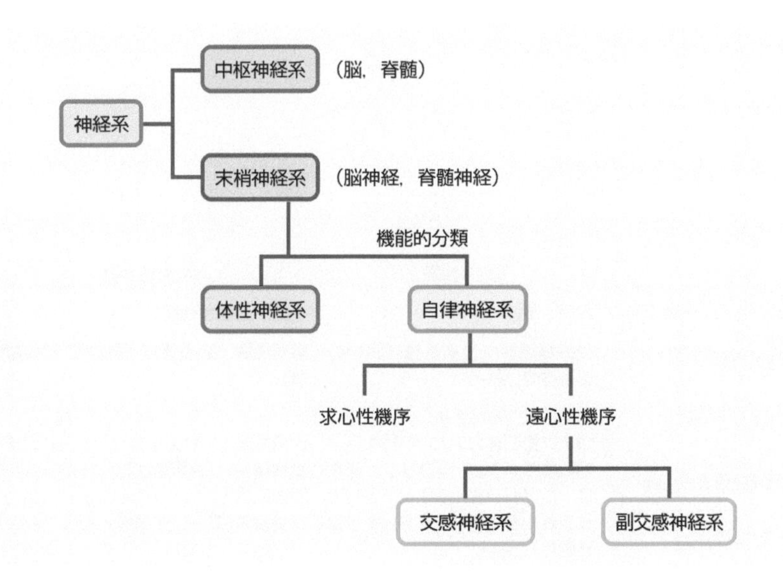

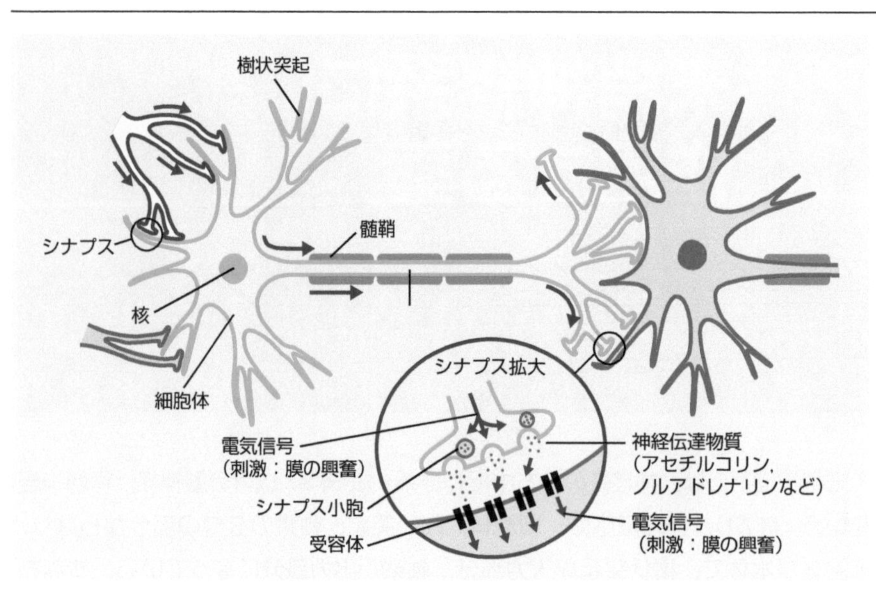

図 7.2　神経細胞とシナプス

7.1　自律神経系

自律神経系は，内臓諸臓器の機能を調節する遠心性機序と，内臓からの情報を中枢神経系に伝える求心性機序という 2 つの系からなる．遠心性機序としては交感神経系と副交感神経系の 2 つの神経系で構成されている．それぞれの神経系は表 7.1 のような特徴をもつ．また，交感神経と副交感神経のはたらきと薬のかかわりを図 7.3 に示す．

表 7.1　交感神経と副交感神経の特徴

	交感神経	副交感神経
中枢神経からの発生部位	胸髄，腰髄	中脳，延髄，仙髄
神経節の位置*	交感神経幹，節前線維（短い），節後線維(長い)	臓器表面，節前線維（長い），節後線維(短い)
神経伝達物質と受容体	節前線維（アセチルコリン）→ニコチン受容体(コリン作動性) 節後線維(アセチルコリン，またはノルアドレナリン)→アドレナリンα，β受容体(アドレナリン作動性)	節前線維（アセチルコリン）→ニコチン受容体(コリン作動性) 節後線維（アセチルコリン）→ムスカリン受容体(コリン作動性)

＊中枢から神経節までの神経を節前線維，神経節から効果器までの神経を節後線維という．

図 7.3　交感神経と副交感神経のはたらきと薬
→ 増強させる
→ 受容体を遮断して減弱させる

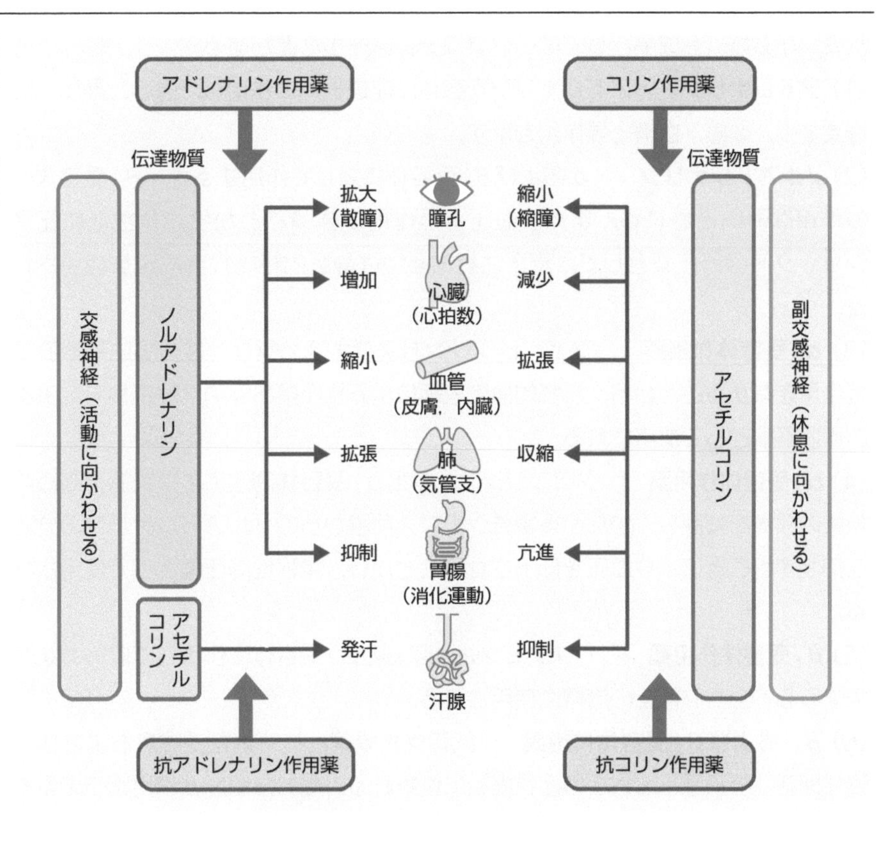

7.2　交感神経に作用する薬

A.　交感神経の作用を亢進させる薬：アドレナリン作用薬

交感神経（アドレナリン作動性神経）を刺激した際と同様の作用を示す薬物である．アドレナリン作用薬としては生体カテコールアミン*および人工的に合成されたものがあるが，これらは作用機序の違いによって直接作用型，間接作用型あるいは混合型に分類される．

*カテコラミンともいう．アドレナリン，ノルアドレナリン，ドパミンの総称（分子内にカテコール環とアミンの構造をもつ）

a.　直接作用型

アドレナリン受容体に直接作用するものである．現在，アドレナリン受容体は，α_1，α_2，β_1，β_1 および β_3 の 5 つが知られているが，これらの各サブタイプに対して選択性の異なる薬が存在する．カテコールアミンは，アドレナリン受容体に直接作用する代表的な物質であるが，各サブタイプへの選択性は低い．生体内に存在する神経伝達物質としては，アドレナリン，ノルアドレナリン，ドパミンがあり，合成品としてはイソプロテレノールなどがある．

(1) アドレナリン　アドレナリン受容体に非選択的に作用し，強心，昇圧，気管支拡張，散瞳，血糖上昇作用を示す．

(2) ノルアドレナリン　αおよびβ_1受容体に対して作用するが，β_2受容体への作用は弱いとされる．また，血圧上昇作用が強いことから，急性低血圧やショック時の昇圧薬として，皮下注射あるいは静脈内持続投与により使用される．

(3) α_1受容体作用薬　フェニレフリンおよびナファゾリンは，強い平滑筋収縮作用を有することから，持続的血管収縮による昇圧薬あるいは局所投与による血管収縮薬として使用される．

(4) α_2受容体作用薬　クロニジンは，中枢α_2受容体刺激により交感神経節前線維の興奮を抑制し，また節後線維シナプス前膜からのノルアドレナリンの分泌を抑制することにより血圧を低下させることから，中枢性降圧薬として使用される．

(5) β_1受容体作用薬　ドブタミンは，心筋のβ_1受容体に作用して収縮力を増強する心不全や心停止の治療に使用される．

(6) $\beta_{1,}$およびβ_2受容体作用薬　気管支拡張薬として気管支喘息および他の慢性閉塞性肺疾患（COPD）の症状緩和に使われる．なお，合成β作用薬であるイソプロテレノールは，β_1およびβ_2受容体に等しく作用する．

b.　間接作用型

アドレナリン作動性神経のシナプス小胞に作動して，神経伝達物質であるノルアドレナリンを放出させ，交感神経の作用を亢進させるはたらきをもつ．

(1) アンフェタミン　代表的な覚醒剤の一つであり，ノルアドレナリンおよびドパミンの放出促進，その再取り込みおよび分解を阻害することで，強い交感神経興奮作用と中枢興奮作用を示す．

(2) ドロキシドパ　生体内代謝によってノルアドレナリンに変換されることから，長時間型の昇圧薬として使用される．

c.　混合型

(1) エフェドリン　直接作用型と間接作用型の両方の機序によって作用を発揮する．

B.　交感神経を遮断する薬：抗アドレナリン作用薬

交感神経（アドレナリン作動性神経）の受容体を遮断することによって，アドレナリン作用を減弱させる薬である．

(1) α_1受容体遮断薬　プラゾシンやブナゾシンは，α_1受容体を遮断することによって血管を拡張させ，血圧を低下させる．そのため，高血圧治療に用いられる．なお，ブナゾシンは緑内障にも用いられる．また，タムスロシン（α_{1A}受容体遮断）やナフトピジル（α_{1D}受容体遮断）は前立腺肥大による排尿障害治療薬として用いられる．

(2) β受容体遮断薬　プロプラノロール，カルテオロールおよびピンドロールなどの非選択的β受容体遮断薬は，心機能抑制作用による高血圧や労作狭心症に用いられる．なお，心不全や気管支喘息の患者に対しては禁忌である．

(3) β_1受容体遮断薬　メトプロロールやアテノロールなどのβ_1受容体遮断薬は，気管支喘息患者に禁忌でないという点で非選択的β遮断薬と違っている．ただし，β_2遮断作用がまったくないというわけではないので，慎重に投与する必要がある．

7.3 副交感神経に作用する薬

A. 副交感神経の作用を亢進させる薬：コリン作用薬

副交感神経（コリン作動性神経）を刺激した際と同様の作用を示す薬である．これらは作用機序の違いによって直接作用型あるいは間接作用型に分類される．

a. 直接作用型

(1) アセチルコリン　内因性の伝達物質．血液中にはアセチルコリンを分解する酵素（コリンエステラーゼなど）が多く存在する．したがって，治療薬として使ったとしてもすぐに分解されてしまうのでほとんど使われない．

(2) メタコリン　作用が持続的（コリンエステラーゼで分解されにくい）で，経口投与可能である．緑内障の治療に用いられる．

(3) ベタネコール　作用が持続的で，消化管や膀胱に特に強く作用する．

(4) ピロカルピン　発汗，唾液分泌，腸管運動の亢進，縮瞳作用があり，術後の腸管麻痺に適応がある．

b. 間接作用型

(1) コリンエステラーゼ阻害薬　副交感神経終末から放出されたアセチルコリンは，生体内に多く存在するコリンエステラーゼによって急速に分解されて，コリンと酢酸になり，作用は消失する．このためにアセチルコリンの作用時間は極めて短い．コリンエステラーゼの活性を阻害することによって，アセチルコリンの分解を遅延させ，間接的にアセチルコリンの作用を示す．フィゾスチグミン，ネオスチグミンが知られている．術後の腸管麻痺や排尿障害に適応がある．

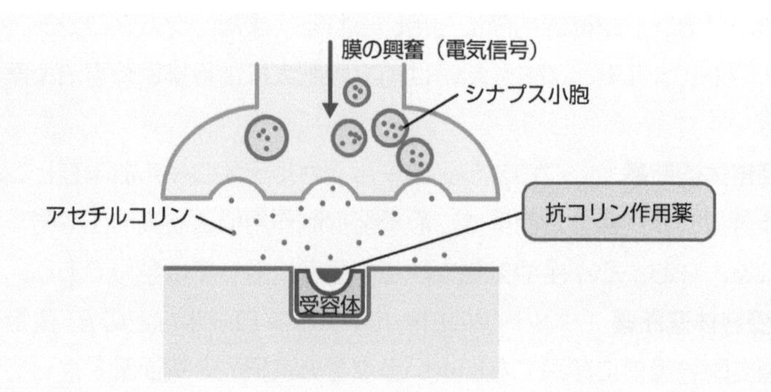

図 7.4 抗コリン作用薬のはたらき
シナプス小胞から放出されるアセチルコリンが受容体に結合するのを遮断する.

B. 副交感神経を遮断する薬：抗コリン作用薬

副交感神経（コリン作動性神経）の受容体を遮断することによって，アセチルコリンの作用を減弱させる薬である（図 7.4）.

(1) アトロピン　ムスカリン受容体において，アセチルコリンと競合的に拮抗する．末梢作用として気管支・消化管平滑筋の収縮抑制，汗・唾液・涙腺抑制，散瞳を引き起こす．大量では幻覚，呼吸麻痺などの中枢作用もみられる.

(2)スコポラミン　末梢作用（散瞳作用や分泌腺の抑制作用はアトロピンより強い）はアトロピンに類似しているが，大量では眠気，疲労感などの中枢作用がある．麻酔前投薬や乗り物酔いに使われる.

(3) その他　イプラトロピウムは気管支喘息や肺気腫などの気道閉塞症治療薬，ホマトロピンは散瞳薬，ピレンゼピンは胃酸分泌抑制薬およびトリヘキシフェニジルはパーキンソン病治療薬として使われる.

7.4 局所に作用する麻酔薬：局所麻酔薬

末梢の知覚神経線維に作用して，求心性インパルスの伝導を遮断することにより，意識や反射機能を損なわないで，目的とする部分の知覚を鈍麻，または消失させるような薬物を局所麻酔薬という．これとは別に鎮痛作用を有する薬については 13.4 節を参照のこと.

A. 局所麻酔薬の作用機序

局所麻酔薬は，神経線維に作用して，細胞外の Na^+ の細胞内への流入を細胞の内側から抑制し，さらに脱分極阻止（膜の安定化），および活動電位の発生抑制により，インパルスの発生，伝導を抑制する（図 7.5）．局所麻酔薬を投与すると，

図 7.5　局所麻酔薬の作用機序

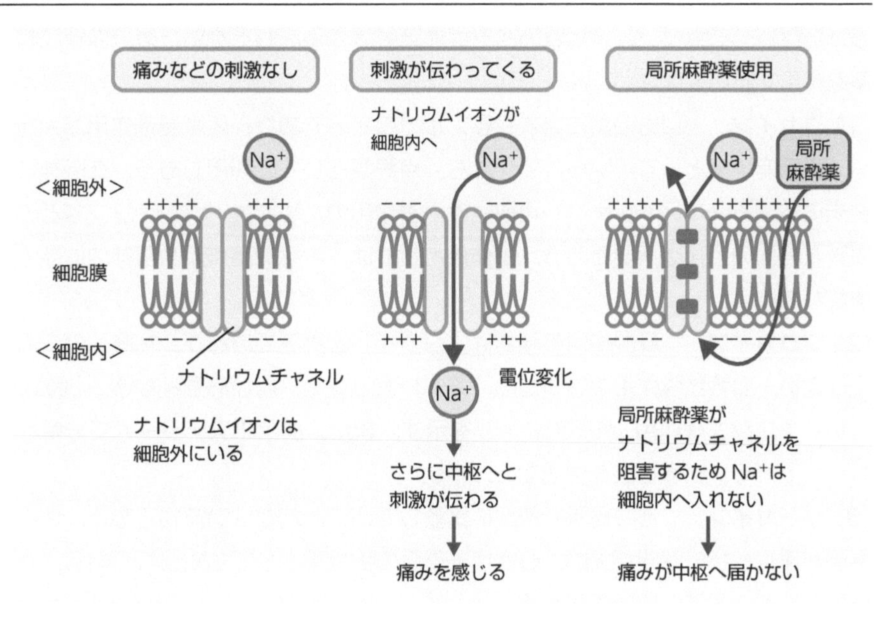

通例，無髄線維から始まって，細い有髄線維（知覚神経），最後に太い有髄線維（運動神経）が麻酔される．

B.　局所麻酔薬の適用法

(1) 表面麻酔　粘膜（口腔，咽頭，結膜など）や角膜組織への浸透性のよい（脂溶性の高い）薬物が適する．外傷，火傷，潰瘍および挿管時の疼痛除去に適応がある．

(2) 浸潤麻酔　手術部位の周辺に皮下または皮内注射して薬液を浸潤させる．抜歯，皮膚の手術などに適応がある．

(3) 伝達麻酔　神経幹，神経節の周辺に注射し，その神経支配の領域に比較的広範囲に作用する．三叉（さんさ）神経痛，骨折整復などに適応がある．

(4) 硬膜外麻酔　脊柱管内の硬膜外腔に注射し，脊髄後根の周辺を麻痺させる方法である．下腹部，胸部の手術に適応がある．

(5) 脊髄麻酔　脊柱管内のくも膜下腔に注射する方法で，下半身の手術に適応がある．

C.　局所麻酔薬

プロカインなどの合成局所麻酔薬の多くは血管拡張作用を有するため，作用持続時間の短縮をきたす．そこで，局所での薬の吸収を阻害し，作用時間の延長と局所麻酔薬の吸収による副作用防止の目的として，血管収縮薬が添加される．血管収縮薬としてアドレナリン，ノルアドレナリン，フェニレフリンが用いられる．ただし，コカイン，メピバカインは血管拡張作用をもたないため，血管収縮薬を併用する必要はない．

(1) コカイン　コカの葉に含まれるアルカロイドであり，組織浸透作用が大きく，表面麻酔薬として用いられる．なお，点眼薬としての利用もある．交感神経終末におけるノルアドレナリン再取込み阻害作用のために，アドレナリンなどの血管収縮薬の添加は不要である．副作用としては，中枢興奮作用や精神的依存の形成がある．

(2) プロカイン　麻酔作用の強さは，コカインと同等であるが，粘膜への浸透性は低い．血管拡張作用をもつため，アドレナリンの併用が必要となる．心筋に対してキニジン様作用（抗不整脈作用）を示す．また，血漿エステラーゼで分解され，パラアミノ安息香酸を生成する．

(3) リドカイン　他の局所麻酔薬に比較して，安全域が広い薬物である．作用発現が速く，持続時間が長い．心室性不整脈の治療薬としても知られている．副作用として，眠気，倦怠感がある．

(4) ジブカイン　局所麻酔薬の中でも効力，毒性ともに強力である．血漿エステラーゼによって分解されにくい．

(5) テトラカイン　プロカインの約 10 倍の効力，毒性を有する．プロカインに比べ作用発現時間は遅く，血漿エステラーゼにより分解されにくい．

(6) メピバカイン　リドカインに類似した構造で，基本的には同じ作用を示すが，速効性である．血管拡張作用がないため，アドレナリンは添加不要である．

歯科領域で使用される局所麻酔薬

わが国の歯科領域において，1年あたり6,000万本の局所麻酔カートリッジが使われているとの統計報告があるが，そのほとんどは2%リドカイン（商品名：キシロカインカートリッジ，オーラ注，リグノスパン，キシレステシン）である．その他，3%プロピトカイン（商品名：シタネスト）などの使用もある．

歯科領域における適用目的および方法は下記のとおりである．

表面麻酔：歯科では注射針の痛みを和らげるために使われる．

浸潤麻酔：歯科では歯を削るときや簡単な外科処置など，一般的な治療で使用される．

伝達麻酔：歯科でおもに使われるのは下顎孔（かがくこう）伝達麻酔法で，下顎の骨に入る神経に麻酔をすることで，麻酔をした側の奥歯から前歯までの麻酔作用が期待される．

また，歯科用局所麻酔薬の使用における一般的な注意点としては，下記の点が挙げられる．①まれにショックや中毒症状を起こすことがあるのでできるだけ必要最小量にとどめる．②注射針が血管の中に入っていないことを確認する．注射針が適切に位置していないと神経障害などが起こることがある．さらに，麻酔薬の注入速度はできるだけ遅くする．③麻酔作用による舌や頬粘膜（きょうねんまく）の麻痺によって，誤嚥や，口腔内を誤って噛んでしまう危険性がある．

（徳山）

8. 中枢神経に作用する薬

中枢神経とは，脳と脊髄のことをいう（図 8.1）．中枢神経の異常による疾患には，統合失調症，うつ病，パーキンソン病，認知症，てんかん，不安症，不眠症などがある．向精神薬とは，中枢神経に作用し，精神機能に影響を与える薬物の総称である．抗精神病薬，抗うつ薬，抗不安薬，睡眠薬などが該当する．向精神薬は，このほか，手術の際の全身麻酔薬や痛みを強力に抑える麻薬性鎮痛薬などがある．

8.1 精神機能の異常を抑える薬：抗精神病薬

統合失調症は精神機能の異常を伴う代表的な疾患である．薬物療法を中心とした治療法の進歩により，従来に比べ予後が好転している．統合失調症の急性期には妄想や幻覚などの陽性症状が強く発現し，慢性期に入ると引きこもり，無関心，意欲の欠如などの陰性症状が目立つようになる．

統合失調症の治療薬は抗精神病薬という．陽性症状の治療にはドパミン D_2 受容体遮断作用を主とした，従来の，効果も高いが副作用も多い定型抗精神病薬が使用される．陽性症状および陰性症状の改善には，上記の作用機序に加えてセロトニン $5\text{-}HT_2$ 受容体の遮断作用などを有する，比較的副作用の少ない非定型抗精神病薬が使用される（表 8.1）．

A. 定型抗精神病薬

クロルプロマジン，フルフェナジン，ペルフェナジンなどのフェノチアジン系とハロペリドール，スピペロンなどのブチロフェノン系に分類される．共通の作用機序として，中脳辺縁系経路におけるシナプス後部におけるドパミン D_2 受容体の遮断作用が知られている．

定型抗精神病薬の副作用は，投与後数日から数週間に，起立性低血圧，錐体外(すいたいがい)

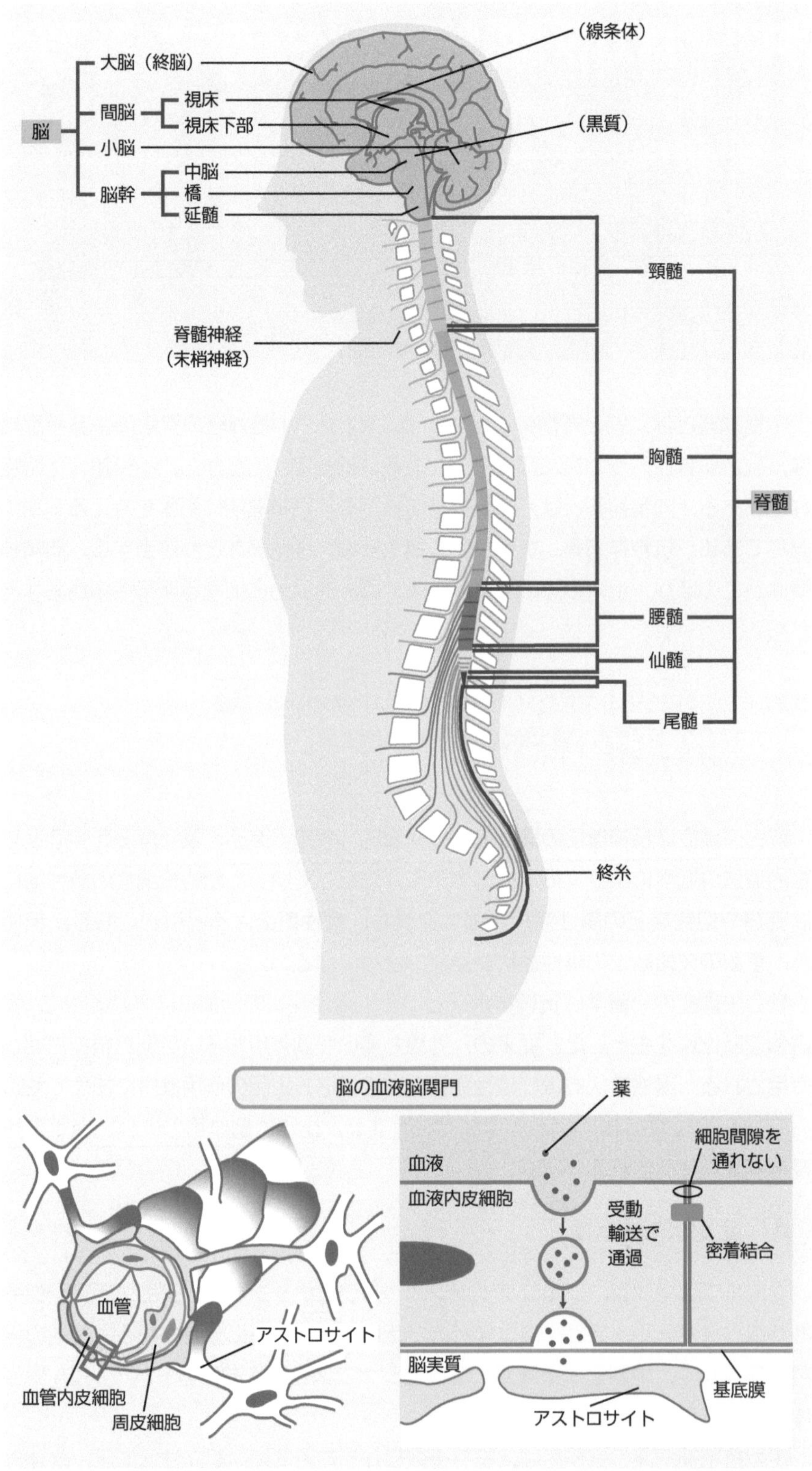

図 8.1　中枢神経（脳と脊髄）

脳
大脳（終脳）
間脳
視床
視床下部
小脳
脳幹
中脳
橋
延髄
（線条体）
（黒質）
脊髄神経
（末梢神経）
頸髄
胸髄
腰髄
仙髄
尾髄
脊髄
終糸

脳の血液脳関門
血管
アストロサイト
血管内皮細胞
周皮細胞
薬
血液
血液内皮細胞
受動
輸送で
通過
細胞間隙を
通れない
密着結合
脳実質
基底膜
アストロサイト

分類		一般名（商品名）	保険適応	薬理作用	おもな副作用
定型抗精神病薬	フェノチアジン系	クロルプロマジン （コントミン）	統合失調症，躁病，神経症における不安・緊張・抑うつ	中脳辺縁系経路におけるシナプス後部のドパミン D_2 受容体の遮断	鎮静・催眠 肝障害 起立性低血圧 不整脈 パーキンソン病様症状 悪性症候群 遅発性ジスキネジア 乳汁分泌 月経異常
	ブチロフェノン系	ハロペリドール （セレネース） スピペロン （スピロピタン）	統合失調症，躁病		
非定型抗精神病薬	SDA	ペロスピロン （ルーラン） リスペリドン （リスパダール）	統合失調症	中脳辺縁系経路におけるシナプス後部のドパミン D_2 受容体の遮断，中脳皮質経路におけるセロトニン $5\text{-}HT_{2A}$ 受容体*1 遮断によるドパミン放出の増加	高プロラクチン血症 （乳汁分泌） 月経異常 射精不能
	MARTA	クエチアピン （セロクエル） オランザピン （ジプレキサ）	統合失調症		体重増加 血糖上昇
	DSS	アリピプラゾール （エビリファイ）	統合失調症 うつ病・うつ状態	ドパミン D_2 受容体に対するパーシャルアゴニスト*2	不眠 焦燥感 胃腸障害

表 8.1　代表的な抗精神病薬

*1　セロトニン $5\text{-}HT_2$ 受容体のサブタイプ

*2　部分作用薬．ドパミンが多いときには抑制的に，少ないときには促進的にはたらく

路症状（振戦，筋強直などのパーキンソン病様症状），悪性症候群（無動，寡黙，筋固縮，高熱など），尿閉，便秘などがみられる．数か月後にみられる慢性症状として，遅発性ジスキネジア（不随意運動），肥満，多量飲水などがある．

また，定型抗精神病薬はアドレナリンとの併用は禁忌である．さらに中枢神経系抑制薬（麻酔薬やバルビツール酸系薬物など），降圧薬，アトロピン様作用薬，モノアミンオキシダーゼ（MAO）阻害薬，抗ヒスタミン薬との併用にも注意を要する．

B.　非定型抗精神病薬

定型抗精神病薬に比べ，錐体外路症状，過鎮静，薬剤性の認知障害などの副作用が少なく，QOL の向上，コンプライアンス（患者が処方どおりに服薬すること）の改善が得られることから，現在，薬物療法の第一選択となっている．

(1) セロトニン・ドパミン拮抗薬（SDA）　ペロスピロン，リスペリドンは，ドパミン D_2 受容体遮断作用により抗幻覚作用を発揮するとともに，セロトニン受容体遮断により陰性症状の緩和および錐体外路症状を軽減させる．副作用として高プロラクチン血症などが知られている．

(2) 多元受容体標的化抗精神病薬（MARTA）　クエチアピン，オランザピンが属するが，多種類の神経受容体を遮断することにより，異なる神経伝達系からな

るネットワークに作用して，陽性・陰性症状の改善，錐体外路症状を緩和する．副作用として体重増加や血糖上昇などがある．

(3) ドパミン・システムスタビライザー（DSS）　アリピプラゾールはドパミン D_2 受容体に対して部分作用薬（パーシャルアゴニスト）として作用する．すなわち，アリピプラゾールはドパミン作動性神経伝達が過剰な場合にはドパミン D_2 受容体拮抗薬として作用し，低下している場合にはドパミン D_2 受容体作用薬として作用する．不眠，焦燥感，胃腸障害などの副作用がある．

8.2 うつ病を治療する薬：抗うつ薬

うつ病は抑うつ気分や悲観的認知などの精神症状とともに，疲労，倦怠感，不眠などの身体症状を示す症候群であり，一般に，意識や記憶・知能は障害されないとされる．

うつ病には薬物治療が必要であり，治癒可能な疾患である．その主体は抗うつ薬であるが，症状の改善には 2 ～ 4 週間を要するのが普通である．症状に応じて抗不安薬，精神安定薬，睡眠薬，脳循環改善薬，脳代謝賦活薬なども単独または併用で用いられる．

抗うつ薬は，うつ状態の型により次のような選択をする．軽症から中等症のうつ病では，副作用が少なく安全性が高いという点から，選択的セロトニン再取り込み阻害薬(SSRI)や選択的セロトニン・ノルアドレナリン再取り込み阻害薬(SNRI)が第一選択薬となる（図 8.2）．6 ～ 8 週間使用しても効果がみられないときは，他の抗うつ薬への変更を考慮する．第一世代薬のイミプラミン，アミトリプチリン，クロミプラミン，ノルトリプチリンなどや，また第二世代薬のマプロチリン，アモキサピン，ミアンセリン，トラゾドンなどが第二選択薬の候補となる(表 8.2)．

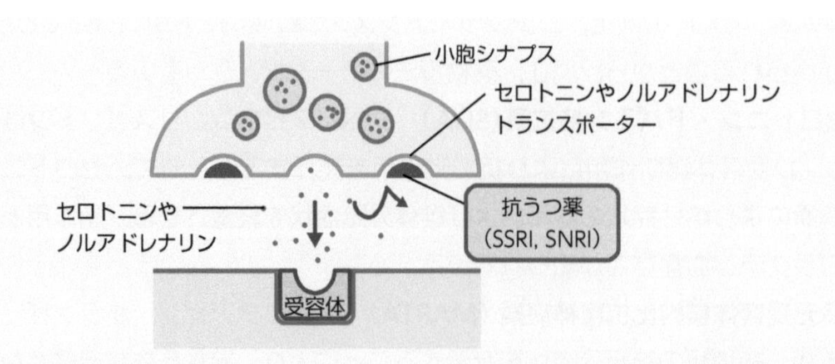

図 8.2　抗うつ薬（SSRI，SNRI）のはたらき
シナプス小胞にあるセロトニンやノルアドレナリンは，放出後，セロトニンやノルアドレナリントランスポーターを介して神経細胞に再取り込みされる．抗うつ薬はこの再取り込みを遮断する．

分類	一般名(商品名)	保険適応	薬理作用	おもな副作用
三環系	イミプラミン(トフラニール) アミトリプチリン(トリプラノール) クロミプラミン(アナフラニール) トリミプラミン(スルモンチール) ノルトリプチリン(ノリトレン) ロフェプラミン(アンプリット) アモキサピン(アモキサン) ドスレピン(プロチアデン)	精神科領域におけるうつ病・うつ状態 遺尿症（トフラニール・アナフラニール） 夜尿症（トリプラノール）	神経終末へのノルアドレナリンやセロトニンの再取り込みを阻害 アセチルコリン受容体を遮断 アドレナリンα_1受容体を遮断 ヒスタミン受容体を遮断	口渇，眠気など 悪性症候群， てんかん発作 無顆粒球症， 心不全
四環系	マプロチリン(ルジオミール) ミアンセリン(テトラミド) セチプチリン(テシプール)	うつ病・うつ状態	ノルアドレナリンの再取り込みを選択的に阻害 シナプス前α_2受容体遮断によりノルアドレナリン遊離を促進	口渇，めまい，眠気など 悪性症候群， 無顆粒球症
SSRI	フルボキサミン（デプロメール，ルボックス） パロキセチン(パキシル) セルトラリン(ジェイゾロフト)	うつ病・うつ状態	セロトニンの再取り込みを選択的に阻害	せん妄，錯乱，自殺企図 他剤との併用で悪性症候群
SNRI	ミルナシプラン(トレドミン) デュロキセチン(サインバルタ)	うつ病・うつ状態	セロトニンおよびノルアドレナリンの再取り込みを選択的に阻害	作用の速効性がある 肝代謝酵素阻害による相互作用を考慮しなくてもよい
NaSSA	ミルタザピン(リフレックス)	うつ病・うつ状態	シナプス前α_2受容体遮断によりノルアドレナリン，セロトニン遊離を促進	体重増加，眠気，めまいなど
その他	トラゾドン(レスリン，デジレル) スルピリド(ドグマチール，アビリット，ミラドール)	うつ病・うつ状態	セロトニンの再取り込みを選択的に阻害(トラゾドン) ドパミンD_2受容体を遮断（スルピリド）	

表 8.2　代表的な抗うつ薬

A.　抗うつ薬

(1) 三環系抗うつ薬（TCA）　ノルアドレナリンとセロトニン受容体に加えて，ムスカリン受容体，α_1 アドレナリン受容体およびヒスタミン受容体に作用する．三環系抗うつ薬は，さまざまな受容体への作用が強いため，副作用が非常に多い．致死的となりうる副作用は心毒性である．また頻発する副作用として抗コリン作用があり，口渇，便秘をきたすとともに，高齢者では緑内障の悪化，尿閉およびイレウス(腸閉塞)を起こしうる．

(2) 四環系抗うつ薬　ノルアドレナリンの取り込みを選択的に阻害し，セロトニン系への作用は弱い．また，三環系抗うつ薬に比較して，他の受容体への作用も弱いため，副作用が少なく使いやすい．マプロチリンやミアンセリンなどがある．

(3) 選択的セロトニン再取り込み阻害薬（SSRI）　SSRI はセロトニントランスポーターに特異的に結合してセロトニンの神経終末への再取り込みを選択的に阻害する．その結果，シナプス間隙のセロトニン濃度が上昇し，抗うつ作用を発現する．抗うつ作用だけではなく，強迫性障害やパニック障害などへの適用もある．わが国においては，フルボキサミン，パロキセチンおよびセルトラリンが臨床応用されている．なお，性機能障害，頭痛，悪心・下痢などの消化器症状などの副作用はあるものの，継続使用によって改善される場合が多い．

(4)選択的セロトニン・ノルアドレナリン再取り込み阻害薬(SNRI)　セロトニンとノルアドレナリンの両方のトランスポーターに結合して作用するが，他の受容体への作用は少ない．ミルナシプラン，デュロキセチンは，他の抗うつ薬に比べて作用の発現が速いといわれ，再発予防のための維持療法にも効果的である．副作用としては，排尿障害，血圧上昇，頻脈，頭痛，振戦などがある．

(5)ノルアドレナリン・セロトニン作動性抗うつ薬(NaSSA)　中枢のセロトニンおよびノルアドレナリンの両者の神経伝達を増強することで作用を発現するミルタザピンは，作用の発現が速やかであり，SSRI や SNRI にみられる性機能障害や消化器症状が少ない．副作用としては体重増加，眠気，めまいなどがある．

(6) その他　トラゾドンは弱いセロトニン取り込み阻害作用を有し，強い鎮静作用，眠気があるが，三環系抗うつ薬にみられる抗コリン作用，心毒性およびけいれん誘発などの副作用は少ない．軽症から中等症で，鎮静，抗コリン性および循環系の副作用を避けたい患者には，ドパミン D_2 受容体遮断薬のスルピリドを使用することがある．抗うつ薬に反応しない各種のうつ状態には，中枢興奮作用を有する塩酸メチルフェニデートやペモリンが用いられることがある．

8.3 パーキンソン病を治療する薬 :パーキンソン病治療薬

パーキンソン病は，1817 年にイギリスの医師ジェームズ・パーキンソンによって初めて記述された疾患で，黒質-線条体系ドパミン作動性神経の 70 ～ 80% 以上の変性・脱落を主因とする進行性の錐体外路系疾患である（図 8.3）．安静時振戦，筋固縮，動作緩慢・無動，および姿勢異常・歩行障害の 4 大症候を呈するが，これらは運動機能調節におけるドパミン作動系とコリン作動系のバランスが崩れ，相対的なコリン作動系の機能過剰によって引き起こされると考えられている．自律神経症状（便秘，立ちくらみ，排尿障害）や精神症状（うつ状態，認知症など）が随伴する場合もあるが，その発症要因は不明である．

大脳基底核の黒質と線条体は，錐体外路の運動を調節している．

パーキンソン病患者に対する薬の投与は，自覚的困難と QOL を考慮して決める．治療の原則は，低下しているドパミン作動性神経機能の増強，または相対的に優位となっているコリン作動性神経機能の抑制を介して，両神経のバランスを是正することである．レボドパや抗コリン薬が使用され，劇的な効果を示すことが多い．しかし，レボドパには長期使用に伴う効果の減弱（耐性，wearing-off（ウェアリングオフ）現象）

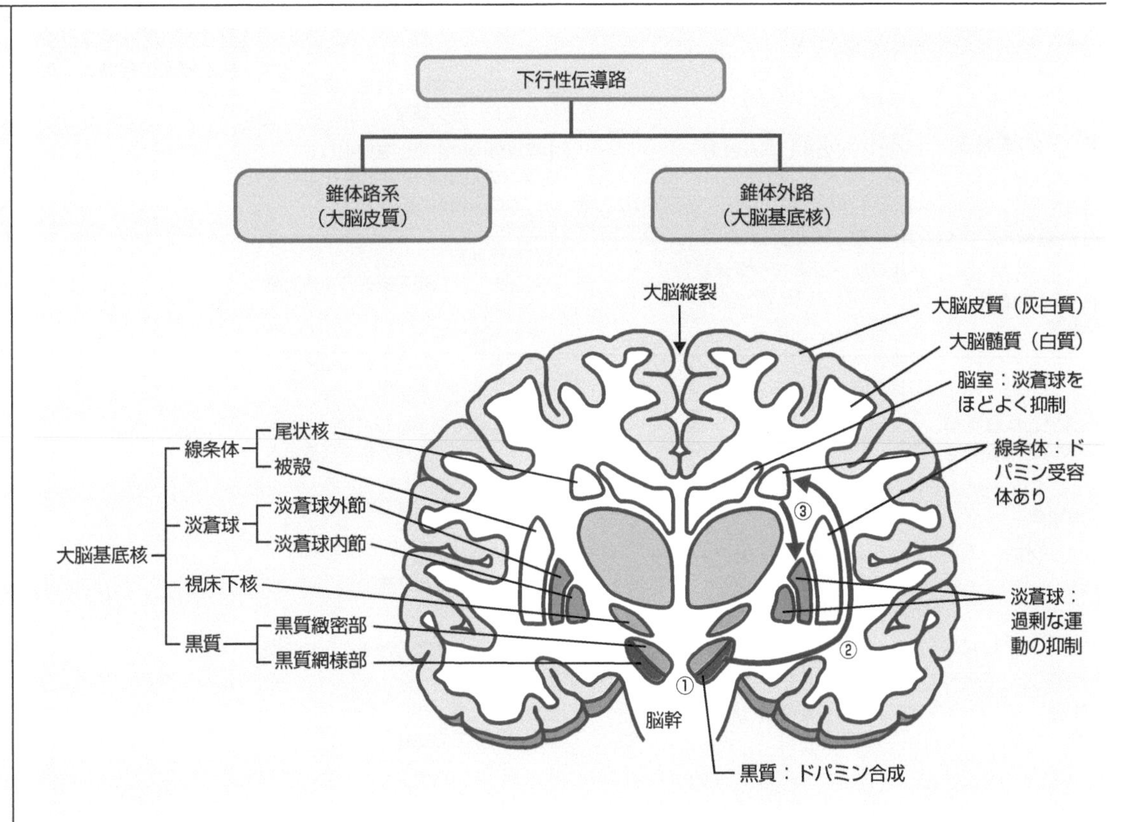

図 8.3　錐体外路（大脳基底核）の黒質と線条体
パーキンソン病では，①変性によりドパミン減少，②ドパミンが送られない，③淡蒼球を抑制できない．

や動揺（on-off 現象），中枢性副作用（幻覚・妄想などの精神症状，不随意運動）などの問題があり，ドパミン受容体刺激薬（ドパミンアゴニスト）などを併用する多剤併用療法が主流となりつつある．抗コリン薬は記憶障害や精神症状などの副作用が多いことから，使用が控えられる傾向にある（表 8.3）．

A.　パーキンソン病治療薬

(1) ドパミン前駆物質　レボドパは，ドパミンの前駆物質である．脳内でドーパ脱炭酸酵素によりドパミンに変換されて生理作用を発揮し，パーキンソン病およびパーキンソン症候群に効果を現す．末梢におけるドパミンへの代謝を抑制して脳内への移行率を高めると同時に，末梢における副作用を軽減するため，通常は末梢性ドーパ脱炭酸酵素阻害薬（カルビドパまたは塩酸ベンセラジド）と併用される．重大な副作用として悪性症候群が知られている．その他，錯乱・幻覚・抑うつ，胃潰瘍・十二指腸潰瘍の悪化，溶血性貧血，突発的睡眠などがある．

(2) ドパミン受容体作用薬　ブロモクリプチン，ペルゴリド，カベルゴリンなどはドパミン受容体刺激作用があり，中枢神経系で黒質-線条体系に作用して抗パーキンソン病作用を示す．副作用として，ショック，急激な血圧低下，起立性

表 8.3　パーキンソン病治療薬の種類とその特徴

分類	一般名(商品名)	特徴
ドパミン前駆物質	レボドパ(ドパストン)	血液脳関門通過後ドパミン転換 線条体ドパミン補充
	レボドパ・カルビドパ合剤 (ネオドパストン) レボドパ・ベンセラジド合剤　(マドパー)	中枢以外の脱炭酸化を抑制して中枢へのレボドパの移行を可能とし，その作用を増強する
ドパミン受容体作用薬	ブロモクリプチン(パーロデル) ペルゴリド(ペルマックス) カベルゴリン(カバサール)	麦角系作用薬 非高齢者，非認知症患者の初期治療
	タリペキソール(ドミン) プラミペキソール(ビ・シフロール) ロピニロール(レキップ)	非麦角系作用薬 非高齢者，非認知症患者の初期治療 ドパミン神経保護作用
モノアミン酸化酵素(MAO-B)阻害薬	セレギリン(エフピー)	MAO-B 阻害によりレボドパの分解を抑制し，その治療効果を延長する
ノルアドレナリン前駆物質	ドロキシドパ(ドプス)	すくみ足，無動，起立性低血圧症
抗コリン薬	トリヘキシフェニジル(アーテン) ビペリデン(アキネトン) マザチコール(ペントナ)	軽症の治療導入薬 振戦，筋固縮などに有効
アデノシン受容体拮抗薬	イストラデフィリン(ノウリアスト)	wearing-off 現象の改善を目的に使用
その他	アマンタジン塩酸塩(シンメトレル)	抗ウイルス薬 ジスキネジアの抑制

低血圧，悪性症候群などがある．

(3) 中枢性ムスカリン性アセチルコリン受容体遮断薬　トリヘキシフェニジルは中枢性の抗コリン作用を有するが，末梢性の抗コリン作用(散瞳，口渇など)は弱い．悪性症候群，めまい・ふらつき・立ちくらみ，口渇，悪心・嘔吐の副作用がある．

(4) ドパミン作動性神経の機能を増強する薬物　アマンタジン塩酸塩は，ドパミンの放出促進作用，再取り込み抑制作用および合成促進作用によりドパミン作動性神経の機能を亢進する．コリン作動系がドパミン作動系に対して過剰な状態にあるパーキンソン症候群において，両者のバランスを是正することにより効果を示す．副作用に悪性症候群，皮膚粘膜眼症候群，中毒性表皮壊死症などが知られている．

8.4　認知症を治療する薬：抗認知症薬

老年期に認知障害を示す代表的疾患が，アルツハイマー型認知症と脳血管性認知症である．老年期の 5 ～ 6% に認知症が見られるが，その半数以上がアルツハイマー病であるといわれ，男性より女性の発症率が高いとされる．アルツハイマー病患者の脳では，老人斑，神経原線維変化，広範な神経細胞の脱落が観察される．アルツハイマー病の詳細な発症機序は不明であるものの，アミロイドβタンパク質（Aβ）沈着を伴う老人斑の形成が主病因と推測されている．

A. 抗認知症薬

a. アルツハイマー型認知症

使用される薬としては，中枢性コリンエステラーゼ阻害薬であるドネペジル，ガランタミン，リバスチグミンおよびグルタミン酸NMDA*受容体拮抗薬であるメマンチンがある．ただし，薬物療法の効果は現時点では限定的である．

* *N*-methyl-D-aspartate．*N*-メチル-D-アスパラギン酸

中枢性コリンエステラーゼ阻害薬は中枢神経において，コリンエステラーゼを選択的かつ可逆的に阻害することによって脳内アセチルコリン含量を増加させ，コリン作動性神経系の機能を増強する（図8.4）．副作用として，失神，徐脈，心ブロックなどの循環器症状，消化性潰瘍などの消化器症状，肝炎，黄疸などの肝機能障害などが知られている．

b. 脳血管性認知症

脳血管障害に起因して発症する脳血管性認知症は，脳血管障害の発症・再発の予防，高血圧，糖尿病や脂質異常症などのコントロールが重要である．脳梗塞の再発予防は抗血液凝固療法や抗血小板療法にて対応する．認知症においては，知識障害や高次機能障害に対する治療法は存在せず，意欲の低下，抑うつ気分，不穏，興奮のような周辺の精神症状に対する治療が中心となる．

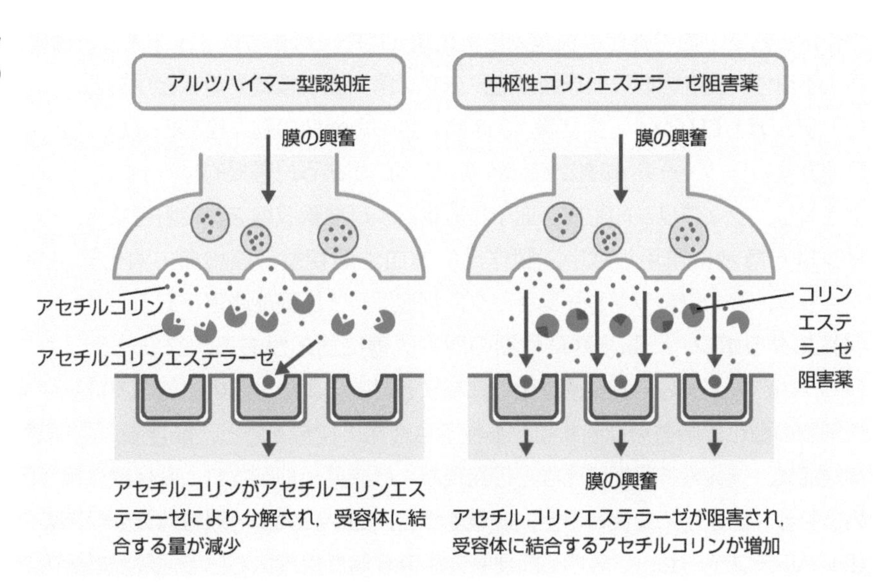

図8.4　中枢性コリンエステラーゼ阻害薬の作用機序

8.5 脳血管障害(脳卒中)を改善する薬 :脳血管障害の治療薬

脳血管障害は，以前は脳卒中と呼ばれていた疾患で，脳の循環障害に起因する中枢神経の機能的，形態的障害と定義される．閉塞性(梗塞)と出血性に大別され，さらに，脳梗塞は脳血栓および脳塞栓，脳出血は脳内出血とクモ膜下出血に分けられる．いずれも脳血管病変を基礎疾患とする脳循環障害である．

A. 脳血管障害の治療薬

血液の凝固にかかわる血小板の凝集を抑制するもの，脂質過酸化を抑制するもの，血栓を溶解するもの，また，脳内の水分量を調節するものなどがある．血栓については，11 章参照のこと．

(1) オザグレルナトリウム　急性期の脳血栓症とクモ膜下出血後の遅発性脳血管れん縮*に適応がある．トロンボキサン合成酵素の選択的阻害薬であり，トロンボキサン A_2 の産生を抑制すると同時にプロスタグランジン I_2 の産生を促進することで，血小板の凝集を抑制し脳血流量を増加させる．副作用として，出血，アナフィラキシー様症状，肝機能障害，血小板減少，白血球減少，顆粒球減少，腎機能障害が発現することがある．

* 1 回の刺激で血管が 1 回収縮すること

(2) チクロピジン　各種虚血性脳血管障害に伴う血栓・塞栓や血流障害に適応がある．代謝物が血小板のアデニル酸シクラーゼを活性化して血小板内 cAMP 含量を上昇させ，各種の凝集誘導薬（アデノシン二リン酸，コラーゲン，アドレナリン，トロンボキサン A_2，アラキドン酸，トロンビン）による血小板凝集を持続的に抑制する．副作用として，血栓性血小板減少性紫斑病（TTP），無顆粒球症，重篤な肝障害，再生不良性貧血を含む汎血球減少症，赤芽球癆(せきがきゅうろう)，血小板減少症などがある．

(3) アルガトロバン　発症後 48 時間以内の急性期の脳血栓症のほか，慢性動脈閉塞症（バージャー病，閉塞性動脈硬化症）に適応がある．選択的な抗トロンビン作用を有し，フィブリンの生成，血小板凝集および血管収縮を強く阻害する．ヘパリンほど急激に作用しない．副作用に出血性脳梗塞，脳出血・消化管出血，ショック，アナフィラキシーショック，劇症肝炎・肝機能障害がある．

(4) エダラボン　脳梗塞急性期の障害改善に適応がある．フリーラジカル（・OH など）を消去し，脂質過酸化を抑制することにより，脳の血管内皮細胞や神経細胞の酸化的障害を抑制する．脳梗塞急性期に投与すると，脳浮腫，脳梗塞，神経症候，遅発性神経細胞死などの発現および進展が抑制され，脳保護作用が認められる．副作用に急性腎不全，肝機能障害，血小板減少・顆粒球減少がある．

(5) アルテプラーゼ　急性心筋梗塞発症後 6 時間以内における冠動脈血栓の溶

解に適用される．フィブリンに対する親和性が高く，血栓に特異的に吸着して，血栓上でプラスミノーゲンをプラスミンに転化させる．このプラスミンがフィブリンを分解し，用量依存的な血栓溶解作用を発揮する．副作用として，脳や消化管における重篤な出血，ショック，アナフィラキシー様症状，心破裂や心タンポナーデ（心臓と心外膜間に液体が貯留し，心臓の拍動が阻害される状態），舌・口唇・咽頭などの腫脹を症状とする血管浮腫，心室細動，心室頻拍などの重篤な不整脈が知られている．

(6) ウロキナーゼ　脳血栓症発症後 5 日以内の脳血栓症，発症後 10 日以内の末梢動・静脈閉塞症，および急性心筋梗塞における冠動脈血栓の溶解に適応がある．プラスミノーゲン分子中のアルギニン-バリン結合を加水分解してプラスミンを生成する．生成したプラスミンはフィブリンを分解することにより血栓および塞栓を溶解する．副作用に出血性脳梗塞，脳出血，消化管出血などの重篤な出血およびショックがある．

(7) 濃グリセリン，果糖　頭蓋内圧亢進，頭蓋内浮腫の治療，眼内圧亢進に適応がある．点滴静注により，脳水分量の減少に基づく，速やかで強い頭蓋内圧下降作用および眼内圧下降作用を示す．急性脳梗塞時には，脳血流量増加，脳酸素消費量増加，脳組織代謝改善などが認められ，虚血状態から正常状態への回復作用により，脳虚血性障害に対し保護的に作用する．副作用に乳酸アシドーシスなどがある．

8.6　てんかんの薬：抗てんかん薬

てんかんは「種々の病因によって起こる慢性の脳障害で，大脳灰白質（かいはくしつ）神経細胞の過剰で無秩序な放電による反復性の発作（てんかん発作）を主徴とし，これにさまざまな臨床症状および検査所見を伴うもの」と定義される（図 8.5）．脳腫瘍や脳炎など現在進行中の脳疾患や全身代謝異常が原因となるものや，繰り返しのない一過性の痙れん症状はてんかんには含まれない．発作が開始する脳部位に応じて，部分発作と全般発作に大別される．

一般に，薬物治療はてんかん発作の型に応じた第一選択薬の単剤投与から開始する．最大許容量でも発作抑制が不十分な場合は，第二選択薬の併用を開始する．第二選択薬の濃度が定常状態になり，発作が抑制されていれば，第一選択薬を徐々に減量していく．単剤療法を原則とし，他剤併用は必要な場合のみとする．

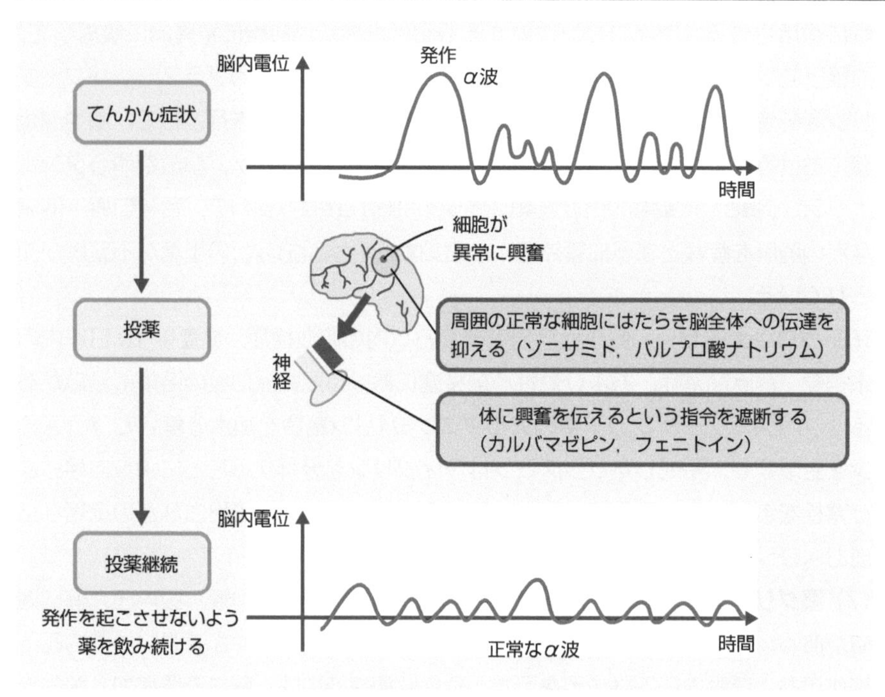

図 8.5　てんかん発作の脳内電位と作用薬

A.　抗てんかん薬

(1) バルプロ酸ナトリウム　脳内γ-アミノ酪酸（GABA）濃度およびドパミン濃度の上昇とともに，セロトニン代謝の促進が認められることから，本薬の作用は，GABA を介した脳内抑制系の活性化に基づくと推定されている．副作用に重篤な肝障害，黄疸，脂肪肝，高アンモニア血症を伴う意識障害，溶血性貧血などの血液障害などがある．

(2) カルバマゼピン・フェニトイン　電位依存性 Na^+ チャネルの不活性化状態からの回復を遅延させることにより，大脳皮質ニューロンの持続的な活動電位の活性化を抑制する．副作用に再生不良性貧血などの血液障害，皮膚粘膜眼症候群・中毒性表皮壊死症，全身性エリテマトーデス（SLE）様症状などがある．

8.7　不安を鎮める薬，睡眠を促す薬：抗不安薬，睡眠薬

A.　抗不安薬

不安症は，不安神経症ともいわれ，「心理的または情緒的な原因によって起こる精神神経の機能障害のうち，人格の崩壊を示さず，かつ身体的症状を呈すること

表 8.4　代表的な抗不安薬
この他にクロナゼパムがあり，保険適応はてんかんである．

タイプ（作用時間）		一般名（商品名）	抗不安作用
ベンゾジアゼピン系	短時間型	クロチアゼパム（リーゼ）	+
		フルタゾラム（コレミナール）	++
		エチゾラム（デパス）	+++
	中間型	アルプラゾラム（ソラナックス，コンスタン）	+++
		ロラゼパム（ワイパックス）	+++
		ブロマゼパム（レキソタン，セニラン）	+++
	長時間型	オキサゾラム（セレナール）	+
		メダゼパム（レスミット）	+
		クロルジアゼポキシド（バランス，コントール）	++
		ジアゼパム（セルシン，ホリゾン）	++
		フルジアゼパム（エリスパン）	++
		クロラゼプ酸二カリウム（メンドン）	++
		メキサゾラム（メレックス）	++
		クロキサゾラム（セパゾン）	+++
	超長時間型	プラゼパム（セダプラン）	++
		ロフラゼプ酸エチル（メイラックス）	++
		フルトプラゼパム（レスタス）	+++
セロトニン $5\text{-}HT_{1A}$ 受容体部分作動性	短時間型	タンドスピロン（セディール）	++

があっても自律神経症状の範囲に留まり，器質的病変を認めない場合」をいう．

不安神経症の治療には主として精神療法が行われ，薬物療法が併用される．治療には，ジアゼパム，エチゾラム，ロラゼパム，ブロマゼパムやクロナゼパムなどのベンゾジアゼピン系の抗不安薬に加え，フルボキサミンまたはパロキセチンなどのセロトニン再取り込み阻害薬（SSRI）が使用されるようになってきた（表 8.4）．

(1) ベンゾジアゼピン系抗不安薬　ベンゾジアゼピン系抗不安薬は，慢性で持続する不安，緊張，焦燥感に有効で，中・長時間型を連用する．急性で一過性の不安には短時間型の頓服も行う．漫然と長期投与せず，治療期間を設定して依存や耐性の形成を避ける．原則として少量から開始して症状と副作用を観察し増減する．中止に向けては漸減（ぜんげん）する．

ベンゾジアゼピン系は，次項の睡眠薬としても用いられるもので，作用機序には GABA 受容体がかかわっている（図 8.6）．

パニック障害には，力価の高いアルプラゾラム，ロラゼパム，ロフラゼプ酸エチル，クロナゼパム（保険適応はてんかん）などが用いられる．激しいパニック発作

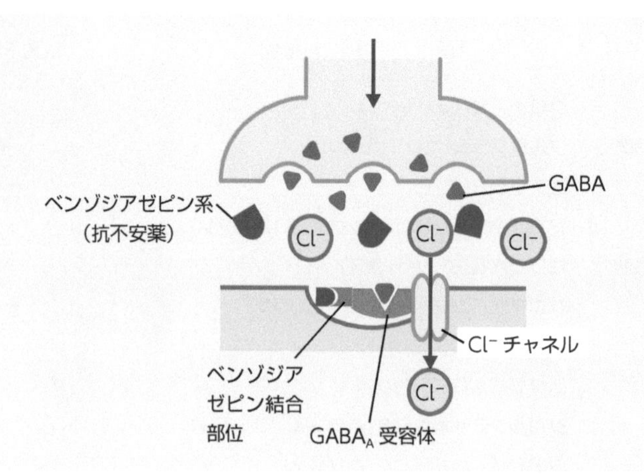

図 8.6　ベンゾジアゼピン系抗不安薬
GABA$_A$ 受容体のベンゾジアゼピン結合部位にベンゾジアゼピン系薬が結合すると，GABA$_A$ 受容体に GABA が結合しやすくなる．結合すると Cl^- チャネルが開き，Cl^- が通過し，細胞内に Cl^- が増加し，脱分極により抑制性神経の機能亢進が起こり，不安が減少すると考えられる．

にはジアゼパムが静脈内投与される．強迫性障害，解離性障害など性格要因の強い神経症ではベンゾジアゼピン系抗不安薬の有効性は低いとされる．

ベンゾジアゼピン系抗不安薬の副作用としては，眠気，ふらつき，めまい，失調，脱力感，倦怠感などがある．そのほかにも次の注意点がある．長期にわたる連用で精神的依存に加え身体依存が生じることがあり，退薬時（薬物摂取を断った時）には禁断症状（離脱症候）として反跳性不安，不眠，レム睡眠の増加，振戦，痙れん，せん妄*，妄想，幻覚などを示す．短時間型ほど禁断症状が急激で程度も強いため依存を生じやすい．前向性健忘といわれる服用後の一過性の記憶障害もみられる．特にトリアゾラムのような高力価の超短時間型で生じやすく，アルコールと併用するとさらに発症しやすくなる．

*意識障害が起こり，頭が混乱した状態

ベンゾジアゼピン系抗不安薬は中枢神経抑制薬（フェノチアジン誘導体，バルビツール酸誘導体など），モノアミンオキシダーゼ（MAO）阻害薬，アルコールとの併用で中枢神経抑制作用が増強される．

(2) その他　セロトニン 5-HT$_{1A}$ 受容体部分作動性薬のタンドスピロンは抗けいれん作用，筋弛緩作用はなく，眠気も少ないため，軽症の不安神経症によい適応となるが，効果発現に 1 ～ 2 週間を要する．SSRI 抗うつ薬や三環系抗うつ薬のクロミプラミンは強迫性障害に有効である．また強迫観念が妄想的に発展する場合はセロトニン・ドパミン拮抗薬（SDA）のリスペリドンやブチロフェノン系のハロペリドールなどの抗精神病薬（精神安定薬）が併用される．

B.　睡眠薬

不眠症は平常時と比較して睡眠時間が短くなり，身体や精神に不調が現れる病気で睡眠障害の一種である．不眠症は，症状によって，入眠障害，中途覚醒，早朝覚醒，熟眠障害の 4 種類に分類される．ベンゾジアゼピン系睡眠導入薬が広

表 8.5　代表的なベンゾジアゼピン系睡眠薬

タイプ(作用時間)	一般名(商品名)	保険適応
超短時間型	トリアゾラム(ハルシオン)	就眠
短時間型	リルマザホン(リスミー)	就眠，麻酔前投薬
中間型	フルニトラゼパム(サイレース)	熟眠，麻酔前投薬，麻酔導入
	ニトラゼパム(ネルボン)	熟眠，てんかん
	エスタゾラム(ユーロジン)	熟眠，麻酔前投薬
長時間型	フルラゼパム(ダルメート)	熟眠，麻酔前投薬

く用いられ，その他，状況に応じて，抗ヒスタミン薬，精神安定薬，抗うつ薬などが使用される．なお，従来，高頻度に使用されていたバルビツール酸誘導体は，薬物依存性が高く，レム睡眠の短縮を起こしやすいなどの理由から，睡眠薬としてはほとんど使われていない．

(1) ベンゾジアゼピン系睡眠導入薬　フルラゼパム，ニトラゼパム，エスタゾラムおよびトリアゾラムは，大脳辺縁系，視床下部のベンゾジアゼピン受容体に作用して，睡眠・抗不安作用を誘発する．実際の使用においては，それぞれの薬物の作用持続時間などを考慮することが肝要である（表 8.5）．なお，その他の副作用などの注意点は，抗不安薬（A 項）を参照．

現在，ベンゾジアゼピン構造を有さないが，ベンゾジアゼピン結合部位に結合して作用を発揮する非ベンゾジアゼピン系睡眠薬が使用されている．これらの薬物は，抗不安作用や筋弛緩作用は弱い．

(2) バルビツール酸誘導体　脳幹網様体に作用して覚醒作用を抑える．超短時間作用型のチオペンタールやチアミラールは静脈内麻酔薬として用いられる．フェノバルビタールは半減期が 60 ～ 120 時間で，残留性が長く，長時間作用型に分類される．フェノバルビタールを服用していると，肝臓の薬物代謝酵素が誘導され，併用薬物の代謝が促進され，効果の減弱がみられる場合がある．

(3) その他　近年，上記の薬の作用機序と異なる 2 つのタイプの睡眠薬が登場した．ラメルテオンは脳内で入眠のリズムを担っているメラトニン受容体に作用することで，睡眠，覚醒のリズムを正常化し，入眠障害を改善する．ベンゾジアゼピン系睡眠薬と比較して作用は弱いものの，副作用が生じにくい．スボレキサントは脳内で覚醒状態の維持にはたらくオレキシン受容体を遮断することで睡眠作用を発揮する．時に悪夢が発現するとされる．

8.8　手術で使用される麻酔薬：全身麻酔薬

全身麻酔薬とは，中枢神経系を抑制することによって，意識の消失，無痛状態

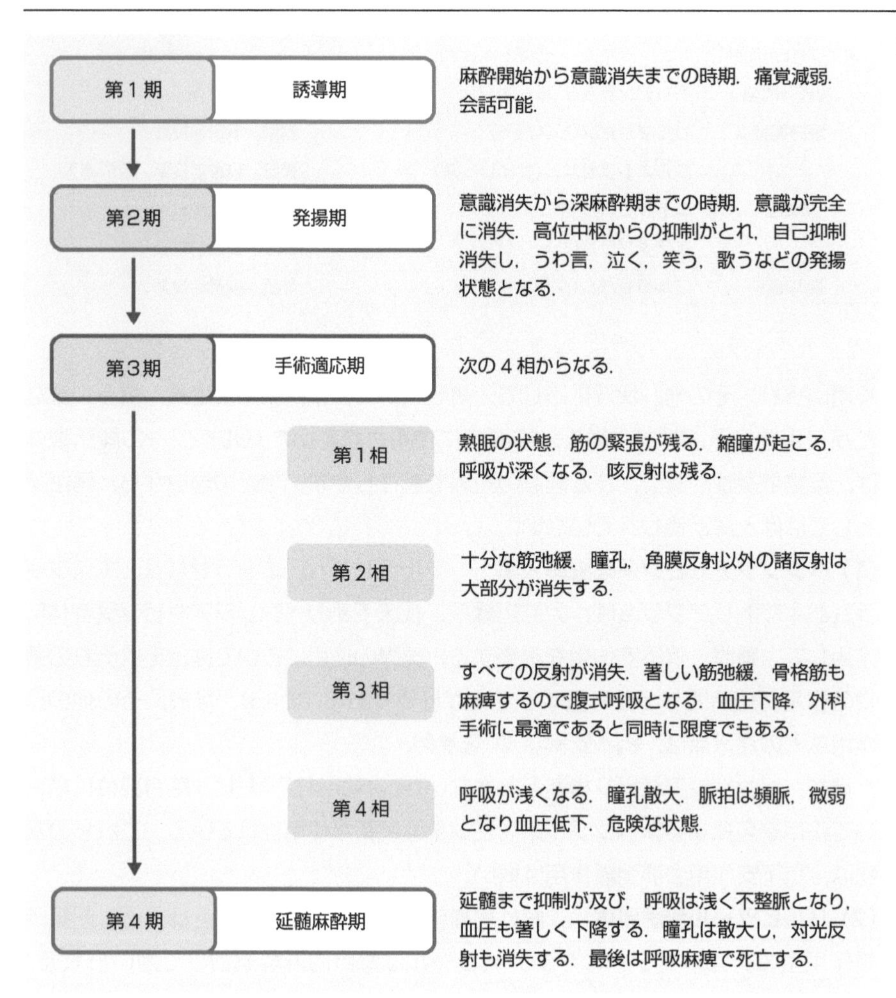

図 8.7　麻酔の進行

をもたらす薬である．全身麻酔薬の中枢抑制経路は不規則であり，最終的に呼吸中枢のある延髄を抑制する．すなわち，大脳皮質→大脳基底核→小脳→脊髄→延髄の順に抑制される．局所に作用する麻酔薬は 7.4 節参照．

A.　麻酔深度と臨床兆候

麻酔の進行状況は 4 期に分けられる（図 8.7）．

B.　全身麻酔薬

(1) 吸入麻酔薬　亜酸化窒素（笑気），クロロホルム，ハロタンは $GABA_A$ 受容体との相互作用が関係しているとされている．長時間一定の麻酔を保つことができるので，投与量の調節が容易である．一方，鎮痛作用，筋弛緩作用が弱いので，単独では手術適応期に進まない．クロロホルムは肝障害を起こしやすく，気道分泌を起こしやすい．ハロタンは，引火性や気道刺激性がないとされる．亜酸化窒素より麻酔作用が強い．カテコールアミンに対する感受性が増すため，不整脈を起こす可能性がある．肝毒性もある．イソフルランやセボフルランは，麻酔導入，覚醒は速やかである．ハロタンと比較して，心筋のカテコールアミン感受性増大作用は弱い．

(2) 静脈内麻酔薬　チオペンタール，ヘキソバルビタール，ペントバルビタールなどのバルビツール酸誘導体は静脈内麻酔薬として用いられる．$GABA_A$ 受容体に結合することによって中枢抑制作用を発揮するとされる．チオペンタールは脂溶性が高く，脂肪組織に取り込まれてしまうため，作用時間が短い．ヘキソバルビタールやペントバルビタールは 3 時間以内の麻酔・熟眠薬として用いられる．ケタミンは，GABA との相互作用は知られていない．グルタミン受容体と結合する．静脈内あるいは筋肉内注射で用いられる．解離性麻酔薬といわれる．

C. 麻酔前投薬

全身麻酔薬を行う前に，①睡眠・鎮静，②気道の分泌抑制，③疼痛閾値の上昇などを目的として行う投薬を麻酔前投薬という．

(1) 抗不安薬　ジアゼパムによって，不安を取り，眠気を誘発させる．

(2) 抗コリン薬　アトロピン，スコポラミンによって唾液，気道分泌を低下させることで，気道閉塞を防ぐ．

(3) 筋弛緩薬　*d*-ツボクラリン，サクシニルコリンによる筋弛緩作用が期待される．

(4) 鎮痛薬　モルヒネの鎮痛作用によって，麻酔作用を補助する．

8.9 痛みを強力に抑える薬：麻薬性鎮痛薬

麻薬性鎮痛薬は強力な鎮痛作用を有するが，連用すると依存性を生じるため麻薬に指定されている．

ケシ科植物 *Papaver somniferum* の未熟果皮の乳液を乾燥させたものがアヘンである．アヘンには，モルヒネ，コデイン，ノスカピン（鎮咳薬），パパベリンなど 40 種のアルカロイドが含まれている．ここでは，代表的な麻薬性鎮痛薬であるモルヒネについて解説する．

A. モルヒネ

アヘンに含まれるアルカロイドで，チロシンから生合成される麻薬性鎮痛薬の一つであり，ベンジルイソキノリン型アルカロイドの一種である．医療においては，がん性疼痛をはじめとする疼痛緩和の目的で使用される．薬の剤形としては錠剤，散剤，液剤，坐剤，注射剤があり，それぞれ実情に応じて使用される．

モルヒネはオピオイド受容体を介してオピオイド神経系を興奮させ，下降性疼痛制御により，侵害受容器（痛みを受け取る部位）で発生した興奮の伝達を遮断し，上行性疼痛伝達を遮断することによって，中枢性の鎮痛作用を示す．その他の薬理作用として，鎮咳（ちんがい），呼吸抑制，催吐，縮瞳，止瀉作用などがある．

モルヒネの副作用には，耐性および精神的・身体的依存形成のほかに，悪心・嘔吐，便秘，眠気，呼吸抑制などがある．

B. その他

(1) リン酸コデイン　鎮痛，鎮咳作用はモルヒネより弱いが，呼吸抑制，依存性も弱いので鎮咳薬として多用される．

(2) 臭化水素酸デキストロメトルファン　鎮咳作用しかもたない．

(3) 塩酸ペチジン　合成麻薬性鎮痛薬の１つで，鎮痛，呼吸抑制，依存性を示すがモルヒネより弱い．鎮咳，催吐，便秘作用はほとんどない．無痛分娩に使用する．

(4) クエン酸フェンタニル　合成麻薬性鎮痛薬の１つで，モルヒネより強力な鎮痛作用を示すが，作用持続時間が短い．現在，貼付型の製剤が広く使用されている．

8.10 痛みを強力に抑える薬：非麻薬性鎮痛薬

非麻薬性鎮痛薬は，オピオイド受容体に作用することで強い鎮痛作用を示す．おもにκ受容体部分作動薬として鎮痛作用を発揮するペンタゾシン，エプタゾシン，μ受容体部分作動薬であるブプレノルフィン，中等度のμ受容体作動薬作用をもつトラマドールなどがある．これらの薬剤の多くは複数の受容体に部分作動薬としてはたらくが，オピオイド受容体に結合しても最大効果は発現せず，ある程度以上用量を増やしても一定以上の効果が得られなくなる（天井効果）．モルヒネなどの麻薬と比べて精神依存も軽度なため，麻薬指定を受けていない．しかし，ほかの呼吸抑制作用をもつ薬剤と併用した場合に呼吸停止を起こすことがあり，また，長期使用により身体依存もみられるため，使用の際は麻薬に準じた注意が必要である．

A. 麻薬拮抗性鎮痛薬

オピオイド作動薬が存在しない状況では作動薬として作用するが，オピオイド作動薬の存在下ではその作用に拮抗する作用をもつ鎮痛薬で，ペンタゾシン，ブプレノルフィンがある.

うつ病や認知症に対する薬理効果を期待した健康食品

①セント・ジョーンズ・ワート（西洋オトギリソウ）：ドイツやフランスなどで医薬品として承認されているセント・ジョーンズ・ワートは，うつ症状の改善が期待される健康食品としてその需要は高い．含有成分としてヒペリシンやハイパーフォリンなどが知られているが，セロトニンおよびノルアドレナリンの再取り込み阻害作用の機序を介して，抗うつ作用を発揮するとされている．セント・ジョーンズ・ワートの安全性は比較的高いといわれているが，副作用として，光過敏症，アレルギー，胃部不快感などが知られている．2000 年 5 月に，厚生省(当時)医薬安全局より，セント・ジョーンズ・ワートを含有する健康食品を摂取することで薬物代謝酵素の CYP3A4 や排泄型トランスポーターである P 糖タンパク質が誘導され，インジナビル(抗 HIV 剤)，ジゴキシン(強心剤)，シクロスポリン(免疫抑制剤)，テオフィリン（気管支拡張剤)，ワルファリン（抗凝固薬)，経口避妊剤などの効果が減弱する可能性が公表されるに至った．まさに，医薬品と健康食品の飲み合わせにも配慮しなければならないとの認識をもたせる契機となった出来事であった.

②イチョウ葉：イチョウ葉に含まれる有効成分のはたらきとして，おもに脳血管を保護するとともに，血行を促進することにより，認知症やめまいを改善することが知られているが，うつ状態に対しても効果があるとの報告がある．有効成分としてケルセチンやケンフェロールなどのフラボノイド類やテルペンラクトン類などがあり，ノルアドレナリン含量の増加作用，セロトニン受容体減少の抑制作用により，抗うつ作用を発揮するとされている．さらに，MAO 阻害作用を有するとの報告もある．イチョウ葉に触れるとかぶれることがあるが，アレルゲンとしてギンコール酸が知られている．以前は，健康食品としてギンコール酸を取り除かずに商品化されていたものが多かったが，2002 年 11 月に(財)日本健康・栄養食品協会(JHFA)が定めた規格基準の制定後，ギンコール酸を除去した商品が出回るようになった．しかしながら，現在もギンコール酸を多量に含む商品も流通している．アレルギー体質の人は，イチョウ葉を原料とするサプリメントなどの摂取においては十分な注意が必要となる．また，イチョウ葉とアスピリン，ワルファリンなどの抗血液凝固薬との併用によって出血傾向が促進する危険性もある.

（徳山）

9. 呼吸器に作用する薬

呼吸とは，空気中の酸素を体内に取り込み，二酸化炭素を排出するガス交換のことである．この機能にかかわる器官系を呼吸器系といい，鼻腔(びくう)，咽頭(いんとう)，喉頭(こうとう)，気管，気管支，肺が含まれる（図 9.1）．ここでは，呼吸器系の疾患を治療する薬について取り上げる．

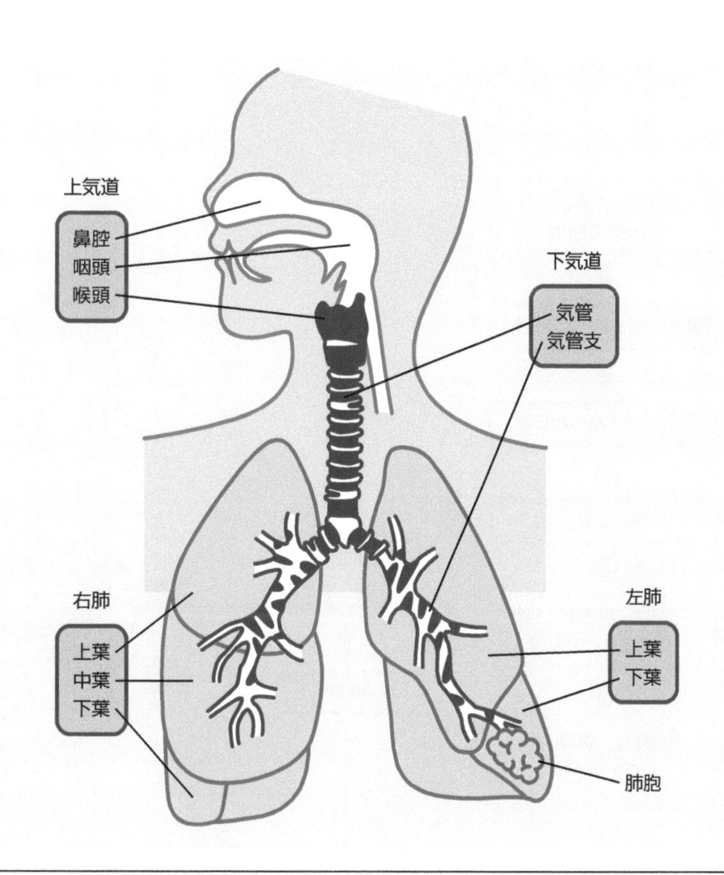

図 9.1　呼吸器系の構造

9.1 咳を鎮める薬：鎮咳薬

咳は，肺や気管などの呼吸器を守るために，外から入ってきた異物や痰などを気道から取り除こうとする生体防御反応であり，咳嗽ともいわれる．気道内の異物が，喉頭，気管，気管支などの粘膜表面にある咳受容体を刺激すると，その刺激が迷走神経（求心路）を経て，延髄の咳中枢へ伝わる．すると，迷走神経（遠心路），肋間神経，横隔神経などを介して急激な吸気が起こる．さらに，声門の閉鎖と，横隔膜，腹筋，肋間筋などの収縮によって気道内圧が高められる．その後，瞬間的に声門を開くと爆発的な呼気が起こり，強い気流で気道粘膜上の異物を排除する（図 9.2）．

気道内に炎症が生じても咳が誘発される．病原体や異物によって組織が破壊されると，生体の修復反応や防御反応が起こる．このような炎症反応に伴う組織の腫脹は機械的刺激となって咳を誘発する．また，さまざまな炎症細胞から放出されるサイトカインや化学伝達物質（ケミカルメディエーター）も咳受容体を刺激して咳を起こす．なお，咳は随意的に行うこともできることから，咳中枢は大脳皮質

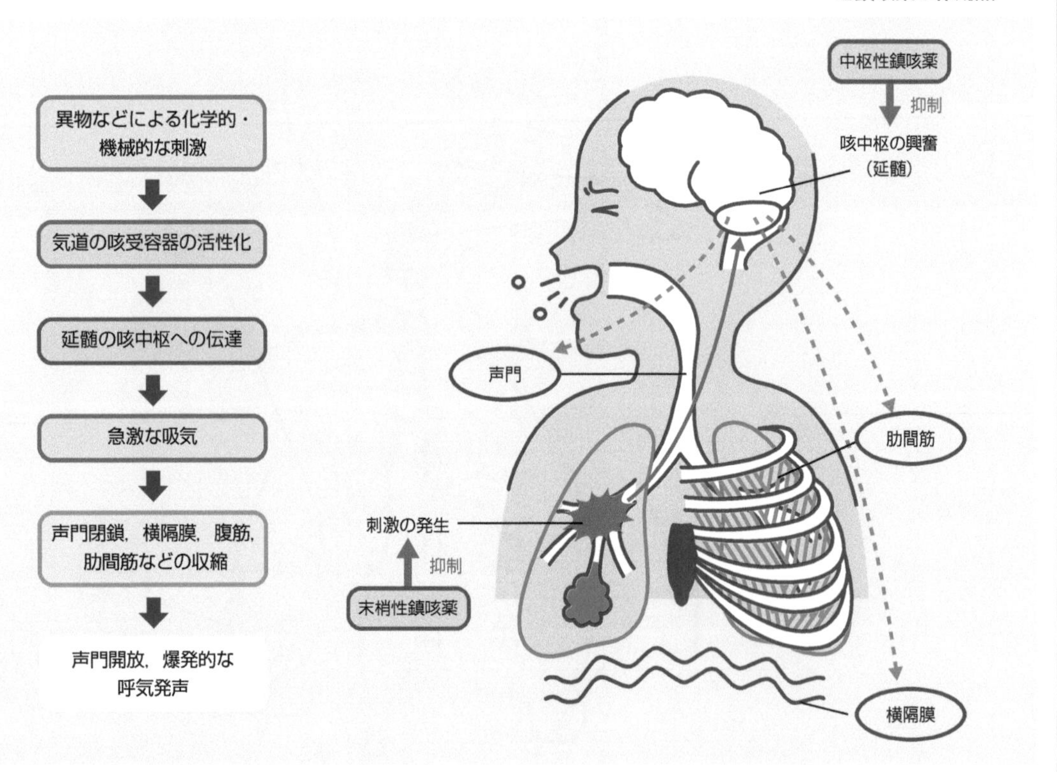

図 9.2 咳の発生機序と鎮咳薬の作用点

の支配も受けていると考えられている．

咳は生体の防御反応であることから，本来，抑制すべきものではない．しかし，感染症などによって増加する咳は日常生活に支障をきたすだけでなく，体力消耗の原因となる．また咳は夜間に増加する傾向があり，十分な睡眠がとれなくなることもある．その結果，感染症などからの回復が遅れ，さらに悪化する可能性もある．このような理由で咳を鎮める必要があり，そのための薬を鎮咳薬という．なお，咳には痰を伴う湿性咳嗽と，痰を伴わない乾性咳嗽がある．湿性咳嗽では，鎮咳薬によって咳を抑えることで痰の排出が妨げられ，原因疾患の悪化につながる場合があるため注意が必要である．

A.　中枢性鎮咳薬

中枢性鎮咳薬は延髄の咳中枢に直接作用し，これを抑制することで効果を発揮する．中枢性鎮咳薬には麻薬性と非麻薬性のものがある．麻薬性鎮咳薬にはコデインとジヒドロコデインがあり，代表的な麻薬であるモルヒネに比較して鎮痛作用は弱いが，強い鎮咳作用を示す．またモルヒネと同様に，副作用として眠気や便秘などがみられることがある．さらに大量使用や連用によって，呼吸抑制や依存性を示すこともある．これらの副作用は，コデインよりもジヒドロコデインのほうが少ない．一方，非麻薬性の鎮咳薬として，デキストロメトルファン，ノスカピン，チペピジン，エプラジノン，ジメモルファンなどがある．非麻薬性鎮咳薬に依存性はみられないが，麻薬性よりも鎮咳作用は弱い．また，副作用は比較的少ない．

中枢性鎮咳薬は痰の排出を抑制し，窒息する可能性もあるので，おもに乾性咳嗽に用いられる．

B.　末梢性鎮咳薬

末梢性鎮咳薬は咳受容体の遮断や，刺激の抑制によって求心路の反応を抑え，咳反射を抑制する．末梢性鎮咳薬には特異的と非特異的なものがある．特異的治療薬は原因疾患の治療によって鎮咳作用を示すものであり，気管支拡張薬，抗ヒスタミン薬，副腎皮質ステロイド，抗菌薬などがある．非特異的治療薬は原因にかかわらず効果を示すものであり，トローチ，含嗽薬（がんそうやく），去痰薬，局所麻酔薬などがある．

9.2　呼吸をしやすくする薬：気管支喘息治療薬

気管支喘息（ぜんそく）は，気道の慢性の炎症性疾患である．炎症細胞の活性化によって気道の過敏性が亢進し，気管および気管支がさまざまな刺激に反応して収縮し，気道が狭窄（きょうさく）する（図 9.3）．また粘液分泌が高まり，痰もみられる．気道狭窄により呼吸困難をきたし，喘鳴（ぜいめい）や咳が繰り返し起こる．これがいわゆる喘息発作である．

喘息は，アレルギー反応が関与するアトピー型と，関与しない非アトピー型に分けられる．小児期や若年成人の喘息はアトピー型が多く，小児喘息の 9 割以上を占めている．アレルゲンには花粉，ハウスダスト，動物皮屑（ひせつ）などがある．年齢が上がると非アトピー型の割合が増える．非アトピー型の発生機序は不明であるが，慢性的な気道炎症が原因であり，アトピー型と病理所見に差はみられない．喘息発作の引き金は，気道感染，運動，気温・気圧変化，喫煙などのほか，疲労やストレスなどの場合もある．発作は深夜から明け方にかけて多くみられる．

気管支喘息は慢性の気道炎症と気道過敏性を基本病態としている．そこで，喘息の治療は気道の炎症を抑え，発作を予防することが最も重要であり，この目的のために使用されるのが長期管理薬（コントローラー）である．一方，起こってしまった喘息発作を治療するために発作治療薬（リリーバー）が使用される．

A. コントローラーとして使用される薬：長期管理薬（表 9.1）

a. 吸入ステロイド薬

吸入ステロイド薬は喘息治療における最も効果的な抗炎症薬であり，内服薬や注射薬に比較して副作用も少ない．ステロイド薬は，T リンパ球や肥満細胞などからのケミカルメディエーターの産生を抑制し，気道の炎症反応を抑える．非発作時における喘息の長期管理は吸入ステロイド薬が基本であり，重症度によって用量を増やし，他の薬剤を併用する．また，重症時にはステロイドを内服薬とし

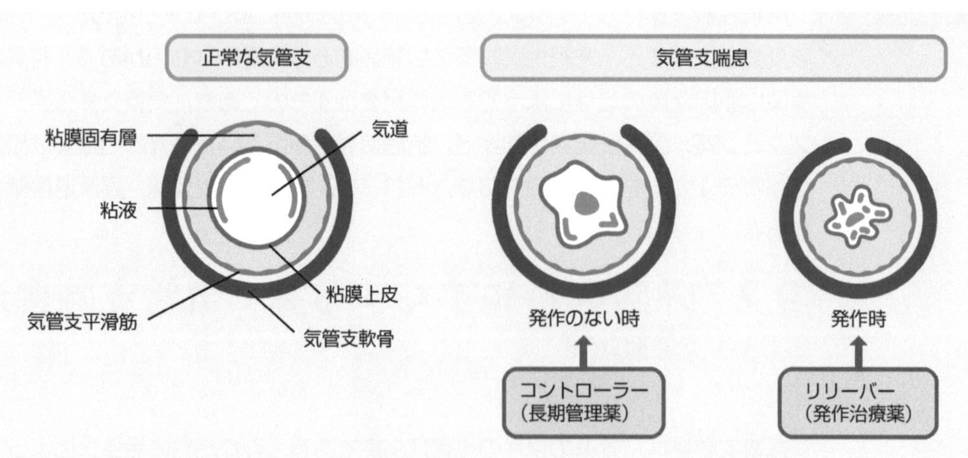

図 9.3 気管支の断面と気管支喘息治療薬

表 9.1　おもな喘息長期管理薬（コントローラー）

分　類	おもな投与方法	薬
吸入ステロイド薬	吸入	ベクロメタゾン，フルチカゾン，ブデソニドなど
長時間作用性 β_2 刺激薬	内服，吸入，貼付	クレンブテロール，ホルモテロール，サロメテロールなど
吸入ステロイド／β_2 刺激薬配合剤	吸入	フルチカゾン／サロメテロール，ブデソニド／ホルモテロール，フルチカゾン／ホルモテロールなど
抗アレルギー薬	内服，吸入	ロイコトリエン受容体拮抗薬（プランルカスト，モンテルカストなど）
		メディエーター遊離抑制薬（クロモグリク酸ナトリウム，トラニラストなど）
		ヒスタミン H_1 受容体拮抗薬（ケトチフェン，エピナスチンなど）
		トロンボキサン阻害薬（オザグレル，セラトロダスト）
キサンチン誘導体	内服	テオフィリン
長時間作用性抗コリン薬	吸入	チオトロピウム，グリコピロニウムなど
ヒト化モノクロナール抗体	皮下注	抗 IgE 抗体（オマリズマブ），抗 IL-5 抗体（メポリズマブ）

て使用することもある．

b.　長時間作用性 β_2 刺激薬

正常では，気管支平滑筋に存在するアドレナリン作動性の β_2 受容体の活性化は気管支を拡張させる．しかし喘息患者では，炎症による平滑筋の肥厚により，気管支拡張が十分ではなく，呼吸困難を起こしやすい．長時間作用性の β_2 刺激薬は強力に平滑筋を弛緩させ，気管支を拡張させる．また，β_2 刺激薬は肥満細胞からのケミカルメディエーターの遊離抑制作用も有する．これらの作用により喘息発作を予防する．

c.　吸入ステロイド薬／長時間作用性 β_2 刺激薬配合剤

現在，喘息の長期管理薬としては，吸入ステロイドと β_2 刺激薬の合剤が主流である．合剤の利点は，一度で複数の薬物を吸入でき吸入回数が減ることから，患者の利便性向上や吸入し忘れの防止があげられ，アドヒアランス*の向上が見込まれる．

*患者が積極的に治療や服薬にかかわり，その決定に従って治療を受けること．一般的に，「服薬遵守」のことをいう．

d.　抗アレルギー薬

気道内でアレルギー性の炎症が起こると，肥満細胞からロイコトリエンやヒスタミンなどが遊離され，喘息発作が誘発される．発作を予防するには，気道炎症抑制作用と気管支拡張作用を有するロイコトリエン受容体拮抗薬が使用される．その他の抗アレルギー薬として，メディエーター遊離抑制薬，ヒスタミン H_1 受容体拮抗薬，トロンボキサン阻害薬などが使われる．

e. テオフィリン徐放剤（キサンチン誘導体）

キサンチン誘導体のテオフィリンは，ホスホジエステラーゼを阻害するとともに，アデノシン A_1 受容体に拮抗することで，気管支平滑筋を弛緩させる．また，抗炎症作用も有している．テオフィリンは内服薬として使用するが，治療域と中毒域が近接しており，中毒症状として，嘔吐，頻脈，けいれんなどが知られている．したがって，血液内のテオフィリン濃度を測定しながら薬剤の投与計画を作成する必要がある．このような医療技術を治療薬物モニタリング（TDM）という．

f. 長時間作用性抗コリン薬

アセチルコリンは，M_3 受容体を介して気管支平滑筋を収縮させる．喘息患者は炎症により気道過敏性が亢進し，少しの刺激でもこの反応が起こりやすい．長時間作用型の抗コリン薬は，M_3 受容体に拮抗することで気管支平滑筋の収縮を抑制する．吸入ステロイドと併用して吸入薬として使用するが，呼吸器粘膜から吸収されにくいので気道局所に作用し，全身の副作用は少ない．

g. ヒト化モノクローナル抗体

アトピー型の喘息では，特定のアレルゲンに対して IgE を産生しやすく，肥満細胞や好塩基球に多数の IgE が結合している．ヒト化抗 IgE モノクローナル抗体は，IgE と結合することで肥満細胞などに結合する IgE の数を減少させ，ケミカルメディエーターの遊離を抑制する．また，ヒト化抗 IL-5 モノクローナル抗体は，T リンパ球の産生する IL-5 の好酸球への結合を阻止し，好酸球の増殖，分化，浸潤などを抑制して喘息症状の発現を抑制する．これらの薬は，他の薬が有効ではない難治の喘息にのみ，注射薬として使用する．

B. リリーバーとして使用される薬：発作治療薬（表 9.2）

a. 短時間作用性 β_2 刺激薬

喘息発作による気管支平滑筋のけいれん性の収縮を改善するために，短時間作用性の β_2 刺激薬が使用される．β_2 選択性が高いために副作用は起こりにくく，特に吸入薬は速やかに気管支拡張作用を示すためによく用いられている．

b. 全身性ステロイド薬

短時間作用性 β_2 刺激薬の吸入によって十分な効果がみられない場合，点滴静注あるいは内服でステロイド薬を全身投与する．全身の炎症細胞に作用するため強力な抗炎症作用を有するが，効果発現までに 4 時間程度かかるので，テオフィリンなどの気管支拡張薬と併用して使用する．

c. アミノフィリン（キサンチン誘導体）

テオフィリンは水に難溶のため，溶解補助剤としてエチレンジアミンを加えた製剤である．点滴静注として使用され，体内ではテオフィリンとして作用する．

表 9.2　おもな喘息発作治療薬（リリーバー）

分　類	おもな投与方法	薬
短時間作用性 β_2 刺激薬	吸入，内服	サルブタモール，プロカテロールなど
全身性ステロイド薬	点滴静注，内服	ヒドロコルチゾン，メチルプレドニゾロン，プレドニゾロンなど
キサンチン誘導体	点滴静注	アミノフィリン，テオフィリン
アドレナリン作動薬	皮下注	アドレナリン
短時間作用性抗コリン薬	吸入	イプラトロピウム，オキシトロピウム

可能なかぎり血中濃度をモニターし，中毒症状の発現で投与を中止する．

d.　アドレナリン作動薬（作用薬）

α および β アドレナリン受容体に作用する．気管支平滑筋の β_2 受容体以外にも作用するため副作用（不整脈，心悸亢進など）が強いが，β_2 刺激薬より作用が強く即効性があるため，重症発作時に使用される．

e.　短時間作用性抗コリン薬

喘息発作時に β_2 刺激薬の効果が十分ではないとき，補助的に用いられる．長時間作用性の抗コリン薬と同様に，M_3 受容体を遮断して気管支平滑筋を弛緩させる．吸入によって使用され，全身の副作用は少ない．

9.3　痰をとる薬：去痰薬

気道粘膜は気道液という粘液で覆われている．気道液は気道粘膜を保護し，異物や病原体を絡（から）め取って，上皮細胞の線毛運動によって喉頭側へ運ばれる．通常，この粘液は無意識に食道から嚥下され気道は浄化される．しかし，気道に炎症が生じると気道液の量や粘性が増し，嚥下しきれなくなる．この粘液が咳を誘発し，痰として喀出（かくしゅつ）される．痰は基本的に透明であるが，炎症などで細胞成分が増えてくると白色になる．さらに炎症細胞や死細胞が増えてくると黄色で粘性が高くなる．このような痰は咳で喀出しにくくなり，気道を閉塞することから，去痰薬が必要になる．

去痰薬は，炎症の原因治療に加えて補助的に使用される．痰を減らすために，抗菌薬などで原因疾患を治療することが大切である．

代表的な去痰薬（表 9.3）は，粘液溶解薬や分泌促進薬である．特にシステイン化合物は，痰の粘性成分であるムチンの S-S 結合を切断し，低分子化して排出しやすくする．また，ブロムヘキシンは気道分泌細胞からリソソーム酵素の遊離を促してムチンを分解するとともに，気道での漿液性粘液の分泌を促進し，痰の粘度を下げる．

表 9.3　おもな去痰薬

	おもな投与方法	薬	作用機序
粘液溶解薬	吸入，内服	アセチルシステイン	痰を低分子化して粘度を下げる
		エチルシステイン	
		メチルシステイン	
分解促進薬	内服，注射，吸入	ブロムヘキシン	痰を低分子化および漿液性粘液の分泌促進する
気道潤滑薬	内服	アンブロキソール	サーファクタントの分泌を促進する
粘液修復薬	内服	カルボシステイン	粘液の組成バランスを調整して粘度を下げる
		フドステイン	

気道液の異常分泌を是正する薬には，粘液修復薬がある．特にカルボシステインは粘液の分泌量を減らし，粘液組成のバランスを調整して粘度を下げる．また，気道潤滑薬であるアンブロキソールは気道粘膜を潤滑化して，痰を粘膜から離れやすくする．

10. 消化器に作用する薬

消化器系は，図 10.1 に示すような，口腔，咽頭，食道，胃，小腸，大腸，肛門までの中空の管である．食物と同様に経口の薬が吸収，分布，代謝および排泄の過程をたどる際に関与する系でもある．

肝臓，膵臓，唾液腺（耳下腺，顎下腺，舌下腺）は，消化管に消化液を分泌する付属器官である．

図 10.1　消化器系
A：消化器系の全景
B：消化管の一般的構造（断面）
［村松陽治，解剖生理学第 3 版（河田光博ほか編），p.84，講談社（2019）］

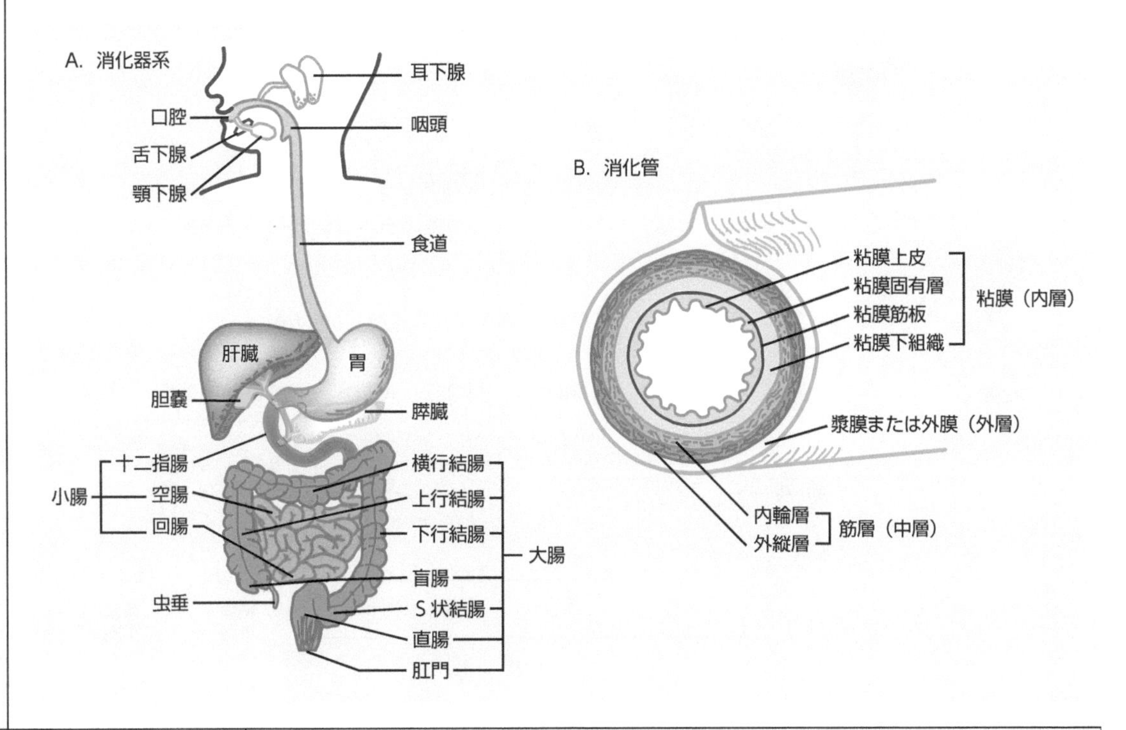

10.1 食欲不振・消化不良に使用される薬，吐き気を抑える薬，胃・十二指腸潰瘍を治す薬：健胃消化薬，制吐薬，消化性潰瘍治療薬

胃は，胃酸分泌，粘液分泌，蠕動(ぜんどう)運動のバランスにより健康に保たれているが（図 10.2），これらのバランスが崩れると食欲不振などの症状が現れる．また，それがさらに進行すると炎症などを引き起こす．

A. 健胃消化薬

健胃薬*は，いわゆる生薬として古くから用いられてきた薬である．苦味(くみ)や匂いにより唾液や胃液などの分泌を促進して食欲を増進させたり，消化管粘膜を直接刺激することにより，胃の運動を促進したり，胃液の分泌を増加させたりして胃の機能を高める．胃炎による上部消化管（食道，胃，十二指腸）の諸症状（食欲不振，胸やけ，げっぷ，悪心，嘔吐など）の改善に用いられる．（健胃薬は）このように消化管運動を亢進させ，胃もたれ感などを改善することから，消化管運動機能改善薬ともいわれている．

＊健胃薬は消化酵素を配合していることが多いので，健胃消化薬ともいわれる．

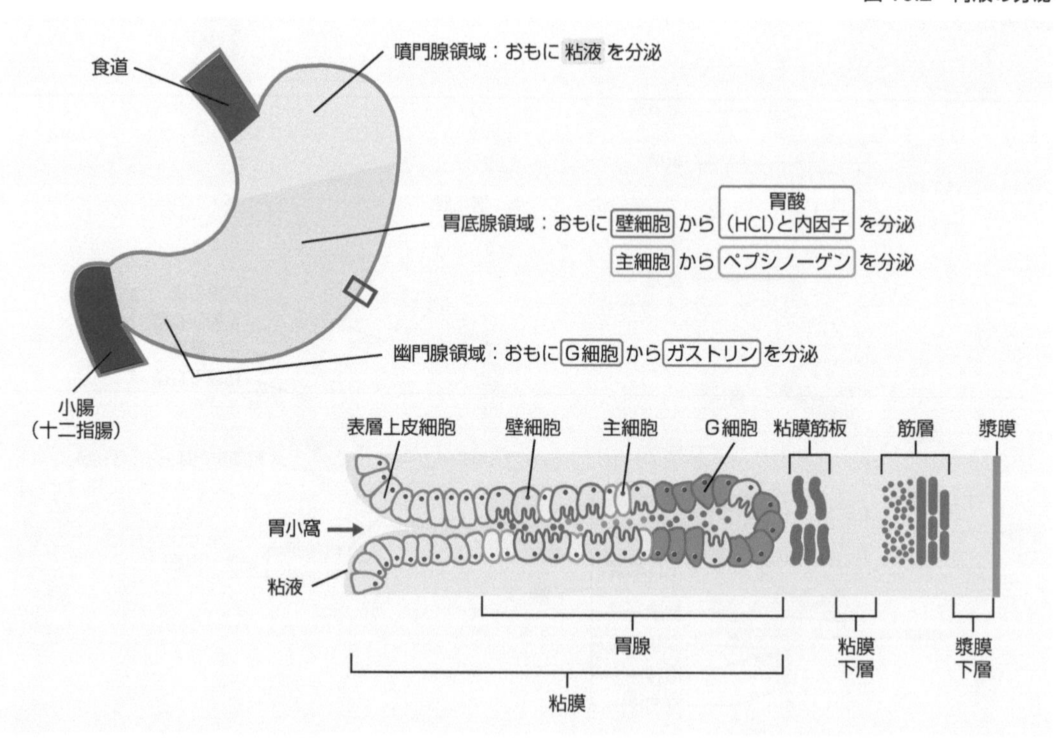

図 10.2 胃液の分泌

a. 生薬系薬物

ゲンチアナ，センブリ，ホミカ，コンズランゴ，オウレン，オウバクなどは苦味成分を有するので苦味健胃薬といわれる．少量で苦味が強く，味覚刺激反射，胃壁刺激反射などで唾液および胃液の分泌を促進し，食欲増進や消化促進をもたらす．ウイキョウ，ケイヒ，ハッカ，ショウキョウなどは芳香性の精油を含有することから芳香健胃薬といわれる．精油の芳香が刺激となり，胃の運動や胃液の分泌を促進させる．

b. 総合健胃薬

食欲不振，胃部不快感，胃もたれ，吐き気・嘔吐などの消化器症状に対して，消化作用，制酸作用，唾液・胃液分泌促進作用や胃腸運動亢進作用により改善作用を示す．たとえば，制酸の目的で配合される炭酸水素ナトリウム（重炭酸ナトリウム，重曹）は，弱アルカリ性で胃酸を中和してペプシンの活性を抑える．二酸化炭素が生じ，それが胃粘膜を刺激して胃酸分泌を亢進するという悪循環を生じることがあるが，乳酸などの異常有機酸を中和する作用もあり，消化酵素薬の活性化に重要な役割をもつ．ほかの薬としては，消化酵素薬タカジアスターゼに制酸薬（メタケイ酸アルミン酸マグネシウム，炭酸水素ナトリウム，沈降炭酸カルシウムなど）および生薬類（チョウジ，ウイキョウ，ケイヒ，ショウキョウ，サンショウ，オウレン，カンゾウ）を配合したS・M散，KM散，FK散およびつくしA・M散などがある．

c. 消化酵素薬

消化液の分泌不足による消化不良および食欲不振に対し，消化管内で炭水化物，タンパク質および脂質に対する消化酵素として消化を助長し，食物の分解・吸収を促進する．消化酵素はそれぞれの至適pHが異なっているので，制酸薬や酸剤を併用してpHの調節が行われる．アミラーゼ（ジアスターゼ），プロテアーゼ（ペプシン，トリプシン）およびリパーゼを配合した消化酵素配合剤（タフマックE，フェルターゼ，ベリチーム，ポリトーゼ，エクセラーゼ）がある．

B. 制吐薬（鎮吐薬）

胃内容物の排出異常が原因で起こる胃炎では，悪心・嘔吐がひどくなる．このような末梢性嘔吐の改善には，アセチルコリン作動薬（作用薬）やドパミン受容体拮抗薬などが制吐薬として用いられる．制吐薬にはこのほかに中枢性嘔吐を抑えるものもある．

a. アセチルコリン作動薬

平滑筋のアセチルコリン受容体に直接作用することにより，胃の運動と胃液の分泌を促進させる．薬としては，胃液分泌促進作用，運動亢進作用および胆汁排出増強作用を有するアクラトニウムナパジシル酸塩と，胃液分泌促進作用および運動亢進作用を有するカルニチン塩化物がある．

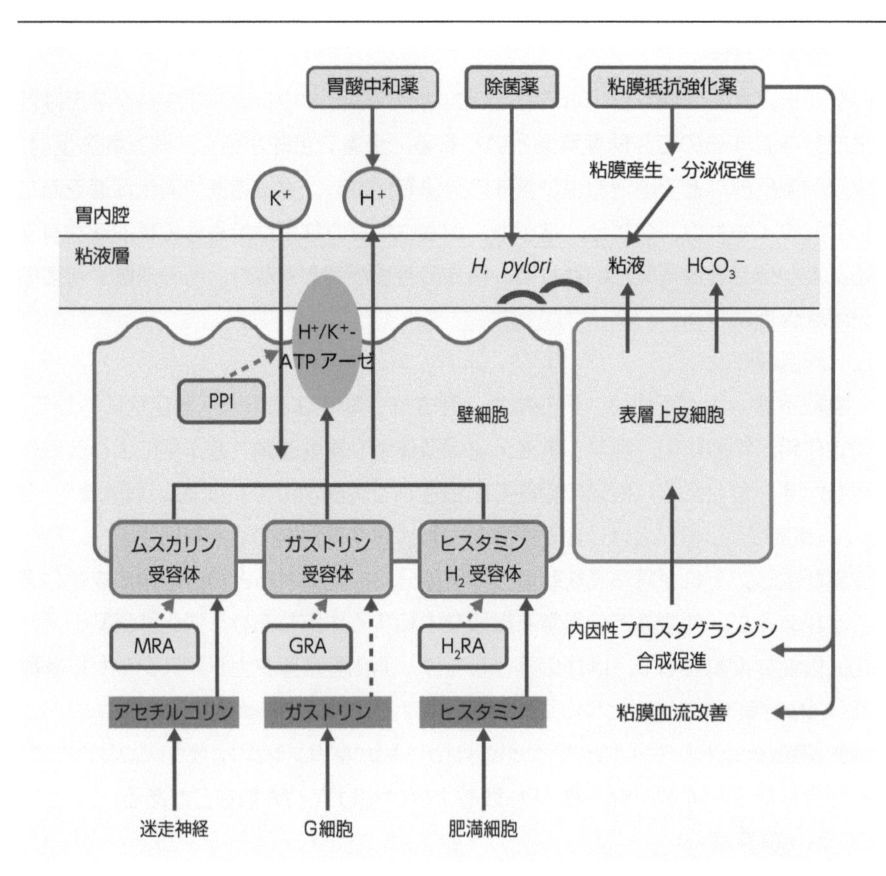

図 10.3　消化性潰瘍治療薬の薬理作用
PPI：プロトンポンプ阻害薬，MRA：選択的ムスカリン受容体拮抗薬，GRA：ガストリン受容体拮抗薬（抗ガストリン薬），H_2RA：ヒスタミン H_2 受容体拮抗薬

b.　ドパミン受容体拮抗薬

ドパミン D_2 受容体を遮断し，アセチルコリンの遊離を促進する．メトクロプラミド，ドンペリドンおよびイトプリド塩酸塩がある．

C.　消化性潰瘍治療薬

胃・十二指腸などの上部消化管の粘膜筋板を破って粘膜下層まで欠損が生じた状態を潰瘍といい，胃潰瘍と十二指腸潰瘍を総称して消化性潰瘍という．消化性潰瘍は，胃や十二指腸において胃酸やペプシンなどの攻撃因子と，それらから胃粘膜を守る粘液などの防御因子のバランスが崩れ，攻撃因子が優位になると粘膜が傷害されて生じる．バランスを崩す原因として精神的・身体的ストレスがあげられるが，バランスを崩す二大要因がピロリ菌（*Helicobacter pylori*）と非ステロイド性抗炎症薬（NSAIDs）である．潰瘍の治療には，図 10.3 に示したように攻撃因子と防御因子とのバランスを正常な状態に戻すような薬が用いられる．たとえば，攻撃因子を抑制する薬や防御因子を増強させる薬に加え，ピロリ菌の除菌治療薬も用いられる．

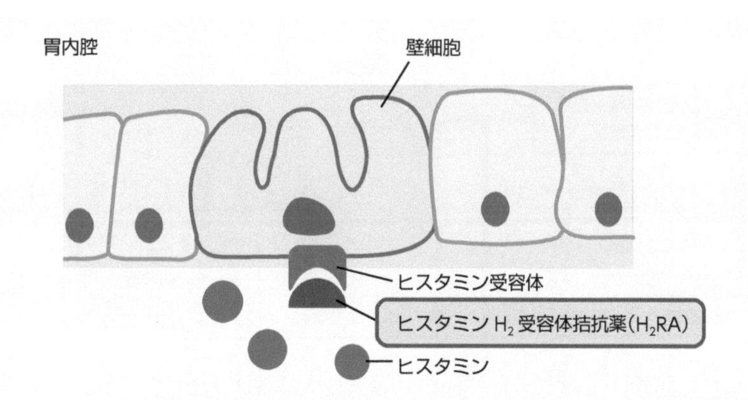

図 10.4　攻撃因子抑制薬（ヒスタミン H_2 受容体拮抗薬）のはたらき
ヒスタミンがヒスタミン受容体に結合すると胃酸が分泌されるが，ヒスタミン H_2 受容体拮抗薬（H_2RA）が結合することで，分泌を抑制する．

a.　攻撃因子抑制薬

攻撃因子抑制薬には，胃酸分泌抑制薬と胃酸中和薬がある．胃酸分泌抑制薬には，プロトンポンプ阻害薬（PPI），ヒスタミン H_2 受容体拮抗薬（H_2RA），選択的ムスカリン受容体拮抗薬（MRA）およびガストリン受容体拮抗薬（GRA）がある．一方，胃酸中和薬（制酸薬）は分泌された胃酸を中和する．

(1) プロトンポンプ阻害薬（PPI）　オメプラゾール，ランソプラゾール，ラベプラゾール，エソメプラゾール，ボノプラザンがある．胃酸分泌の最終段階である H^+/K^+-ATP アーゼ（プロトンポンプ）を特異的に阻害することにより，胃酸分泌を強力に阻害する薬である．ヒスタミン H_2 受容体拮抗薬に比べ胃酸分泌抑制効果は強く，消化性潰瘍および胃食道逆流症（GERD）などに効果がある．また，後述のピロリ菌一次除菌の際には，抗菌薬（アモキシシリン，クラリスロマイシン）とともに用いられる．

(2) ヒスタミン H_2 受容体拮抗薬（H_2RA）　シメチジン，ラニチジン，ファモチジン，ロキサチジン，ニザチジン，ラフチジンがある．壁細胞にあるヒスタミン H_2 受容体に結合することにより，ヒスタミンによる胃酸分泌作用を抑制する（図 10.4）．消化性腫瘍の初期治療で PPI が使用できない場合，維持療法の第一選択薬であり，服用後 2～3 時間で胃酸分泌抑制効果が得られる．長期連用により耐性を生じるため注意が必要である．また，腎障害患者では投与量を減じるか，投与間隔をあけて投与する．

(3) 選択的ムスカリン受容体拮抗薬（抗コリン薬）（MRA）　ピレンゼピン，チキジウムなどがある．副交感神経節のムスカリン受容体に選択的に結合する．その結果，胃酸分泌を抑制するとともに，胃粘膜血流を改善する．胃・十二指腸潰瘍および胃炎の急性増悪期に有効である．ピレンゼピンは他の抗コリン薬に比べて胃酸分泌以外のムスカリン受容体遮断作用が弱いため，便秘，口渇などの副作用が起こりにくい．

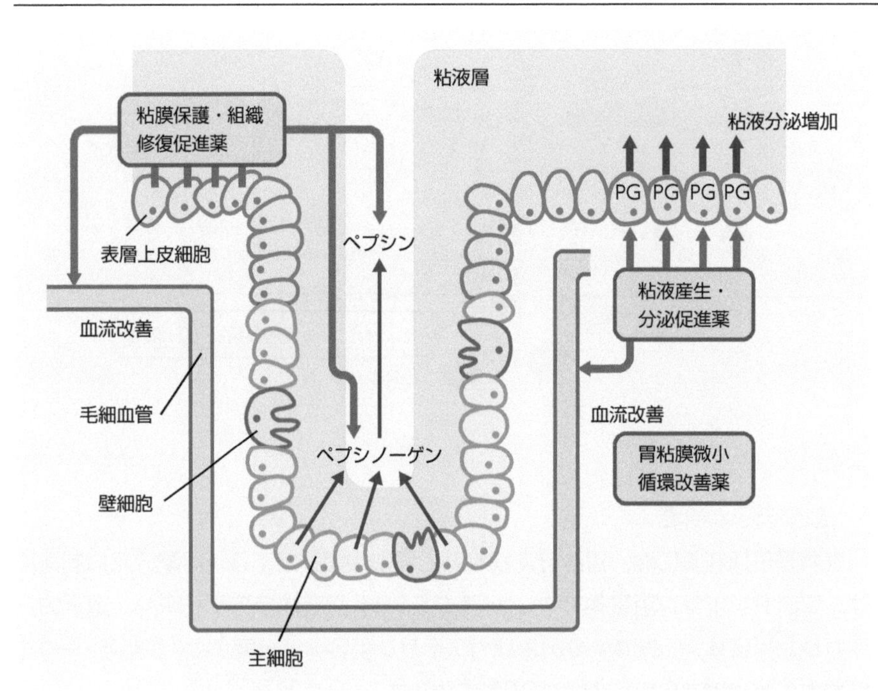

図 10.5　防御因子増強薬のはたらき
PG：プロスタグランジン（PGE_2，PGI_2）．胃酸分泌抑制・胃粘膜保護作用などをもつ．

(4) ガストリン受容体拮抗薬（抗ガストリン薬）(GRA)　プログルミドがある．ガストリンがその受容体に結合するのを遮断することにより，ガストリンによる胃酸分泌を抑制する．また，胃粘液や粘膜成分である糖タンパク質およびムコ多糖合成促進作用があり，これにより胃粘膜保護や組織修復の促進をもたらす．胃潰瘍および急性・慢性胃炎の急性増悪期に有効である．

(5) 胃酸中和薬（制酸薬）　過剰に分泌された胃酸を中和し，粘膜が消化されるのを防ぐ．胃の pH が 3.5 以上になると胃酸の刺激による痛みは緩和され，さらにペプシンの生合成および活性が低下する．なお，中和により胃内 pH が上昇するため，ガストリン分泌が促進し，二次的に胃酸分泌も促進する．

b.　防御因子増強薬

防御因子増強薬には，粘膜保護・組織修復促進薬，粘液産生・分泌促進薬および胃粘膜微小循環改善薬がある（図 10.5）．粘膜保護・組織修復促進薬は粘膜表面に付着し保護層を形成することで胃酸からの刺激を緩和させ，潰瘍の治癒促進をはかる．粘液産生・分泌促進薬は粘液分泌を増加させて粘膜表面の防御面を形成させる．胃粘膜微小循環改善薬は胃粘膜の血流量を増加させ，防御因子を増強させる．単剤での治療効果は低いため，攻撃因子抑制薬と併用されることが多い．

(1) 粘膜保護・組織修復促進薬　組織修復促進薬として，ソファルコン，エカベトナトリウム，アルジオキサなどがある．ソファルコンは粘液分泌亢進作用，粘膜血流改善作用など，多面的な防御因子増強作用により，粘膜保護・組織修復を促進する．エカベトナトリウムは胃粘膜と結合して被覆層（バリアー）を形成し，胃液の侵襲から胃粘膜を保護する．また，ペプシンおよびペプシノーゲンと結合し，これらの酵素活性を抑制する．アルジオキサは上部消化管粘膜に直接作用し，肉芽形成促進・粘膜上皮再生促進による組織修復作用を示すほか，粘膜血流改善作用，粘液合成分泌促進作用および抗ペプシン・制酸作用を有する．

粘膜保護薬として，スクラルファート，ポラプレジンク，アズレンスルホン酸ナトリウムなどがある．スクラルファートはショ糖硫酸エステルアルミニウム塩であり，潰瘍部の基底タンパク質と結合し保護層を形成して粘膜を保護するほか，抗ペプシン・制酸作用を有する．ただし，透析療法を受けている患者には使用禁忌である．また，ポラプレジンクは亜鉛錯体であり，胃粘膜損傷部位に特異的に付着し，浸透することにより直接創傷の治癒を促進し，膜安定化作用，抗酸化作用，細胞保護作用を示す．アズレンスルホン酸ナトリウムはヒスタミン遊離抑制作用，白血球遊走阻止作用があり，これにより炎症や潰瘍の治癒が促進される．

(2) 粘液産生・分泌促進薬　レバピミド，テプレノンおよびミソプロストールがある．レバピミドは胃粘膜のプロスタグランジン E_2（PGE_2）増加による胃粘液増加作用，抗酸化作用など，種々の防御因子を増強する．テプレノンは胃粘膜の糖タンパク質の生合成促進による粘膜修復作用や粘膜血流増加作用，粘膜新生能賦活作用などを示す．また，PG 製剤（PGE_1 誘導体）であるミソプロストールは，攻撃因子抑制作用と防御因子強化作用の両方があり，非ステロイド性抗炎症薬（NSAIDs）の長期投与の際にみられる胃潰瘍や十二指腸潰瘍に有効である．

(3) 胃粘膜微小循環改善薬　セトラキサート，スルピリド，トロキシピドなどがある．セトラキサートは胃粘膜微小循環の改善作用を示す．また胃粘膜内 PGE_2 および PGI_2 生合成の促進作用，胃粘液の保持および生合成促進作用などの細胞保護作用を示すとともに，ペプシノーゲンの活性化抑制と生合成の抑制，抗カリクレイン作用による胃液分泌の抑制などの抑制作用を示す．スルピリドはドパミン受容体に結合することにより，アセチルコリンの遊離および消化管運動の促進をもたらし，結果として消化管粘膜と攻撃因子との接触時間を短縮させる．また，粘膜血流増加作用をも有する．トロキシピドは胃粘膜の修復促進作用，粘膜血流量増強作用，PG 量増加作用を有し，主として防御因子を増強させる．

c. ピロリ菌除菌治療薬

ピロリ菌は，胃炎・胃潰瘍の発症に関係があるばかりでなく，消化性潰瘍の悪化や再発に関係しており，さらには胃がんの発症にも関与すると考えられている．したがって，消化性潰瘍患者にピロリ菌が発見された場合は駆除することが重要である．ピロリ菌の一次除菌は，2 種類の抗菌薬（ペニシリン系のアモキシシリン，マクロライド系のクラリスロマイシン）とプロトンポンプ阻害薬（PPI）を組み合わせて行われる．PPI を用いると，胃内 pH が上昇して両抗菌薬の抗菌活性が高まると考えられている．この 3 剤併用療法で 90%以上の除菌率が得られるが，除菌不成功の場合には，クラリスロマイシンをメトロニダゾールに変更して二次除菌を行う．

10.2 下痢を止める薬，便通をよくする薬，潰瘍性大腸炎を治す薬：止瀉薬，下剤，潰瘍性大腸炎治療薬

A. 止瀉薬（制瀉薬）

下痢は大腸で水分が十分に吸収されず，便に含まれる水分量が増加して排出されることである．下痢は細菌性刺激による腸管運動促進，腸管内容物や毒素などの刺激の強い物質による腸管壁の変化や心身に対するストレスにより起こる．そのため腸管運動を抑制したり，腸管粘膜からの水分・電解質分泌を抑制する薬を用いる．

止瀉薬は下痢を抑制するために用いられる薬で，消化管粘膜に被膜を形成し，感受性を低下させる収斂薬，水分を直接吸収する吸着剤，蠕動運動を低下させる腸管運動抑制薬および腸内の pH を低下（酸性化）させて，腸内細菌叢を正常化させる乳酸菌製剤などがある．

a. 収斂薬

タンニン酸アルブミンは胃では分解されずに腸管内で徐々に分解してタンニン酸を遊離し，腸粘膜に緩和な収斂作用を示し下痢を抑える．ビスマス製剤は消化管粘膜に被膜を形成し，粘膜の感受性を低下させ，二次的に蠕動運動を抑制する．また，腸内の硫化水素と結合して硫化ビスマスとなり，ガス刺激を緩和する．

b. 吸着薬

天然ケイ酸アルミニウムは，腸管内でのガスや毒素などの有害物質および過剰の水分または粘液などを吸着し，除去する．この吸着作用は腸管内で収斂作用を示す．腐敗性の下痢や発酵性の下痢に有効である．腸閉塞，透析療法中の患者には使用禁忌である．

c. 腸管運動抑制薬

ロペラミドは腸管のオピオイド受容体*に作用し腸管蠕動運動を抑制するとともに，腸管における水分・電解質の分泌を抑制し，吸収を促進して止瀉する．メペンゾラート臭化物は下部腸管において抗コリン作用を示し，痙れん傾向を緩和するため，過敏性腸症候群に伴う下痢に有効である．

＊ロペラミドがオピオイド受容体に結合するとムスカリン受容体に結合するアセチルコリンの遊離が抑制されて，消化管運動が止まる．

d. 乳酸菌製剤

ビフィズス菌，酪酸菌，ラクトミンなどの乳酸菌製剤は，腸内細菌叢を正常化させ，腸内 pH を低下させる．その結果，腸内細菌叢の乱れによる腐敗で生じたアンモニアの産生を抑制し，ひいては下痢を改善する整腸作用をもつ．抗菌薬投与で起こる下痢に対しては，抗菌薬耐性の耐性乳酸菌製剤がある．

> **通常の下痢は自然に治るのを待つ．薬を使うなら乳酸菌類の整腸薬を飲む**
>
> 下痢症状に対する治療は原因疾患によって異なる．感染性腸炎や食中毒による急性下痢の場合，下痢をむやみに抑制すると病原体の排出を抑制することになるので止瀉薬の投与は好ましくない．乳酸菌製剤は腸管内で乳酸を産生することで腸管内を酸性にし，大腸菌などの病原菌の発育を抑制する．また，止瀉作用は強くないが腸内細菌叢を正常な状態に改善し，整腸作用を示すことから，特にウイルス性の下痢に対して適している． （小野）

B. 下剤（瀉下薬，慢性便秘治療薬）

3 日以上排便がない状態，または毎日排便があっても残便感がある状態を便秘という．腸が水分を多く吸収してしまうと，便は固くなる．下剤は種々の原因による便秘の改善，および各種検査や手術の前処置などで用いられる．ほとんどが大腸への作用を対象としており，小腸は少ないためここでいう腸管は大腸をさす．下剤は作用機序の違いで５つに大別される（図 10.6）．

a. 膨張性下剤

腸管内で水分を吸収し便を柔らかくするとともに，膨張して内容物の容積を増大することで腸壁に腸の蠕動運動を促進して排便させる．カルボキシメチルセルロース，ポリカルボフィルカルシウムなどがある．

b. 大腸刺激性下剤

植物性下剤のダイオウ，センナ，アロエなどにはアントラキノン誘導体（センノシドなど）が主成分として含まれ，小腸で吸収され加水分解されて大腸腔に入り，Auerbach 神経叢を刺激し，蠕動運動を促進して排便を促す．ピコスルファートナトリウムは，腸内細菌により活性型のジフェノール体に変換され，大腸を刺激して蠕動運動を促進するほか，水分吸収阻害作用により瀉下作用を示す．

c. 浸透圧性下剤

塩類下剤，糖類下剤と浸潤性下剤がある．塩類下剤は，腸管内で難吸収性の重炭酸塩または炭酸塩となり，腸管内で浸透圧を上げることで腸管内から管内へ水分を引き込み，腸管内容物を軟化するとともに腸の蠕動を促進する．酸化マグネ

図 10.6　下剤

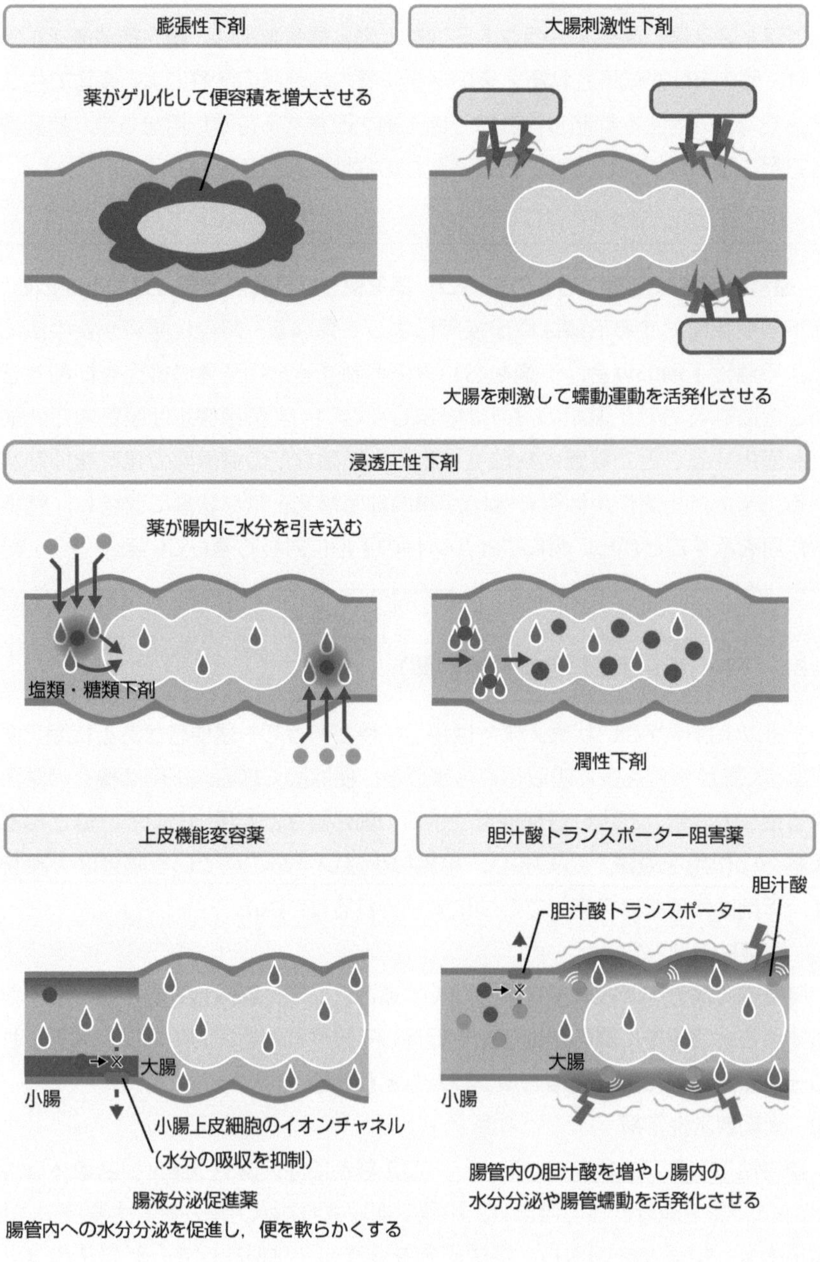

膨張性下剤
薬がゲル化して便容積を増大させる
大腸刺激性下剤
大腸を刺激して蠕動運動を活発化させる
浸透圧性下剤
薬が腸内に水分を引き込む
塩類・糖類下剤
潤性下剤
上皮機能変容薬
小腸
大腸
小腸上皮細胞のイオンチャネル
（水分の吸収を抑制）
腸液分泌促進薬
腸管内への水分分泌を促進し，便を軟らかくする
胆汁酸トランスポーター阻害薬
胆汁酸
胆汁酸トランスポーター
小腸
大腸
腸管内の胆汁酸を増やし腸内の
水分分泌や腸管蠕動を活発化させる

シウム，硫酸マグネシウム，クエン酸マグネシウムなどがある．糖類下剤は，腸内細菌により分解され生成した有機酸によって腸管運動を緩やかに促進する．D-ソルビトールなどがある．

浸潤性下剤は，腸では吸収されずに薬剤自身の界面活性作用により腸管内容物の表面張力を低下させて水分の混入を容易にし，内容物を軟化させて排便を促すジオクチルソジウムスルホサクシネートがある．本成分に緩徐な刺激性下剤のカサンスラノールを配合し，軟便効果ならびに腸蠕動刺激作用を有する配合錠がある．

d. 上皮機能変容薬

小腸のイオンチャネルを活性化して腸管内への腸液の分泌を増加させ，便の水分含量を増やして軟便にすることにより排便を促進する．ルビプロストンがある．

e. 胆汁酸トランスポーター阻害薬

胆汁酸トランスポーターを阻害し，胆汁酸の再吸収を抑制することで大腸管腔内に流入する胆汁酸の量を増やし，大腸管腔内に水分および電解質を分泌させ，さらに消化管運動を促進する．エロビキシバッド水和物がある．

f. その他

小腸刺激性下剤であるヒマシ油，加香ヒマシ油がある．本薬は小腸内で粘滑作用のあるグリセリンと小腸刺激作用のあるリシノール酸に加水分解され，このリシノール酸が小腸粘膜に直接作用して小腸の蠕動運動を促進する．

C. 潰瘍性大腸炎治療薬など

潰瘍性大腸炎は大腸，特に直腸粘膜および粘膜下組織を侵し，びらん，潰瘍を形成する原因不明の慢性炎症性腸疾患であり，持続性サルファ薬のサラゾスルファピリジンが用いられる．本薬は大腸内の腸内細菌により5-アミノサリチル酸(5-ASA)とスルファピリジン(SP)に分解されるが，5-ASAは大腸粘膜上皮下の結合組織に対して特異な親和性を示し，抗炎症作用を発揮する．また，メサラジンは，小腸から大腸に至る消化管全体にわたって5-ASAを放出するように工夫された放出調節製剤(ペンタサ®)である．メサラジンは，5-ASAをエチルセルロースでコーティングしたり，副作用の原因となるSPを除去したもので，小腸に病変を有するクローン病に有効である．また，同じメサラジンでもpH 7.0以上で溶解する高分子ポリマーによって5-ASAを覆った腸溶剤（アサコール，リアルダ）は，pH依存的に回腸末端から大腸にかけて5-ASAを放出するため，潰瘍性大腸炎に有効である．

10.3 肝炎，胆石症，膵炎を治す薬：肝炎治療薬，利胆剤・胆石溶解剤，膵炎治療薬

消化器系の付属器官である肝臓，胆嚢，膵臓のそれぞれの治療薬を図10.7に示す．

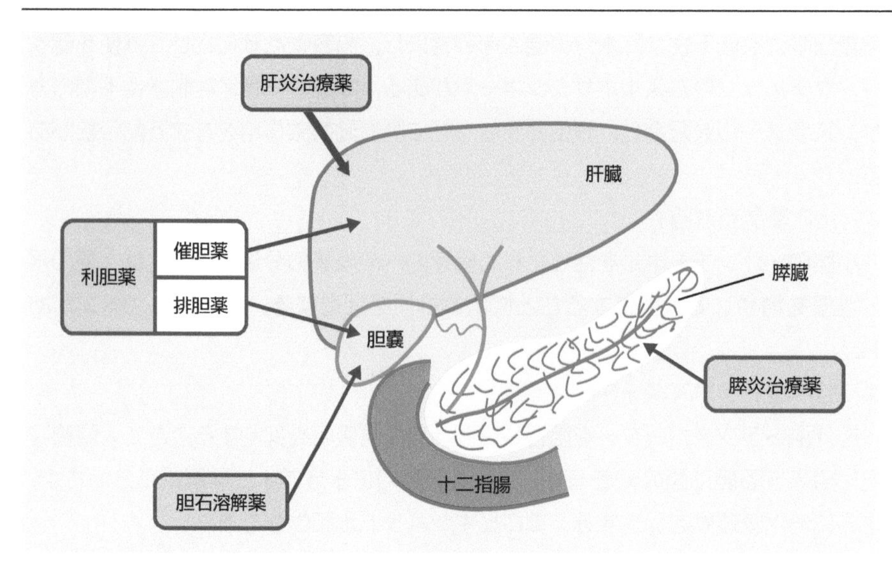

図 10.7　肝・胆・膵の薬

A.　肝炎治療薬

肝炎とは何らかの原因によって引き起こされる肝臓の炎症であり，肝組織に炎症細胞の浸潤を認める病態である．急性肝炎は，主として肝炎ウイルスの感染を契機として急性の肝機能障害をきたす疾患である．一般的に自然治癒するため，保存的治療（安静と食事療法）を行う．慢性肝炎は，肝臓内の炎症と肝機能検査の異常所見が 6 か月以上持続している状態であり，主として B 型肝炎ウイルス（HBV），C 型肝炎ウイルス（HCV）感染からの移行が原因である．

B 型慢性肝炎感染の治療薬として，①肝炎ウイルスに対して直接作用するインターフェロン製剤，② HBV の複製過程を直接抑制し，B 型肝炎ウイルスの増殖を抑制する抗ウイルス薬ラミブジン，アデホビルピボキシル，エンテカビル水和物，テノホビルなどがある．インターフェロン療法が無効または非適応時，ウイルス量は低下しないが肝炎の活動性低下を目的とする肝庇護（かんひご）療法として，ウルソデオキシコール酸，グリチルリチン製剤，小柴胡湯（しょうさいことう）を用いる．

C 型慢性肝炎は，B 型慢性肝炎と異なり自然経過中にウイルス消去をきたす症例は少なく，ウイルス血症の障害が持続する．ウイルス血症の改善には HCV 複製の中心的役割をもつポリメラーゼを阻害するソホスブビル，RNA および DNA ウイルスに幅広く抗ウイルス活性をもつリバビリン，非構造タンパク質 3/4A プロテアーゼを競合的に阻害するシメプレビル，副作用が少なく，他の阻害薬と組み合わせて使用するエルバスビルなどを使用する．血中 HCV の RNA 量が高値の場合およびインターフェロン単独療法で無効または療法後再燃した場合，ペグインターフェロン（ペグインターフェロンアルファ：インターフェロンをポリエチレングリコールで化学修飾した高分子医薬品）とリバビリンの併用療法が有効である．

B. 胆道疾患治療薬（利胆薬・胆石溶解薬）

利胆薬は，胆石，胆嚢炎などの胆道疾患により，胆汁の排泄が阻害された場合に胆汁の分泌・排出を促進して胆汁排出量を増加させる薬である．これは肝細胞に作用して胆汁の生成分泌を促進するもの（催胆薬）と胆嚢から十二指腸への胆汁排泄を促進させるもの（排胆薬）に分けられる．また，胆嚢結石の溶解には胆石溶解薬（胆汁酸利胆薬）が用いられる．

a. 催胆薬・胆石溶解薬

デヒドロコール酸に代表されるように，水分が多く粘度の低い胆汁分泌を促進する水利胆薬と，ウルソデオキシコール酸やケノデオキシコール酸に代表される胆汁の主成分を増加させる胆汁酸利胆薬がある．ウルソデオキシコール酸，ケノデオキシコール酸はともに胆石表面のコレステロール溶解作用があり，胆石溶解薬としても用いられる．

b. 排胆薬

胆嚢の収縮やオッディ括約筋を弛緩して胆汁排泄を促進させる．フロプロピオン，トレピブトンおよびパパベリン塩酸塩がある．

C. 膵炎治療薬（膵酵素剤）

膵炎は，膵臓内で産生された消化酵素が，さまざまな原因で活性化されることにより膵臓の自己消化が起こる病態であり，膵臓酵素の流出は，局所および全身の合併症や膵炎重症化の原因となる．膵消化酵素の活性を抑制する目的で，膵炎の治療においてタンパク質分解酵素阻害薬が用いられる．ナファモスタットメシル酸塩，ガベキサートメシル酸塩，カモスタットメシル酸塩およびウリナスタチンがある．

11. 心臓，血管，血液など循環器系の疾患の治療薬

循環器系は血液を循環させる心臓と血管からなる（図 11.1）．血液の循環により

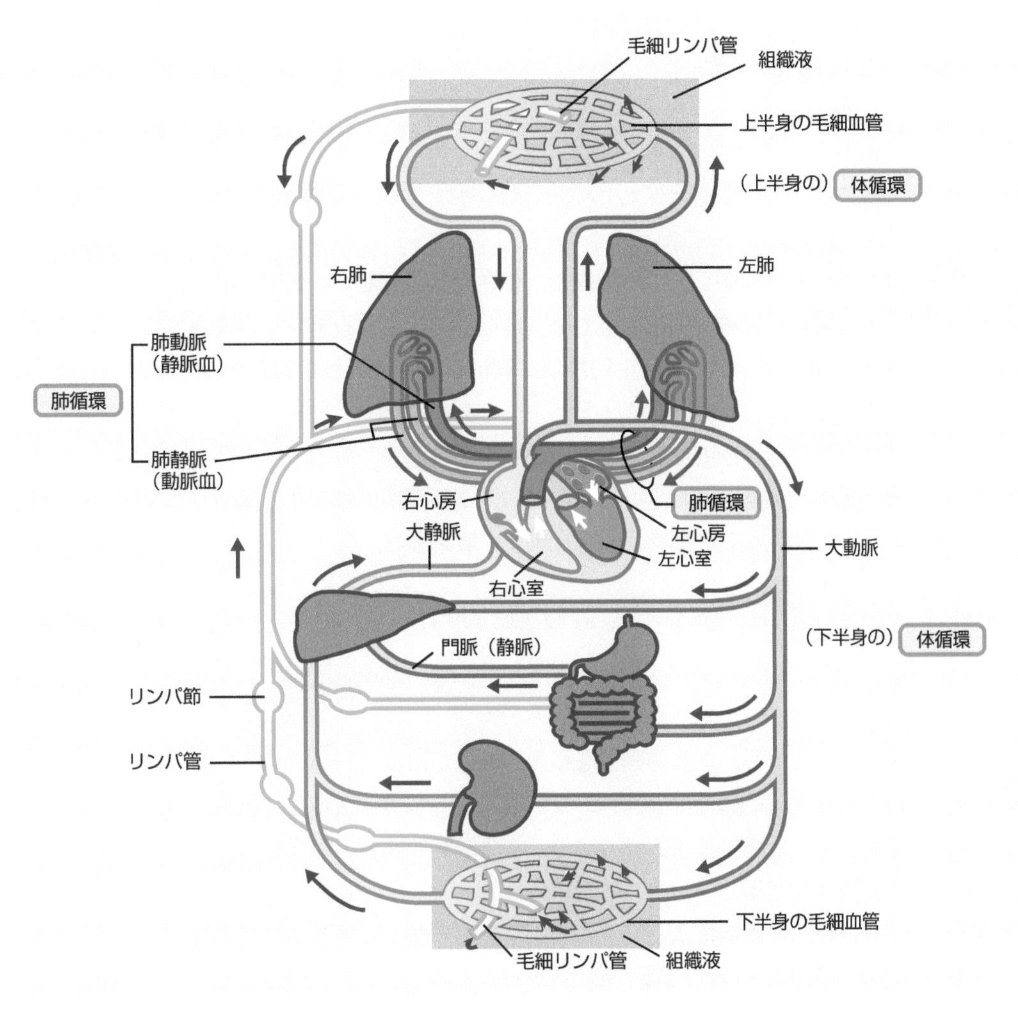

図 11.1　循環器系

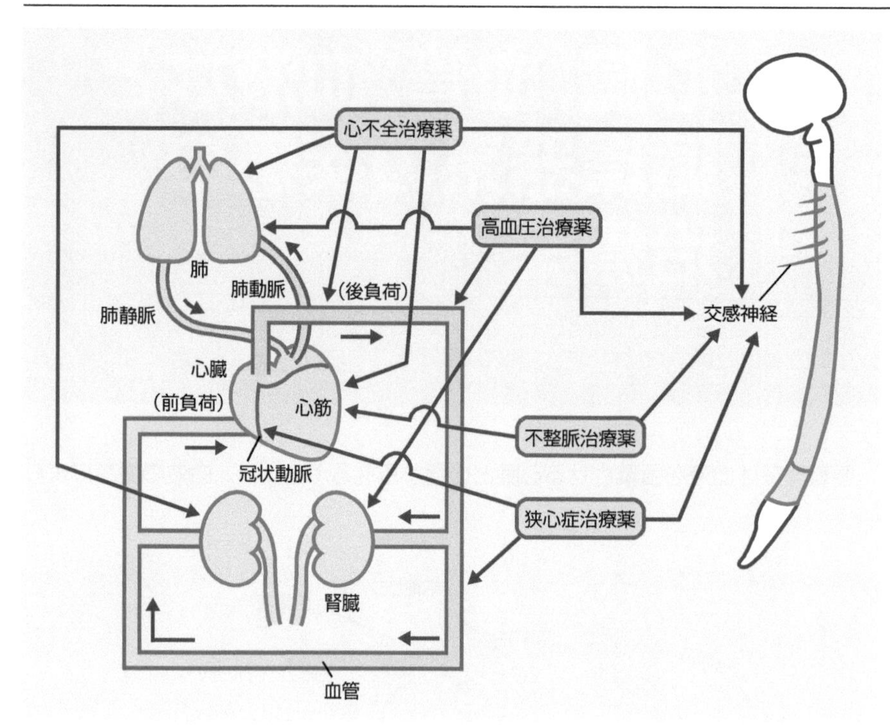

図 11.2　不整脈，心不全，狭心症，高血圧症の治療薬の作用
循環器系の心臓と血管に直接作用させるほかに交感神経，肺，腎臓にはたらくことで調節する薬が多い特徴がある．

全身の組織に酸素や栄養を運搬し，また組織で産生された代謝産物を処理組織へ運搬するシステムである．末梢の毛細血管では，血漿が組織にしみ出し，組織液となる．再び血管へ戻らない組織液は毛細リンパ管にリンパ液として吸収され，左鎖骨下静脈へ流れ込む．

ここでは代表的な循環器疾患である不整脈，心不全，狭心症，高血圧および血液の異常による疾患の治療薬を取り上げる（図 11.2）．循環器系に作用する薬のうち利尿薬は 12 章，代謝による血液中成分の異常は 6 章を参照．

11.1　不整脈を治す薬：不整脈治療薬

心臓には刺激伝導系という，電気的興奮を伝える経路があり，右心房の近くの洞房結節（どうぼうけっせつ）で生成された電気的興奮は心房へ，少し遅れて心室へと伝わり，心房と心室を交互に規則正しく収縮・拡張させている．この電気的興奮の生成や伝導が障害されると不整脈が起こる．

不整脈治療の目的は，不整脈による突然死や心不全の予防，血栓予防などである．不整脈の種類や病態によって非薬物療法（ペースメーカー，カテーテルアブレーション，埋め込み型除細動器など）または薬物療法が選択される．

図 11.3　心筋のイオンチャネルと遮断薬

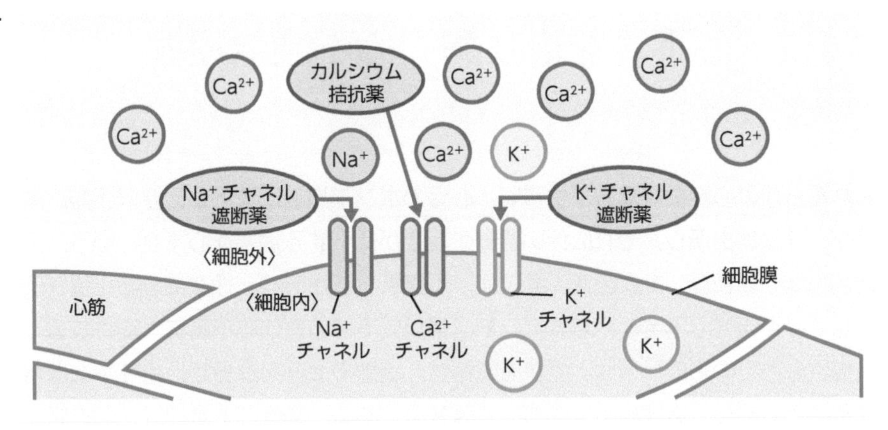

多くの不整脈治療薬は心筋のイオンチャネルを遮断することにより，興奮の発生・伝導を抑制する（図 11.3）．また，交感神経 β 受容体遮断薬（アドレナリン β 受容体遮断薬，β 遮断薬）は交感神経を抑制することで，心筋の興奮を抑制する．おもな不整脈治療薬を表 11.1 に示す．

副作用には血圧低下，心機能抑制，不整脈誘発などがある．また心臓以外での副作用としてジソピラミドによる口渇・尿閉，アミオダロンによる間質性肺炎などがある．

表 11.1 に記載されていないジギタリス（心房細動や心房粗動の心拍数のコントロールに用いられる）については次節（11.2）を参照のこと．

表 11.1　おもな不整脈治療薬（ボーン・ウィリアムズ分類）

クラス	作用機序		一般名（商品名）	分類
Ⅰa	Na^+ チャネル遮断	活動電位延長	キニジン（硫酸キニジン），プロカインアミド（アミサリン），ジソピラミド（リスモダン），シベンゾリン（シベノール）	Na^+ チャネル遮断薬
Ⅰb		活動電位短縮	リドカイン（キシロカイン），メキシレチン（メキシチール），アプリンジン（アスペンン）	
Ⅰc		活動電位不変	フレカイニド（タンボコール），ピルシカイニド（サンリズム），プロパフェノン（プロノン）	
Ⅱ	交感神経 β 受容体遮断		プロプラノロール（インデラル），アテノロール（テノーミン），メトプロロール（セロケン）	交感神経 β 受容体遮断薬
Ⅲ	K^+ チャネル遮断による活動電位延長		アミオダロン（アンカロン），ソタコール（ソタコール），ニフェカラント（シンビット）	K^+ チャネル遮断薬
Ⅳ	Ca^{2+} チャネル遮断		ジルチアゼム（ヘルベッサー），ベラパミル（ワソラン），ベプリジル（ベプリコール）	カルシウム拮抗薬

11.2 心不全を治す薬：心不全治療薬

なんらかの心臓機能障害が生じて，心臓のポンプ機能が低下し，呼吸困難，倦怠感，浮腫が出現し，それに伴い運動耐容能が低下する病態を心不全という．原因疾患は心筋梗塞，高血圧症，弁膜症，不整脈などがある．徐々に心拍出量が低下していく慢性心不全と，急激に心拍出量が低下する急性心不全に大別される．

慢性心不全の治療目標は，症状を改善し，疾患の進行を遅らせ，生存率を改善することであり，急性心不全においては救命である．慢性心不全では，①血管拡張薬で後負荷*1 を軽減し，②β遮断薬で交感神経の過剰な興奮を抑え，③利尿薬により塩分・水分を排出し前負荷*2 を軽減し，④強心薬で心拍出量を増やす治療を病態に応じて行う．急性心不全の治療には，強心薬であるβ_1作用薬，利尿薬，血管拡張作用のある硝酸薬，心房性ナトリウム利尿ペプチド（カルペリチド）などを静脈内投与する．

心不全では低下した心拍出量を代償するために交感神経系，レニン・アンジオテンシン系が亢進している．これによって，短期的には低下した心機能を代償し，心拍出量を維持するが，長期的には心筋リモデリング*3 を引き起こし，心不全を悪化させる．レニン・アンジオテンシン系阻害薬（図 11.4），β遮断薬，抗アル

＊1　心臓が収縮する際，末梢血管抵抗によってかかる負荷．

＊2　静脈から心臓に戻る血液の量による負荷．多いほど心臓の負担が増す．

＊3　心拍出量を保つために心臓の大きさ，形態の変化を起こすこと．適応現象であるが長期的には心筋の肥大・線維化が起こり，心臓の収縮・拡張障害が生じる．

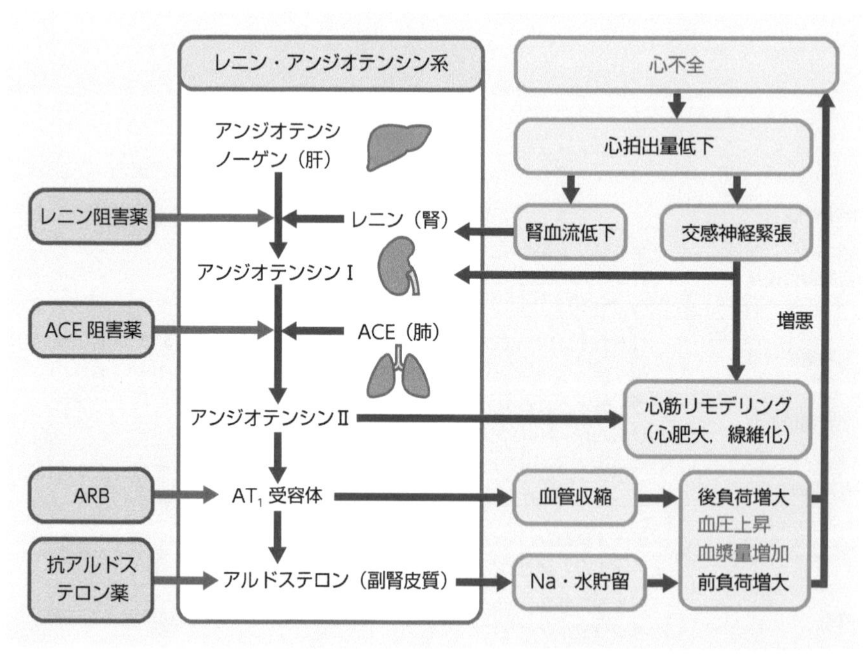

図 11.4　レニン・アンジオテンシン系と抑制薬
ACE：angiotensin-converting enzyme アンジオテンシン変換酵素，ARB：angiotensin Ⅱ receptor blocker アンジオテンシンⅡ受容体拮抗薬，AT_1：アンジオテンシンⅡ受容体サブタイプ1

表 11.2　おもな心不全治療薬
ACE：angiotensin-converting enzyme アンジオテンシン変換酵素，ARB：angiotensin Ⅱ receptor blocker，
MR：mineralocorticoid receptor ミネラルコルチコイド受容体，PDE：phosphodiesterase ホスホジエステラーゼ
注：注射薬，＊急性心不全治療薬

治療目的	分類			一般名(商品名)
心負荷軽減	血管拡張薬	ACE 阻害薬		エナラプリル(レニベース)
				リシノプリル(ゼストリル)
		ARB(アンジオテンシンⅡ受容体拮抗薬)		カンデサルタン(ブロプレス)
		硝酸薬		ニトログリセリン(ミリスロール注*)
				硝酸イソソルビド(ニトロール注*)
	利尿薬	ループ利尿薬		フロセミド(ラシックス)
				アゾセミド(ダイアート)
		抗アルドステロン薬(MR 拮抗薬)		スピロノラクトン(アルダクトン A)
				カンレノ酸 K(ソルダクトン注)
		チアジド系利尿薬(サイアザイド系利尿薬)		トリクロルメチアジド(フルイトラン)
				ヒドロクロロチアジド(ヒドロクロロチアジド)
	心房性ナトリウム利尿ペプチド			カルペリチド(ハンプ注*)
心筋収縮力増強	強心薬	ジギタリス		ジゴキシン(ジゴシン)
				メチルジゴキシン(ラニラピッド)
		cAMP 増加	交感神経 β_1 受容体作用薬	ドパミン(イノバン注*)
				ドブタミン(ドブトレックス注*)
			PDE Ⅲ阻害薬	ピモベンダン(アカルディ)
				オルプリノン(コアテック注*)
				ミルリノン(ミルリーラ注*)
			cAMP 活性化薬	コルホルシンダロパート(アデール注*)
その他	交感神経 β 受容体遮断薬			ビソプロロール(メインテート)
				メトプロロール(セロケン)
				カルベジロール(アーチスト)

ドステロン薬(MR 拮抗薬)は過剰な代償機構と心筋リモデリングを防ぎ，心不全の長期生命予後を改善する．自覚症状，QOL 改善効果をもつ利尿薬，強心薬との併用が有効とされている．おもな心不全治療薬を表 11.2 に示す．

A.　血管拡張薬

a.　ACE[*1] 阻害薬(アンジオテンシン変換酵素阻害薬)

＊1　angiotensin-converting enzyme

慢性心不全の第一選択薬である．ACE 阻害薬はアンジオテンシンⅡの生成を抑制する．具体的には，血管を拡張→心臓の後負荷を減らす→心拍出量を増大させることで心不全を改善する．また心筋リモデリングを抑制し，心不全を改善する．副作用として空咳が高頻度にみられる．高血圧症治療薬(11.4 節)参照．

b. ARB[*1]（アンジオテンシンⅡ受容体拮抗薬）

ARBはアンジオテンシンⅡ受容体AT_1[*2]をブロックすることによりアンジオテンシンⅡの作用を抑制する．具体的には，血管を拡張→心臓の後負荷を減らす→心拍出量を増大させることで心不全を改善する．ACE阻害薬より副作用の咳は少ない．

＊1 angiotensin Ⅱ receptor blocker

＊2 AT_1とAT_2の2種類ある．ARBはAT_1をブロックする

c. 硝酸薬

ニトログリセリン，硝酸イソソルビドは血管平滑筋を弛緩し，前負荷・後負荷を軽減し，呼吸困難を速やかに改善する．急性心不全の際には点滴静注する．11.3節参照.

B. 利尿薬

ループ利尿薬のフロセミドは細胞外液量を減らし，浮腫，肺うっ血を速やかに軽減する．抗アルドステロン薬は，利尿作用は弱いがアルドステロンによって引き起こされる心筋リモデリングの予防効果があると考えられている．12章参照.

C. 心房性ナトリウム利尿ペプチド(ANP)

ANPは心臓から分泌されるペプチドホルモンで，体液量や循環調節に関与している．心機能低下時には分泌が亢進し，利尿作用と血管拡張作用により，急性心不全を改善する．

カルペリチドはα型ヒトANPの遺伝子組換え製剤である．カルペリチドは利尿作用と血管拡張作用があり，急性心不全の場合に持続静注する．

D. 心筋収縮力を増強させる薬

a. ジギタリス（強心配糖体）

心臓に対して，①心筋収縮力増強作用，②心拍数減少作用，③興奮伝導速度低下作用を持っている．作用機序は心筋のNaポンプ（Na^+/K^+-ATPアーゼ）の阻害である．結果，細胞内Na^+濃度が上昇し，Na^+/Ca^{2+}交換機構によるCa^{2+}の細胞外へのくみ出しが減少し，細胞内Ca^{2+}濃度が上昇し，心筋の収縮力が増大し心拍出量が増える．ジゴキシン，メチルジゴキシンなどがある．副作用は悪心，嘔吐，徐脈，房室ブロックなどである．低カリウム血症では，副作用が強く表れるので利尿薬を併用する場合は注意が必要である．また安全域が狭く，薬の血中濃度を測定しながら投与量を調節する．

b. cAMPを増加させる強心薬

心筋細胞内のcAMP濃度が高まると心筋の収縮力が増強する．β_1作用薬（ドパミン，ドブタミン），ホスホジエステラーゼ（PDE）Ⅲ阻害薬（ミルリノン，オルプリノン）は，心筋細胞内のcAMPを増加させて細胞内Ca^{2+}濃度を高め心筋収縮力を増

強する．またコルホルシンダロパートはアデニル酸シクラーゼを直接活性化しcAMP を増加させる．これらは急性心不全の治療に点滴静注で用いる．慢性心不全に用いる経口薬として PDE Ⅲ阻害薬のピモベンダンがある．

すべてに重大な副作用として不整脈がある．

E. その他

a. 交感神経β受容体遮断薬（11.3 節参照）

心不全で過剰に亢進した交感神経作用に拮抗し，①心拍数を減少させて心室拡張機能を改善する，②心筋の酸素消費を減らして心筋障害を予防する，③レニン分泌抑制による心筋リモデリングの予防などの機序が考えられている．カルベジロール（α_1，β遮断薬），ビソプロロール（β_1 遮断薬）は慢性心不全の進行を抑制し，死亡率を低下させる．心機能が悪化することがあるので，初期導入時は少量から開始する．

11.3 狭心症を治す薬：狭心症治療薬

心臓表面を流れる冠状動脈は，絶え間なく収縮・拡張を繰り返す心筋に酸素と栄養を供給している．冠状動脈の狭窄（きょうさく）により心筋の一部が一過性に酸素不足になり，胸痛や胸部圧迫感などの症状を呈する病態を狭心症という．狭心症は発症の状況により 2 つのタイプに分けられる．①労作狭心症：一定の運動（労作）によって発作が起きる．動脈硬化が進み，冠状動脈が狭窄し，運動などの労作時に酸素需要の増加に対して酸素供給が不足した状態である．②冠攣縮（れんしゅく）性狭心症（安静狭心症）：安静時に発作が起きる．冠状動脈の攣縮によって心筋への酸素供給が不足した状態である．

A. 治療の進めかた

狭心症治療には薬物療法，心臓カテーテル治療，冠状動脈バイパス手術などのいずれかまたは組み合わせた治療が必要になる．薬物治療の目的は，狭心症発作改善と心筋梗塞予防の 2 つである．狭心症の治療薬は，①冠状動脈を拡張させて心筋への酸素の供給を増やすか，②心臓の負担を減らして心筋が必要とする酸素を減らすことで奏功する．また冠攣縮性狭心症では冠攣縮を改善するカルシウム拮抗薬が有効である．おもな狭心症治療薬を表 11.3 に示す．

狭窄部位の血栓形成を予防し，心筋梗塞を防ぐために抗血小板薬，抗凝固薬を用いる（11.6 節参照）．

分類	おもな作用	一般名	商品名	投与法	発作時
硝酸薬	血管拡張	ニトログリセリン	ニトログリセリン	舌下	○
			ミオコールスプレー	噴霧	○
			ミリスロール	注射	
			ニトロダーム TTS	貼付	
		硝酸イソソルビド	ニトロール	舌下・経口	○
			ニトロール	注射	
			ニトロールスプレー	噴霧	○
			ニトロール R	経口	
			フランドルテープ	貼付	
カルシウム拮抗薬	血管拡張	ジルチアゼム	ヘルベッサー R	経口	
		アムロジピン	アムロジン	経口	
		ニフェジピン	アダラート CR	経口	
交感神経β受容体遮断薬	心筋抑制	アテノロール	テノーミン	経口	
		ビソプロロール	メインテート	経口	
		カルベジロール	アーチスト	経口	
その他	血管拡張	ニコランジル	シグマート	経口	

表 11.3 おもな狭心症治療薬

B. おもな狭心症治療薬と作用機序

a. 硝酸薬

硝酸薬は強力な血管拡張作用を持ち，すべての種類の狭心症に有効で，狭心症発作時の第一選択薬である．ニトログリセリンは硝酸薬の代表的な薬物であり，舌下錠，口腔内噴霧スプレーは速効性があり発作の緩解に，貼付剤は持続性があり発作の予防に用いられている．ニトログリセリンは肝臓で代謝されて効果を失うため（初回通過効果）経口投与しない．硝酸イソソルビドの経口用持効性製剤は発作予防に用いられる．ただし，持続的な使用で耐性が起こりやすい．

硝酸薬は，体内で一酸化窒素（NO）を放出することにより，血管平滑筋細胞の cGMP を増加させ，血管拡張作用を示す．静脈・動脈を拡張して心臓の負荷を減らし，心筋酸素消費量を低下させることにより抗狭心症作用を示す．また冠攣縮を改善する作用ももつ．副作用として頭痛，低血圧，頻脈がある．また，相互作用として勃起不全治療薬（シルデナフィルなど）との併用で危険な低血圧が発症する恐れがあり併用禁忌である．

b. 交感神経β受容体遮断薬

β遮断薬は，β_1 遮断作用によって心拍数・心収縮力を減らし，心筋の酸素消費量を減らして抗狭心症作用を示す．副作用には徐脈，房室ブロック，心不全，喘息悪化などがあるため，高度な徐脈，非代償性心不全，喘息の患者には禁忌で

分類	診察室血圧(mmHg)			家庭血圧(mmHg)		
	収縮期血圧		拡張期血圧	収縮期血圧		拡張期血圧
正常血圧	＜ 120	かつ	＜ 80	＜ 115	かつ	＜ 75
正常高値血圧	120 ～ 129	かつ	＜ 80	115 ～ 124	かつ	＜ 75
高値血圧	130 ～ 139	かつ／または	80 ～ 89	125 ～ 134	かつ／または	75 ～ 84
Ⅰ度高血圧	**140** ～ 159	かつ／または	**90** ～ 99	**135** ～ 144	かつ／または	**85** ～ 89
Ⅱ度高血圧	160 ～ 179	かつ／または	100 ～ 109	145 ～ 159	かつ／または	90 ～ 99
Ⅲ度高血圧	≧ 180	かつ／または	≧ 110	≧ 160	かつ／または	≧ 100
(孤立性)収縮期高血圧	≧ 140	かつ	＜ 90	≧ 135	かつ	＜ 85

表 11.4　成人における血圧値の分類
［日本高血圧学会，高血圧治療ガイドライン(2019)］

ある．

c.　カルシウム拮抗薬

血管平滑筋の Ca^{2+} チャネルを遮断することで細胞外から Ca^{2+} の流入を阻害し，冠状動脈，細動脈を拡張させる．冠状動脈の拡張により冠血流量が増え，酸素供給量が増大し抗狭心症作用を示す．また細動脈の拡張により，血圧が低下し心臓の後負荷を減少させることで酸素消費量を低下させ，抗狭心症作用を示す．カルシウム拮抗薬は冠攣縮性狭心症の第一選択薬である．副作用にはふらつき，頻脈，顔面紅潮，便秘，浮腫などがある．グレープフルーツ（ジュース）との併用で作用が増強する．

d.　その他

ニコランジルは，硝酸薬としての冠状動脈拡張作用とともに，冠攣縮を抑制する作用がある．労作狭心症，冠攣縮性狭心症(安静狭心症)どちらにも使用できる．

11.4　血圧を下げる薬：高血圧症治療薬

収縮期血圧が 140 mmHg 以上，または拡張期血圧が 90 mmHg 以上を高血圧という(表 11.4)．高血圧が持続すると心血管病(脳梗塞，脳出血，心筋梗塞，心不全，心肥大，腎機能障害など）の合併症の頻度が高くなることがわかっている．高血圧症の治療目標は合併症による死亡や QOL の低下を抑制することである．まず食塩制限，適正体重の維持など生活習慣の修正を行い，目標の降圧が得られない場合に薬物療法を開始する．ここではおもに本態性高血圧症の治療薬を扱う（表 11.5)．

A.　おもな高血圧症治療薬とその作用機序

高血圧症治療薬は，①末梢血管抵抗を下げる（血管拡張)，②心拍出量を減らす，

分類		一般名(商品名)
カルシウム拮抗薬	ベンゾチアゼピン系	ジルチアゼム(ヘルベッサー)
	ジヒドロピリジン系	アムロジピン(アムロジン，ノルバスク)
		ニフェジピン(アダラートCR)
		ニカルジピン(ペルジピン)
レニン・アンジオテンシン系阻害薬	ACE 阻害薬	カプトプリル(カプトリル)
		エナラプリル(レニベース)
		デモカプリル(エースコール)
	ARB(アンジオテンシンⅡ受容体拮抗薬)	ロサルタン(ニューロタン)
		カンデサルタン(ブロプレス)
		オルメサルタン(オルメテック)
	レニン阻害薬	アリスキレン(ラジレス)
交感神経抑制薬	交感神経β受容体遮断薬	アテノロール(テノーミン)
		ビソプロロール(メインテート)
		メトプロロール(セロケン)
	交感神経 α_1，β受容体遮断薬	カルベジロール(アーチスト)
	交感神経 α_1 受容体遮断薬	ブナゾシン(デタントール)
		ドキサゾシン(カルデナリン)
利尿薬	チアジド系利尿薬(サイアザイド系利尿薬)	トリクロルメチアジド(フルイトラン)
		ヒドロクロロチアジド(ヒドロクロロチアジド)
	ループ利尿薬	フロセミド(ラシックス)
	MR 拮抗薬*	スピロノラクトン(アルダクトンA)
		エプレレノン(セララ)

表 11.5　おもな高血圧症治療薬

＊「高血圧治療ガイドライン 2019」では，アルドステロン拮抗薬，カリウム保持性利尿薬の名称に変わり，「MR 拮抗薬」の名称を採用している．

③循環血漿量を下げるのいずれかの作用で降圧作用を示す．カルシウム拮抗薬，ARB，ACE 阻害薬，利尿薬，β遮断薬（α，β遮断薬含む）の 5 種類の主要降圧薬は，いずれも心血管病抑制効果が認められている．

a.　カルシウム拮抗薬

降圧薬としてはベンゾチアゼピン系とジヒドロピリジン系が用いられる．ベンゾチアゼピン系のジルチアゼムの降圧作用は緩徐であるが，心筋抑制作用があり心不全や高度徐脈には禁忌である．ジヒドロピリジン系は降圧薬の中で最も強力な血管拡張作用，降圧作用をもっている．11.3 節参照.

b.　レニン・アンジオテンシン系阻害薬

ACE 阻害薬（アンジオテンシン変換酵素阻害薬），ARB（アンジオテンシンⅡ受容体拮抗薬），レニン阻害薬がある(11.2 節参照)．

レニン・アンジオテンシン系（図 11.4 参照）は強力な血圧上昇系で，腎血流が減少すると活性化される．腎血流が低下すると腎臓の傍(ぼう)糸球体細胞からレニン分泌

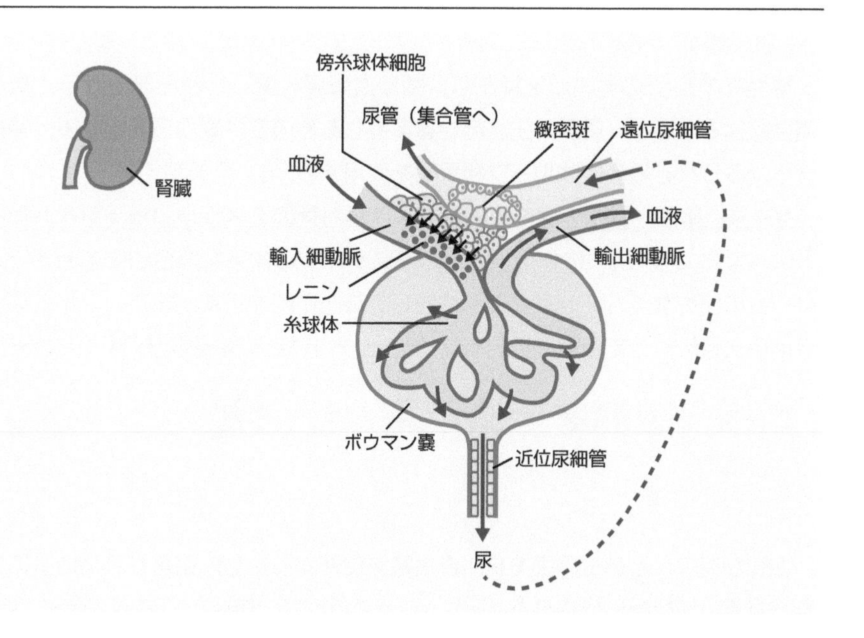

図 11.5　傍糸球体細胞からのレニン分泌
➜レニン分泌，⟶血流，尿の流れ

が亢進する（図 11.5）．レニンは，肝臓でつくられるアンジオテンシノーゲンからアンジオテンシンⅠを生成する．アンジオテンシンⅠはアンジオテンシン変換酵素（ACE）のはたらきでアンジオテンシンⅡとなる．アンジオテンシンⅡは血管平滑筋のアンジオテンシンⅡ受容体タイプ 1（AT_1）に作用して強力な血管収縮作用を発揮する．さらにアンジオテンシンⅡは副腎皮質に作用してアルドステロンを分泌させる．アルドステロンは腎臓に作用して Na^+ の再吸収を促進して循環血漿量を増やし，血圧を上昇させる．

(1) ACE 阻害薬　アンジオテンシン変換酵素（ACE）のはたらきを阻害してアンジオテンシンⅡの生成を抑制し，血圧を下げる．副作用に空咳，血管性浮腫，高カリウム血症がある．

(2) ARB（アンジオテンシンⅡ受容体拮抗薬）　アンジオテンシンⅡが受容体に結合するのを阻害して，血圧を下げる．副作用に高カリウム血症がある．空咳の頻度は低い．

(3) レニン阻害薬　レニンの酵素活性を阻害して，アンジオテンシンⅠの生成を抑制し，血圧を下げる．副作用に血管性浮腫，アナフィラキシーがある．

c.　交感神経抑制薬

(1) 交感神経 β 受容体遮断薬　心拍出量の減少，腎臓の傍糸球体からのレニン分泌の抑制により血圧を下げる（11.3 節参照）．

(2) 交感神経 α 受容体遮断薬　血管平滑筋の α_1 受容体を遮断し，血管を拡張し血圧を下げる．副作用に起立性低血圧によるめまい，失神がある．

d. 利尿薬

腎臓でのNa^+の再吸収を抑制し，循環血漿量を減らし血圧を下げる．降圧作用は緩徐であるが，過剰降圧が起きる場合もあるので少量から開始する．腎機能低下がみられる場合にはループ利尿薬を使用する．12 章参照．

MR 拮抗薬は，腎臓の遠位尿細管および集合管のミネラルコルチコイド受容体（アルドステロン受容体）に作用してアルドステロンの作用を競合的に遮断する．カリウムの喪失なく，ナトリウムを排泄して降圧作用を示す．また，アルドステロンは心血管に対して障害作用を有するため，MR 拮抗薬は臓器保護効果を示す．

11.5 出血を止める薬：止血薬

血管が傷つくと血液の喪失を防ぎ治癒を促進するため，傷害された血管に血小板が凝集し血栓が形成される（一次止血）．並行して血漿中の血液凝固因子（第Ⅰ～第XⅢ因子，Ⅵは欠番）が次々に活性化され，血管傷害部位に安定したフィブリン血栓（血餅（けっぺい））が形成される（二次止血）．これを凝固系といい，タンパク質である凝固因子がはたらく．血管が修復されるとフィブリンを分解する線溶系がはたらく（図 11.6）．

凝固因子の不足，線溶系の亢進，血小板の不足や異常，血管の状態によって止血できない場合，止血薬が用いられる．

A. おもな止血薬

a. 血液凝固因子製剤

欠乏した凝固因子を補充し，出血の予防・治療を行う．ヒトの血液由来または遺伝子組換え型の製剤がある．

(1) 第Ⅷ因子製剤・第Ⅸ因子製剤　それぞれ血友病 A（第Ⅷ因子欠乏），血友病 B（第Ⅸ因子欠乏）に用いる．

(2) 乾燥濃縮プロトロンビン複合体（ワルファリン中和剤）　ワルファリン投与中の急性重篤出血・緊急手術の出血傾向の抑制に用いられる．ビタミン K 依存性凝固因子の濃縮製剤である．

(3) トロンビン　止血困難な小血管や毛細血管の止血のために，局所に散布，上部消化管出血の場合には経口投与する．

b. ビタミンK

ビタミンK欠乏（新生児，胆道閉塞，肝疾患）やワルファリンによる低プロトロンビン血症の出血の治療と予防に用いられる．ビタミンK製剤にはフィトナジオン（ビタミンK_1），メナテトレノン（ビタミンK_2）がある．ビタミンKの止血作用は，ビタミンK依存性凝固因子（Ⅱ，Ⅶ，Ⅸ，Ⅹ因子）の生合成によってもたらされるため，速効性はない．凝固因子の前駆体は，ビタミンK依存性カルボキシラーゼによりカルボキシル化されて血液凝固活性を獲得する（図11.7）．ビタミンKはカルボキシラーゼの補因子（コファクター）として作用するため，ビタミンKが欠乏するとこれら凝固因子の前駆体は活性化されず出血傾向となる．

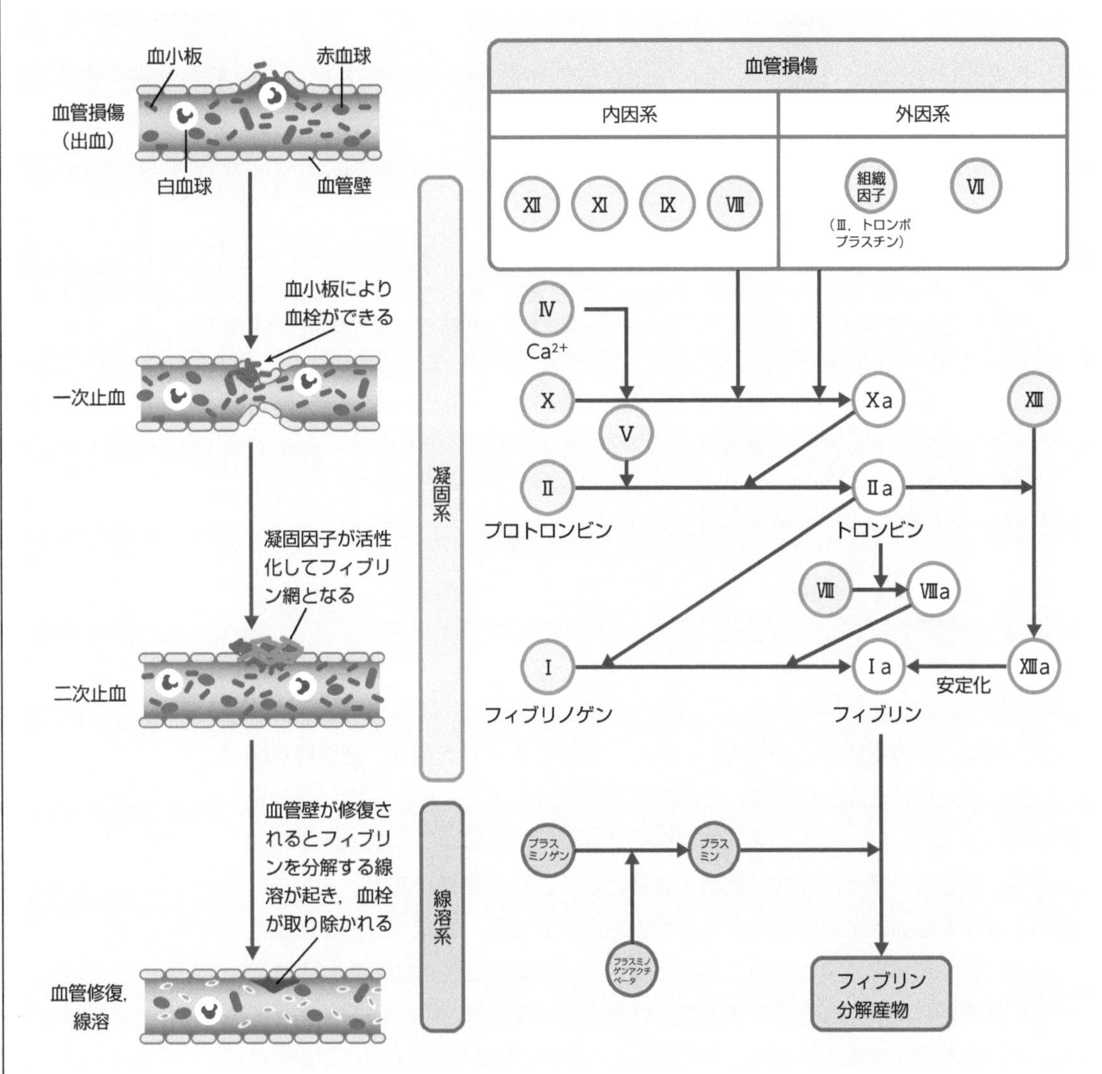

図11.6　凝固系，線溶系による止血のしくみ
因子番号のⅥは欠番．
a：activated，活性化を示す．

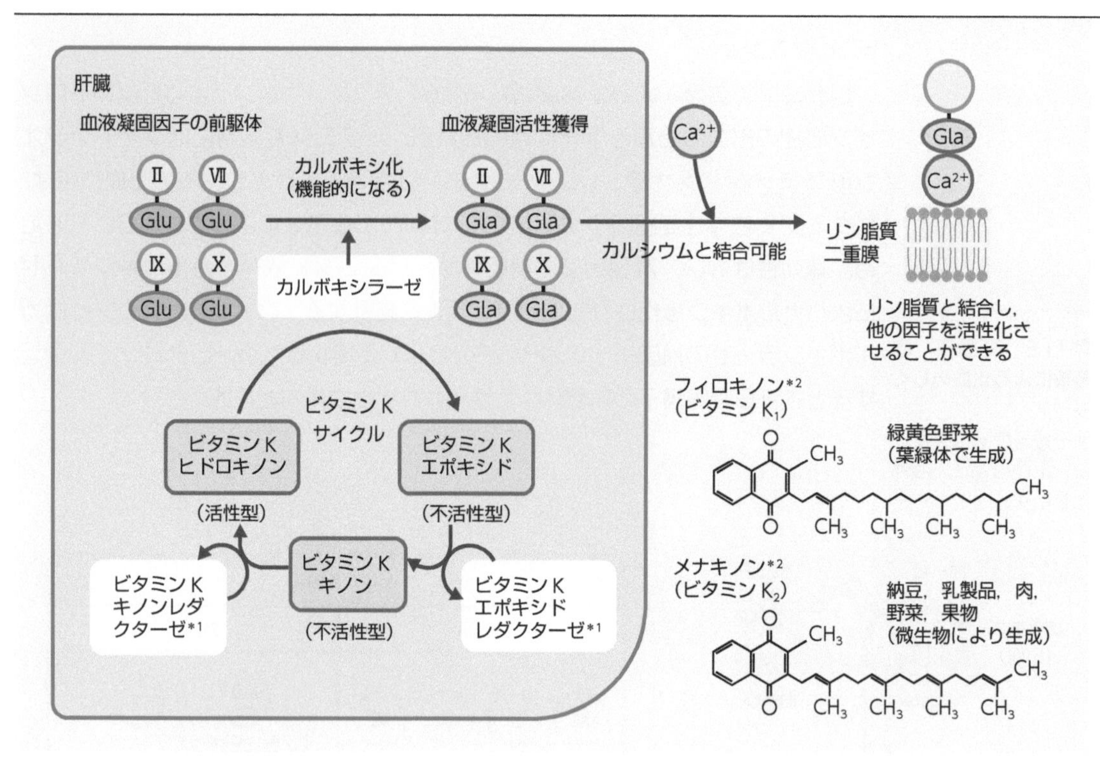

図 11.7　ビタミン K と血液凝固因子

Glu：グルタミン酸残基，Gla：γ-カルボキシグルタミン酸残基，＊1　ワルファリンはこの 2 つの酵素を阻害する．
＊2　ビタミン K_1 製剤はフィトナジオン，ビタミン K_2 製剤はメナテトレノンという医薬品名である．

c. その他

(1)トラネキサム酸　プラスミンによる線溶活性を抑制し止血を増強する．

(2)カルバゾクロム　毛細血管強化作用がある．

11.6 血栓形成を阻止する薬，血栓を溶解する薬：抗血栓薬

血小板凝集，血液凝固反応が病的に亢進し，血栓が大きさを増し，血管腔を閉塞したり，また血栓が血流にのり，その先の血管をふさぐと (塞栓)，血栓症や塞栓症を起こす (図 11.8)．抗血栓薬には血栓形成を予防する薬として抗凝固薬・抗血小板薬，できてしまった血栓を溶解する薬として血栓溶解薬がある．

動脈と静脈では血栓形成のしくみと血栓の組成が異なる．粥状(じゅくじょう)プラークの破たんと血流の速い環境により血小板が活性化して起きる動脈血栓は血小板が主体であり，心筋梗塞や脳梗塞などの動脈血栓には抗血小板薬を用いる．一方，血流の停滞した環境で血液凝固因子の活性化により生じる静脈血栓はフィブリンが主体

図 11.8　血栓の種類

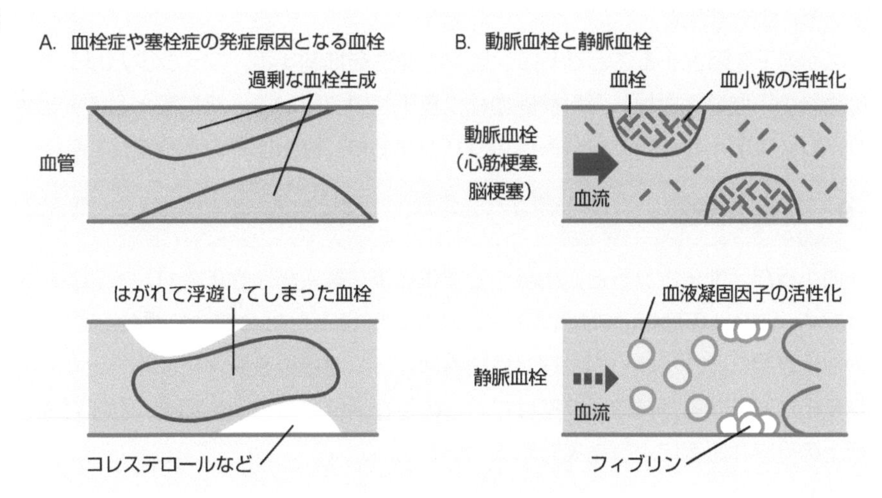

であり，深部静脈血栓，肺塞栓，心原性脳塞栓などの静脈血栓には抗凝固薬を用いる．副作用として消化管出血，脳出血などを起こすおそれがある．

A.　抗凝固薬

a.　ワルファリン(経口)

肝臓においてビタミンKサイクルの酵素を阻害することで，血液凝固因子のカルボキシ化を抑え，ビタミンK依存性血液凝固因子（Ⅱ，Ⅶ，Ⅸ，Ⅹ因子）の産生を抑制する（図 11.7 参照）．静脈血栓症や心房細動が原因で生じる塞栓症の予防に適している．効果発現まで3～4日要する．ビタミンKを多く含有する食品（納豆，青汁，クロレラなど）により効果が減弱するため併用を避ける．

b.　ヘパリン(注射)

ムコ多糖のヘパリンは，それ自体に抗凝固活性はないが，血液中のタンパク質であるアンチトロンビンに結合することで，アンチトロンビンの各種血液凝固因子に対する不活性化作用を促進する．速効性がある．

c.　アンチトロンビン濃縮製剤(注射)

生理的凝固阻止因子であるアンチトロンビンは，血液凝固因子（トロンビン，Ⅸa，Ⅹaなど）と複合体を形成し，それらの血液凝固因子を失活させる．

d.　トロンビン阻害薬

トロンビンの活性部位に結合することで，フィブリノゲンからフィブリンへの生成を阻害し，抗凝固作用を示す．

(1) アルガトロバン　　8.5節　脳血管障害を改善する薬参照．

(2) ダビガトラン　　経口投与可能なトロンビン阻害薬．非弁膜症性心房細動における虚血性脳卒中および全身性塞栓症の抑制に用いる．

e. Xa因子阻害薬

Xa因子を阻害することでトロンビンの産生を抑制する．フォンダパリヌクスは術後の下肢静脈血栓，深部静脈血栓に皮下注射で用いる．経口薬としてアピキサバン，エドキサバン，リバーロキサバンがあり，静脈血栓，塞栓症に用いる．

B. 抗血小板薬

血小板が活性化されると血小板内でさまざまな酵素が活性化され，トロンボキサン A_2（TXA_2）の産生，またセロトニン（5-HT），アデノシン二リン酸（ADP）などの放出が起こる．これらの生理活性物質はさらに血小板を活性化することから凝集反応は進行する．抗血小板薬はこれらの生理活性物質の産生抑制，および血小板上の受容体阻害により効果を示す（図11.9）．

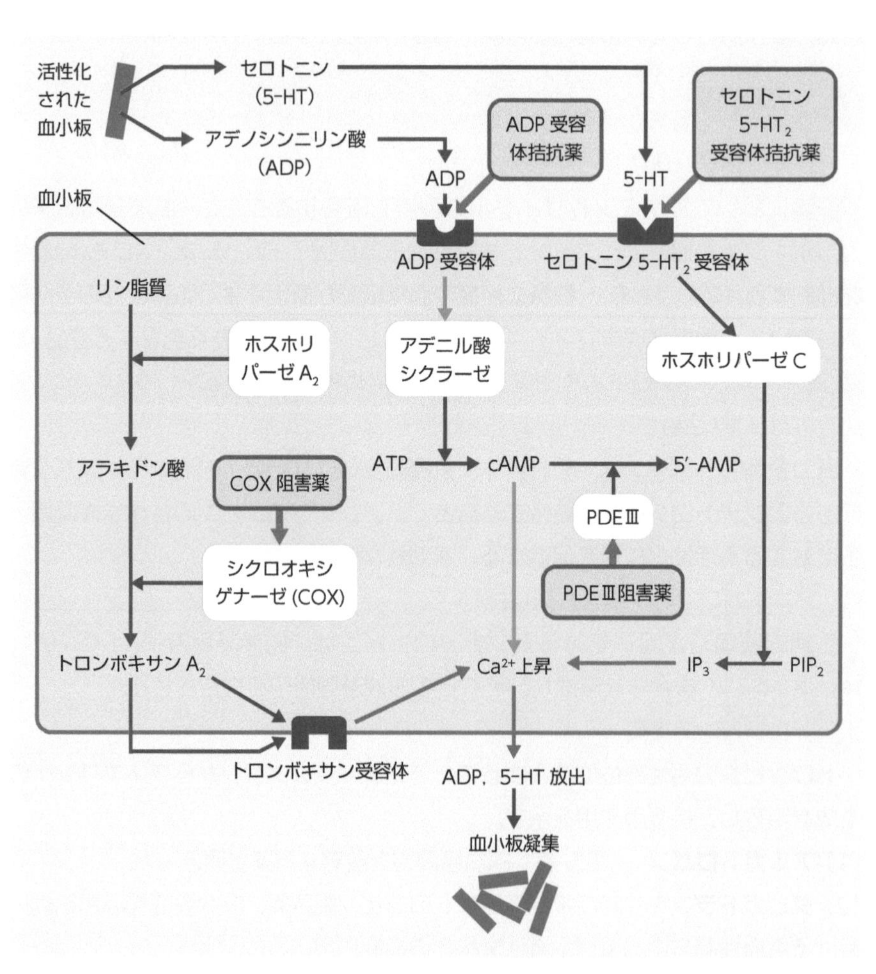

図11.9　血小板活性化機序と抗血小板薬の作用点

PDE Ⅲ：ホスホジエステラーゼⅢ，PIP_2：ホスファチジルイノシトール二リン酸，IP_3：イノシトール三リン酸

→ 促進，
→ 拮抗，阻害
→ 抑制

ADP受容体にADP受容体拮抗薬が作用すると，これまでADPによって抑制されていたアデニル酸シクラーゼが活性化してcAMPの活性が高まり，Caイオンの上昇を抑える→血小板凝集抑制，セロトニン受容体にセロトニン拮抗薬が作用すると，セロトニン経路ははたらかず，Caイオン上昇が抑制される→血小板凝集抑制，COX阻害薬が作用すると，シクロオキシナーゼがはたらかずトロンボキサンA_2ができずCaイオンの上昇が抑えられ→血小板凝集抑制．

a. シクロオキシゲナーゼ(COX)阻害薬

アスピリンは血小板のシクロオキシゲナーゼを阻害し，血小板凝集作用をもつトロンボキサン A_2 の生成を抑制し抗血小板作用を示す．心筋梗塞や脳梗塞の血栓・塞栓を予防する目的で用いられる．

b. ADP 受容体拮抗薬

血小板の ADP 受容体を遮断し，血小板凝集を抑制する．クロピドグレルは心筋梗塞，脳梗塞，末梢動脈閉塞症に用いられる．プラスグレルは心筋梗塞(経皮的冠状動脈形成術適応時)などに用いられる．

c. ホスホジエステラーゼ(PDE)Ⅲ阻害薬

シロスタゾールは，血小板内で cAMP の分解酵素であるホスホジエステラーゼⅢを阻害して，cAMP の濃度を上昇させ血小板凝集を抑制する．慢性動脈閉塞症，脳梗塞に用いられる．

d. トロンボキサン A_2 合成酵素阻害薬

トロンボキサン合成酵素を阻害し，トロンボキサン A_2 の産生を抑制することで血小板凝集を抑制する．オザグレルは，脳血栓症急性期，くも膜下出血術後の脳血管攣縮に用いられる．8.5 節脳血管障害を改善する薬を参照.

e. セロトニン(5-HT_2)受容体拮抗薬

セロトニンによる血小板凝集作用を抑制する．サルポグレラートは慢性動脈閉塞症に用いられる．

C. 血栓溶解薬

アルテプラーゼ (組織プラスミノーゲンアクチベータ) は，血栓上でプラスミノーゲンをプラスミンに変化させ，フィブリン網を分解することで血栓・塞栓を溶解する．心筋梗塞および脳梗塞の急性期に用いられる．8.5 節脳血管障害を改善する薬を参照.

11.7 血液成分の産生を促進する薬：造血薬

血液成分とは，赤血球，白血球，血小板をいい，これらの産生を促進する薬を造血薬という．ここでは赤血球の産生を促進する薬(貧血治療薬)を取り上げる．

A. 貧血治療薬

貧血は赤血球あるいは血色素(ヘモグロビン)が減少した状態であり，原因により鉄欠乏性貧血，巨赤芽球性貧血，再生不良性貧血，溶血性貧血，腎性貧血などに分類される．赤血球の新生過程と貧血を図 11.10 に示す．また，貧血の種類と

貧血の種類	原因	治療薬
鉄欠乏性貧血	鉄欠乏	クエン酸鉄（フェロミア），含糖酸化鉄（フェジン）
巨赤芽球性貧血	ビタミン B_{12} 欠乏	ビタミン B_{12}（シアノコバラミン）
	葉酸欠乏	葉酸（フォリアミン）
再生不良性貧血	自己免疫的な機序により造血幹細胞が障害されると考えられている．赤血球・白血球・血小板すべて減少	免疫抑制剤（シクロスポリンなど）
溶血性貧血	自己免疫的な機序・遺伝的素因などにより赤血球が破壊されると考えられている	副腎皮質ステロイド（プレドニゾロン）
腎性貧血	腎臓で産生される赤血球造血因子（エリスロポエチン）が腎障害の進行で産生不足となる	エリスロポエチン（エポエチン α，エポエチン β，ダルベポエチン α）

表 11.6　おもな貧血治療薬

治療薬を表 11.6 に示す．

鉄欠乏性貧血には原則として経口剤を用いる．急速に鉄補給が必要な場合に注射製剤を用いるが，過剰になると肝臓や脾臓に沈着して障害を起こすことがある．

巨赤芽球性貧血においてビタミン B_{12} の吸収には内因子が必須であるが，胃切除などで欠乏している場合は注射薬を用いる．

腎性貧血へのエリスロポエチン製剤の投与はヘモグロビン 10~11 g/dL を目標にし，ヘモグロビン 12 g/dL を越えない．急激な血圧上昇，血栓・塞栓の副作用を避けるためである．

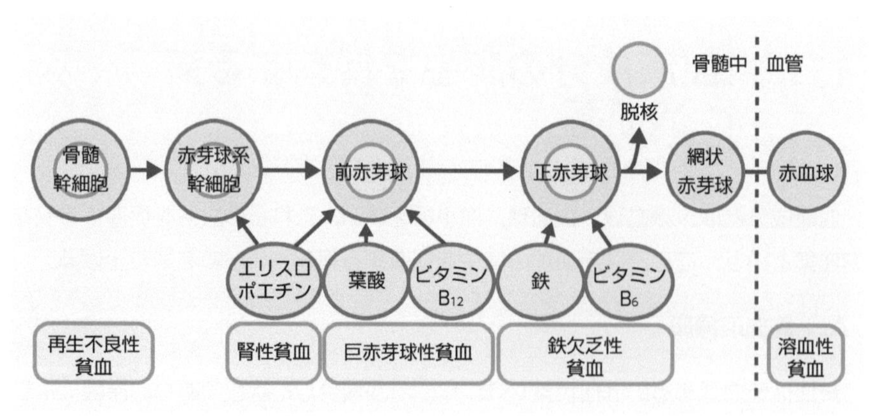

図 11.10　赤血球の新生過程と貧血

高血圧治療薬を飲んで正常血圧になると，すぐ飲むのを中止してよいか

自己判断で服薬を中止するのは危険であり避けるべきである．β遮断薬は突然の中止で離脱症候群として急激な血圧上昇，狭心症などを起こすリスクがある．高血圧治療薬の減量・中止は医師の管理下で徐々に行うことが望ましい．

「高血圧治療ガイドライン 2019」は休薬後の正常血圧維持に関する研究から，医師の管理下で休薬を試みる可能性があるかどうかの判断基準を示している．

休薬後に正常血圧が維持できた患者の特徴は治療前の血圧がⅠ度高血圧（収縮期血圧 140 ～ 159 mmHg かつ／または拡張期血圧 90 ～ 99 mmHg），若年者，正常体重，低塩分摂取，非飲酒者，1 剤のみの服用，臓器障害がないなどである．したがって，適正な生活習慣の継続および血圧の定期観察を条件に，休薬を試みてもよいが，治療前に臓器障害や合併症のないⅠ度高血圧である場合以外は推奨できないというのが結論である．（神谷）

12. 利尿薬・泌尿器に作用する薬

泌尿器とは，腎臓，尿管，膀胱，尿道からなる一連の器官である（図 12.1）．泌尿器では，循環する血液を糸球体の有窓性毛細血管で濾過し，原尿として尿管へ送る．赤血球やタンパク質，脂肪などの大きな物質は通過できない．水分だけでなく体内の老廃物を尿として排泄するという生体機能を維持するための重要な役割を担っている．投与された薬やその代謝物のうち，水溶性の高いもの（尿に溶けることができるもの）は泌尿器を経由して排泄される．

腎臓は水分や代謝産物の排泄に加えて，尿量を調節することで体内の電解質や pH を含めた生体の恒常性維持において重要な役割を担っている．そこで，腎臓

A. 泌尿器系の位置

（肝臓）
（膵臓）
（脾臓）
右腎
左腎
（腹部大動脈）
（十二指腸）
尿管
（下大動脈）
膀胱
尿道

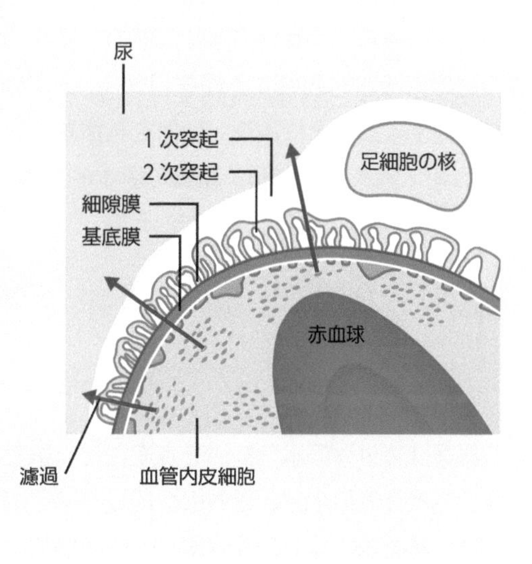

図 12.1　泌尿器系の位置と糸球体での濾過イメージ

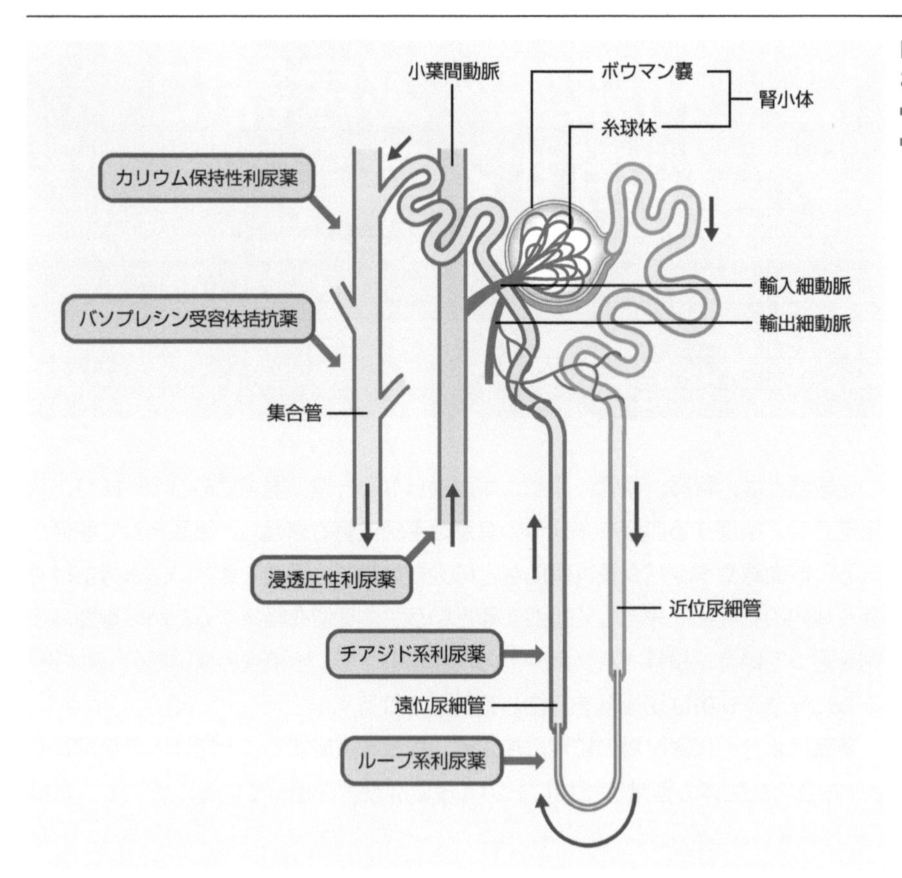

図 12.2　ネフロンにおける薬の作用
促進
拮抗

での尿生成を薬などにより調節することで，体内水分量を意図的に調整して血圧のコントロールや疾患時の浮腫などの治療を行っている．また腎臓には，尿細管での糖の再吸収を制御する輸送担体（トランスポーター，SGLT2）が存在しており，これを制御することにより，効力を発揮する新しい糖尿病治療薬も開発されている（「6.1A　糖尿病の薬」参照）．腎臓の基本的な構成単位であるネフロン（腎小体＋尿細管）における薬の作用を図 12.2 に示す．

12.1　尿量を増やす薬：利尿薬

利尿薬は体外への水分排泄を亢進させる薬であり，高血圧症や浮腫，うっ血性心不全など体内に水分が過剰に貯留している患者に用いられる．尿量を増やすためには，腎臓糸球体での濾過量（GFR）を増加させるか，尿細管での水分の再吸収を抑制するという方法がとられる．したがって，利尿薬は GFR を増大させる薬と尿細管からの再吸収を抑制する薬に分類される（表 12.1）．しかし，GFR を増大させて原尿量を増やしても，尿細管では水分の約 99%が再吸収されるため，尿量を増加させるためには，尿細管での水分の再吸収抑制が効率的であり，臨床で用いられる利尿薬は尿細管に作用するものが多い．

A. GFR を増大させる薬

GFR を増大させるためには，心臓から拍出される血液量の増大や循環血流量の増加，腎血管拡張などにより，腎臓の血流量を増加させて糸球体を通過する血流量を増やす必要がある．すなわち，腎臓に直接作用するのではなく，心臓など循環器系に作用することにより，間接的に腎臓へ作用する薬であるともいえる．

a. 浸透圧性利尿薬

浸透圧性利尿薬である D- マンニトールやイソソルビドは，血液中に取り込まれると血液が高張となることで血液の浸透圧を上昇させる．血液の浸透圧が上昇すると組織中の水分が血液中に移行し，循環血流量が増大するため，GFR が増大する．これらの薬は糸球体濾過は受けるものの，尿細管では再吸収されないため，原尿の浸透圧を上昇させて尿細管における水分の再吸収を抑制することで尿量を増加させる．

b. キサンチン誘導体

カフェインなどのキサンチン誘導体は，強心作用と腎血管拡張作用によって腎血流量を増加させ，GFR を増大させる．また，尿細管に直接作用し，水分の再吸収を抑制することによっても尿量を増加させる．

表 12.1　利尿薬の分類

治療目的	作用機序	分類	薬物名
GFR を増大	血液の浸透圧上昇	浸透圧性利尿薬	D- マンニトール，イソソルビド
	循環血流量増加	輸液	循環血流量を増加させる輸液全般
	腎血流量増加	キサンチン誘導体	カフェイン
尿細管からの水分の再吸収を抑制	能動輸送の抑制	ループ利尿薬	フロセミド，トラセミド
		チアジド系利尿薬	トリクロルメチアジド
		バソプレシン受容体拮抗薬	トルバプタン
		カリウム保持性利尿薬	スピロノラクトン，カンレノ酸カリウム
		キサンチン誘導体	カフェイン
		炭酸脱水素酵素阻害薬	アセタゾラミド
	受動輸送の抑制（原尿の浸透圧上昇）	浸透圧性利尿薬	D- マンニトール，イソソルビド

B. 尿細管からの再吸収を抑制する薬

尿細管には，原尿から水分を再吸収することにより，尿を濃縮する機構がいくつか存在する．尿細管からの再吸収を抑制する利尿薬は，水分再吸収機構のはたらきを抑制することで尿量を増加させる．この時，利尿薬がいずれの再吸収機構を抑制するかで，ループ利尿薬やチアジド(サイアザイド)系利尿薬，カリウム保持性利尿薬，バソプレシン受容体拮抗薬に分類される．

a. ループ利尿薬

フロセミドなどのループ利尿薬は，尿細管のヘンレループ上行脚に作用して Na^+，K^+，Cl^- の再吸収を抑制することで，尿細管に存在する尿の濃縮機構を抑制して尿量を増加させる．後述のチアジド系利尿薬と比べて作用発現が速く，利尿作用も強力である．

b. チアジド(サイアザイド)系利尿薬

トリクロルメチアジドなどのチアジド系利尿薬は，遠位尿細管での Na^+，Cl^- の輸送を阻害することで，水分の再吸収を抑制して尿量を増加させる．利尿作用は強力ではないものの，降圧利尿薬として，高血圧症の治療に用いられている．

c. カリウム保持性利尿薬

スピロノラクトンやカンレノ酸カリウムなどのアルドステロン受容体拮抗薬は，集合管において Na^+ の再吸収と K^+ の分泌を阻害することにより，尿量を増加させる．K^+ の分泌を阻害するため，カリウム保持性利尿薬といわれる．他の薬と比較して，利尿効果，降圧効果ともに弱いが，利尿薬による低カリウム血症が起こりにくく，重症心不全時に用いられる．

d. バソプレシン受容体拮抗薬

トルバプタンは集合管のバソプレシン V_2 受容体に結合して，バソプレシンという抗利尿ホルモンに拮抗することにより，水の再吸収を抑制することで利尿効果を発揮する．この時，他の電解質などは共輸送されないため，水分のみを排泄する薬であるといえる．臨床では，ループ利尿薬やチアジド系利尿薬でコントロールできない症例に用いられる．一方，強制的に水分のみを排泄するため，脱水や高ナトリウム血症には注意を要する．

尿や便に出てくる薬の色とかたち

ビタミン剤を飲んだ後に尿が黄色くなった経験がある人もいるかと思う．これはビタミン B_2（リボフラビン）が尿中に排泄されることによる着色である．同様に消炎鎮痛薬のインドメタシンでは便が緑色になったり，抗結核薬では尿だけでなく，汗や涙も赤色になったりする．また，一部の錠剤では，便中に錠剤そのままの形で排泄される「ゴーストピル」といわれる現象が起こることもある．ゴーストピルは薬物が吸収されずに排泄されているのではなく，薬物が溶け出した後の抜け殻だけが排泄されているものであるため，せっかく飲んだ薬が効いていないわけではない．このような薬による「尿や便の着色」，「ゴーストピル」については，薬局や病院でもらう薬の説明書に注意事項として書かれているので参考に．（一川，平）

12.2 排尿障害を改善する薬：排尿障害治療薬

排尿障害は排尿時に困難や痛みを伴う状態で，外傷，手術や身体機能低下によって失禁などの症状を呈する蓄尿障害型と，身体機能低下，疾患や薬物の副作用により排尿困難を起こす尿排出障害型に大別される．尿排出障害型の排尿障害では，その原因となる疾患や尿道の異常を緩和することで排尿障害の改善が可能である．

A. 蓄尿障害型の排尿障害治療薬

過活動膀胱は蓄尿障害型の排尿障害であり，尿意切迫感を必須として頻尿が主訴となる．原因としては，排尿運動を調節する神経中枢の障害により，反射性の膀胱収縮が起こる神経因性膀胱と前立腺肥大症に伴う排尿障害など非神経因性のものがある．治療薬としてはプロピベリンやオキシブチニン，フェソテロジン，ソリフェナジンなどの膀胱平滑筋の収縮を抑制する抗コリン薬や交感神経 β_3 受容体遮断薬（β_3 遮断薬）のミラベグロンが用いられる．

B. 尿排出障害型の排尿障害治療薬

ベタネコールは，尿排泄に関与する排尿筋や，膀胱括約筋のムスカリン受容体に直接作用し，排尿筋の収縮および膀胱括約筋の弛緩作用により排尿を促す．また，ネオスチグミンやジスチグミンなど筋肉を収縮する作用をもつコリンエステラーゼ阻害薬も，同様の作用機序をもち，手術後や分娩後に使用される．前立腺肥大症では尿道の圧迫により，尿排出障害型の排尿障害が生じる．このような排尿障害の場合には，次の前立腺肥大治療薬も排尿障害を改善する治療薬となる．

12.3 前立腺肥大症を治療する薬：前立腺肥大治療薬

前立腺は男性のみが有する器官であり，膀胱のすぐ下で尿道を取り囲むように存在している．正常ではクルミ大である前立腺が加齢により肥大化することで，尿道を圧迫するために排尿困難，残尿感や頻尿などの症状が現れる．40 歳代から加齢とともに肥大化することから，老化現象の一つとされるが，その原因やメカニズムは十分に解明されていないため，明確な予防策はない．治療には尿路症状を軽減するための薬物療法や尿道カテーテル留置などが行われる．治療に用いられる薬は作用機序により，下記のとおりに分類される．

A. 抗アンドロゲン薬（男性ホルモン拮抗薬）

抗アンドロゲン薬クロルマジノンは選択的に前立腺に取り込まれ，前立腺細胞内のアンドロゲン（男性ホルモン）受容体でアンドロゲンの結合を阻害する．また，5α 還元酵素阻害薬であるデュタステリドはテストステロンからジヒドロテストステロンへの活性化を阻害する．これらの作用により，前立腺に男性ホルモンが作用しなくなり，前立腺の腫れやむくみが軽減され，尿道の圧迫が緩和される．

B. 交感神経 α_1 受容体遮断薬

タムスロシンやウラピジル，ナフトピジル，シロドシンは，α_1 受容体の遮断により前立腺，尿道や膀胱など下部尿路の筋肉を弛緩することで尿の排出を容易にする薬である．前立腺体積が 30 mL 未満の場合には頻用されるが，長期の症状安定や尿閉のリスク低減を維持できるとは限らず，前立腺体積が 30 mL 以上の場合には前述の 5α 還元酵素阻害薬が併用される．

C. 神経因性膀胱治療薬

前立腺肥大症に伴う排尿障害は非神経因性ではあるが，症状として現れる頻尿の治療薬としては，前述の蓄尿障害型の排尿障害治療薬と同様にプロピベリンやオキシブチニン，フェソテロジン，ソリフェナジンなどの膀胱平滑筋の収縮を抑制する抗コリン薬や膀胱の β_3 受容体作動薬のミラベグロンが用いられる．

D. その他

前述した尿排出障害型の排尿障害治療薬であるベタネコール，ジスチグミンも汎用されている．

12.4 近位尿細管に局在する糖輸送担体に作用する薬

腎臓は糖の排泄および再吸収によっても生体の恒常性維持に貢献している．水溶性の低分子である糖は糸球体で濾過されるが，その大部分は尿細管においてナトリウム・グルコース共輸送系（SGLT）といわれるトランスポーターによって，血中に再吸収される．近年市販されたイプラグリフロジンやダパグリフロジンなどの SGLT2 阻害薬は原尿から血液中への糖の再吸収を抑制することにより，尿中への糖の排泄を促進して血糖値を低下させるはたらきがある．良好な血糖値低下効果や体重減少効果が期待できるものの，尿に糖が排泄されることから，脱水や尿路感染などの副作用にも注意が必要である．

ビタミン C が尿検査の結果に影響を与える

総合ビタミン剤などのサプリメントを日常的に使用している場合，尿検査で異常値が出ることがある．サプリメントなどで恒常的に摂取していると尿中にビタミン C が多く排泄される．ビタミン C は抗酸化作用（還元作用）を有するため，尿中の糖や潜血，ビリルビンなどを定量する際に用いられる酸化反応と競合し，正確な値が得られない可能性がある．実際にビタミン C 濃度が 25 mg/dL 以上では検査値に影響があるとの報告があり，尿検査実施の 24 時間前からは可能な限りビタミン C 製剤の投薬を控えることが推奨されている．したがって，サプリメントを常用している人では，検査の 2 ～ 3 日前から摂取を控えれば問題は少ないと考えられる．（一川，平）

13. 免疫，アレルギーおよび炎症に関する薬

免疫応答は，自己と非自己を識別して，非自己すなわち異物に対して応答する生体反応である．これがうまくはたらかないと，自身を攻撃し，アレルギーや炎症などを引き起こす（図 13.1）．ここでは，免疫抑制薬，抗ヒスタミン薬，抗アレルギー薬，抗炎症薬，解熱鎮痛薬，抗リウマチ薬についてまとめる．

13.1 自己免疫疾患や臓器移植時の拒絶反応を抑制する薬：免疫抑制薬

通常，ヒトの体は感染時には防御（免疫）反応を示すが，不適切な免疫応答に

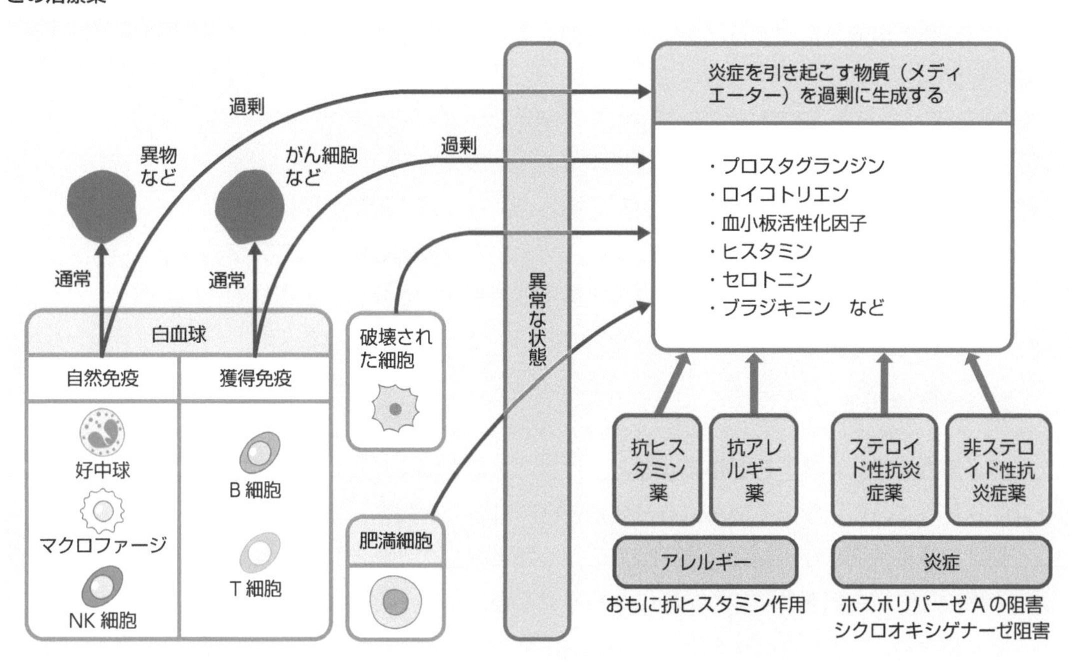

図 13.1　免疫にはたらく細胞と免疫異常などの治療薬

異常反応名	異常反応型	疾患名
アレルギー疾患	過剰反応	気管支喘息，アトピー性皮膚炎，アレルギー性鼻炎，じん麻疹
免疫不全症	低下反応	先天性免疫不全症候群，後天性免疫不全症候群
自己免疫疾患	自己組織への攻撃反応	全身性：膠原病(関節リウマチ，全身性エリテマトーデス)など 臓器性：橋本病，潰瘍性大腸炎など

表 13.1　免疫反応異常と関連疾患

よってアレルギーのような病気を引き起こしたり，自己を非自己と間違って認識した結果，自己免疫疾患のような正常な細胞や組織に対して攻撃を行い，病気を起こすことがある（表 13.1）．臓器移植の拒絶反応など，免疫応答が生体に不都合なことを起こすこともある．このような免疫応答を抑制する目的で用いられるのが免疫抑制薬であり，臓器移植の拒絶反応を抑制したり，膠原病(こうげんびょう)などの自己免疫疾患の治療に用いられる．

A.　白血球(リンパ球)などへの特異的免疫抑制薬

シクロスポリンやタクロリムス水和物は，リンパ球（T 細胞）から産生されるインターロイキン -2（IL-2）などのサイトカイン*1 を抑えることにより免疫抑制作用を示す．これらの薬は，移植後の免疫抑制療法の中心的な役割を果たしている．ほかに，IL-2 受容体結合阻害作用により免疫原性*2 を減弱させるヒト／マウスキメラ型モノクローナル抗体であるバシリキシマブや，おもに細胞傷害性 T リンパ球の成熟と増殖を抑制することにより，拒絶反応の進行を妨げるグスペリムス塩酸塩がある．

*1　細胞から分泌される生理活性を有するタンパク質

*2　抗原が抗体の産生や細胞性免疫を誘導する性質

B.　細胞毒性作用による免疫抑制薬

細胞毒性作用をもつ薬は基本的に抗腫瘍薬であるが，リンパ系細胞の増殖も抑制するため免疫抑制薬としても用いられている．その中で代表的な薬としてアザチオプリンやミゾリビンがあり，リンパ球の核酸合成阻害作用を介して免疫抑制作用を示す．ほかに，シクロホスファミドやメトトレキサートなどがある．

C.　副腎皮質ホルモン

ステロイドホルモンを薬として使用すると，体内の炎症を抑えたり，体の免疫力を抑制したりする作用があるため，自己免疫疾患では多くの場合，第一選択薬として副腎皮質ホルモンが用いられる．ほかに，移植後免疫抑制薬として急性拒絶反応や移植片対宿主病を予防するためにも投与される．

13.2 かゆみを抑える薬，アレルギーを抑える薬：抗ヒスタミン薬，抗アレルギー薬

A. アレルギーとは

アレルギーとは，生体の防御反応である免疫反応が過剰にはたらき，生体にさまざまな症状として現れる状態である．アレルギーが要因となって発症する疾患をアレルギー疾患といい，気管支喘息，アトピー性皮膚炎，アレルギー性鼻炎，じん麻疹などがある．アレルギー反応の原因物質をアレルゲンといい，食物，花粉，洗剤などの日用品，金属などさまざまなアレルゲンがある．なお，アレルギーは，アレルギー性過敏症（免疫反応）と同意語で，非アレルギー性過敏症（非免疫性反応）と区別されている．

一方，アトピーとは，世界アレルギー機構（WAO）の定義では，「低用量のアレルゲンに反応して IgE 抗体を産生し，喘息，鼻結膜炎，湿疹などの典型的な症状を発症しやすい個人的または家族性の体質」である．このアトピー体質にヒトが発症する代表的な疾患として，アトピー性皮膚炎がある．

アレルギー疾患は，その反応様式により 4 つのタイプに分かれ，IgE 抗体が関与するのは I 型である．このタイプでは，IgE 抗体にアレルゲンが結合し，細胞融解，脱顆粒が生じ，ケミカルメディエーター（肥満細胞に含まれる種々の化学物質の総称）が遊離される．その代表的なものとして，ヒスタミンやロイコトリエンなどがある（図 13.2）．

B. 抗ヒスタミン薬と抗アレルギー薬

アレルギー治療薬では，ヒスタミン H_1 受容体拮抗作用をもつものを抗ヒスタミン薬，もたないものを抗アレルギー薬という．

花粉症やアトピー性皮膚炎などのアレルギー発症の引き金を引くのは，皮膚や粘膜など全身の組織に広く分布する肥満細胞である．この肥満細胞に対してケミカルメディエーターの遊離を抑制したり，アレルゲンとの結合を遮断する作用をもつ抗アレルギー薬は，さまざまなアレルギー疾患に用いられている（図 13.3）．おもなアレルギー治療薬を表 13.2 に示す．

なお，アレルギーに対する薬物療法以外の対処法として，外出時のマスク着用など抗原を回避することや，玄米食やヨーグルトなどによるアレルギー症状の予防・改善による食生活の注意，そしてアレルギー症状を悪化させる睡眠やストレスへの配慮なども有効である．

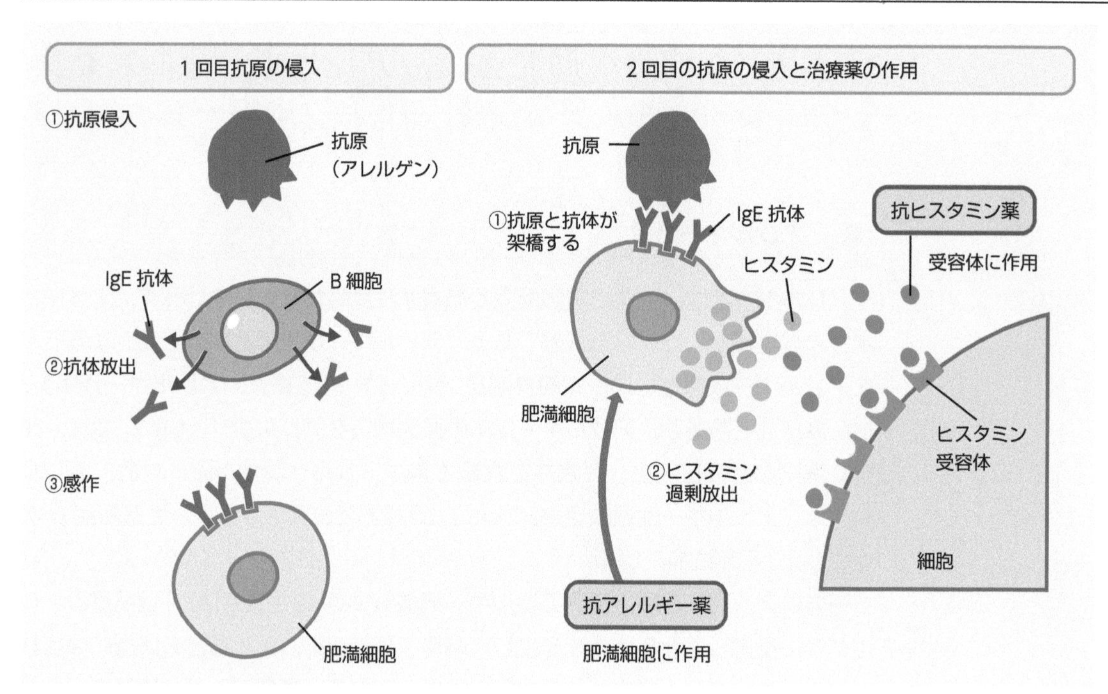

図 13.2　抗原の侵入と肥満細胞

IgE：免疫グロブリン E（糖タンパク質）

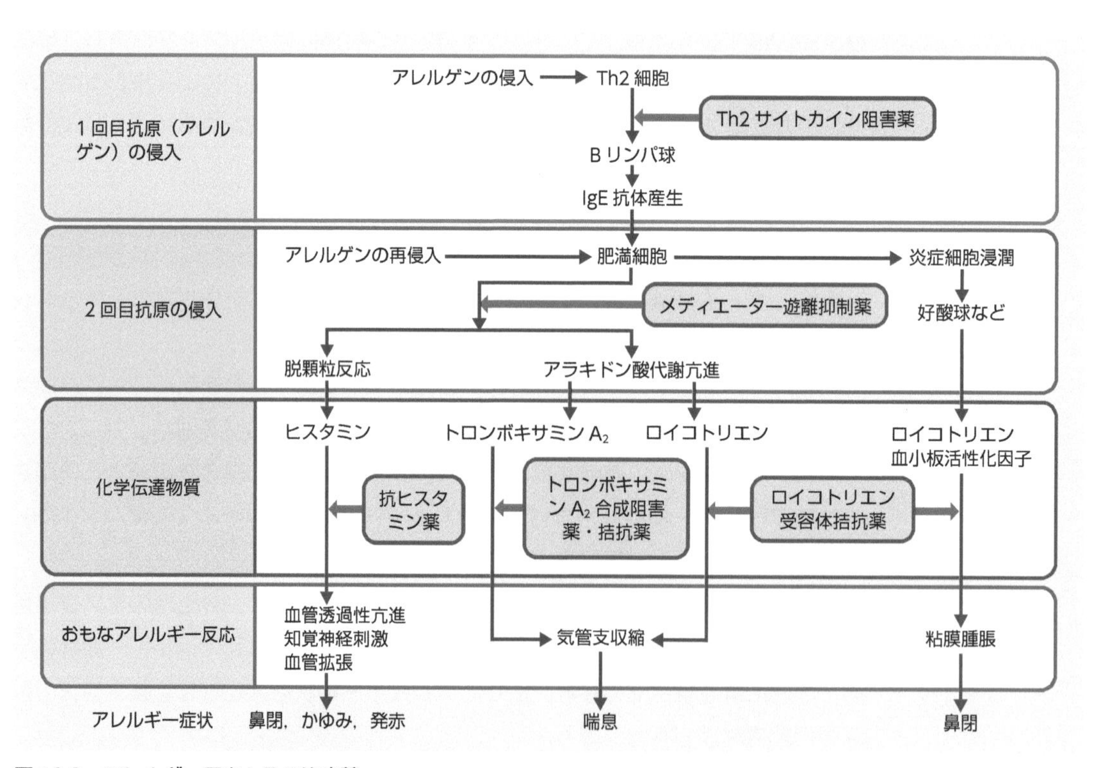

図 13.3　アレルギー反応とその治療薬

表 13.2　おもなアレルギー治療薬
錠：錠剤，散：散剤，DS：ドライシロップ，シ：シロップ，注：注射，吸カ：吸入カプセル，吸液：吸入液，細：細粒，顆：顆粒，OD錠：口腔内崩壊錠，カ：カプセル
配合錠は除く．

分類	一般名	代表的な商品名
抗ヒスタミン薬（第一世代ヒスタミン H_1 受容体拮抗薬）	*d*-クロルフェニラミンマレイン酸塩	ポララミン（錠／散／DS／シ／注）
	ジフェンヒドラミン塩酸塩	ベナ（錠），レスタミン（錠）
メディエーター遊離抑制薬	クロモグリク酸ナトリウム	インタール（吸カ／吸液／エアロゾル）
	トラニダスト	リザベン（カ／細／DS）
抗ヒスタミン薬（第二世代ヒスタミン H_1 受容体拮抗薬）	ケトチフェンフマル酸塩	ザジテン（カ／シ／DS）
	アゼラスチン塩酸塩	アゼプチン（錠／顆）
	フェキソフェナジン塩酸塩	アレグラ（錠／OD錠／DS）
	セチリジン塩酸塩	ジルテック（錠／DS）
トロンボキサチン A_2 合成阻害薬	オザグレル塩酸塩水和物	ドメナン（錠），ベガ（錠）
トロンボキサチン A_2 拮抗薬	セラトロダスト	ブロニカ（錠／顆），バイナス（錠）
ロイコトリエン受容体拮抗薬	プランルカスト水和物	オノン（カ／DS）
	モンテルカストナトリウム	シングレア（錠／チュアブル錠／OD錠／細）
Th2サイトカイン阻害薬	スプラタストトシル酸塩	アイピーディ（カ／DS）
アレルゲン免疫療法薬	標準化スギ花粉エキス	シダトレンスギ花粉（舌下液）
非特異的刺激療法薬	合剤	ノイロトロピン（錠／注）
その他のアレルギー治療薬	合剤	強力ネオミノファーゲンシー（注）

a.　抗ヒスタミン薬

アレルギーに関係するケミカルメディエーターのなかで，最も大きなはたらきをするヒスタミンに対して作用する抗ヒスタミン薬は，ヒスタミン H_1 受容体拮抗作用以外に抗炎症作用や抗アレルギー作用ももっている．抗ヒスタミン薬と抗アレルギー薬の最も大きな違いは即効性であり，抗アレルギー薬は効果が発現するまでに数週間ほどの時間がかかる．なお，抗ヒスタミン薬は，第一世代と第二世代に分けられるが，第二世代は第一世代と比較して作用時間が長く，眠気などの副作用が少ない特徴をもっている．

b.　抗アレルギー薬

広義ではアレルギー疾患の治療薬のすべてを含むが，一般的にアレルギー疾患の慢性長期管理に使用され，ヒスタミン H_1 受容体拮抗作用をもたない薬である．メディエーター遊離抑制薬〔クロモグリク酸ナトリウム（インタール）など〕，トロンボキサン A_2 阻害薬〔ラマトロバン（バイナス）など〕，ロイコトリエン拮抗薬〔モンテルカスト（キプレス）など〕，Th2サイトカイン阻害薬〔スプラタスト（アイピーディ）〕がある．

13.3 炎症に効く薬

炎症とは，損傷や細菌感染に対して体内の組織が起こす免疫応答で，発熱，疼痛，発赤，腫脹（しゅちょう）（炎症などによるはれ）がおもな徴候としてみられる．発熱は視床下部のセットポイントの上昇により，疼痛は知覚神経終末への刺激により，発赤は細動脈の拡張により，腫脹は血管の透過性亢進により生じる（図 13.4）．損傷した組織の露出した細胞膜のリン脂質からは，ホスホリパーゼ A_2 の作用により，アラキドン酸が生成され，ロイコトリエン，プロスタグランジン，トロンボキサン A_2 などが生成される．プロスタグランジンは，血液凝固によって生成したブラジキニンの作用を増強する．

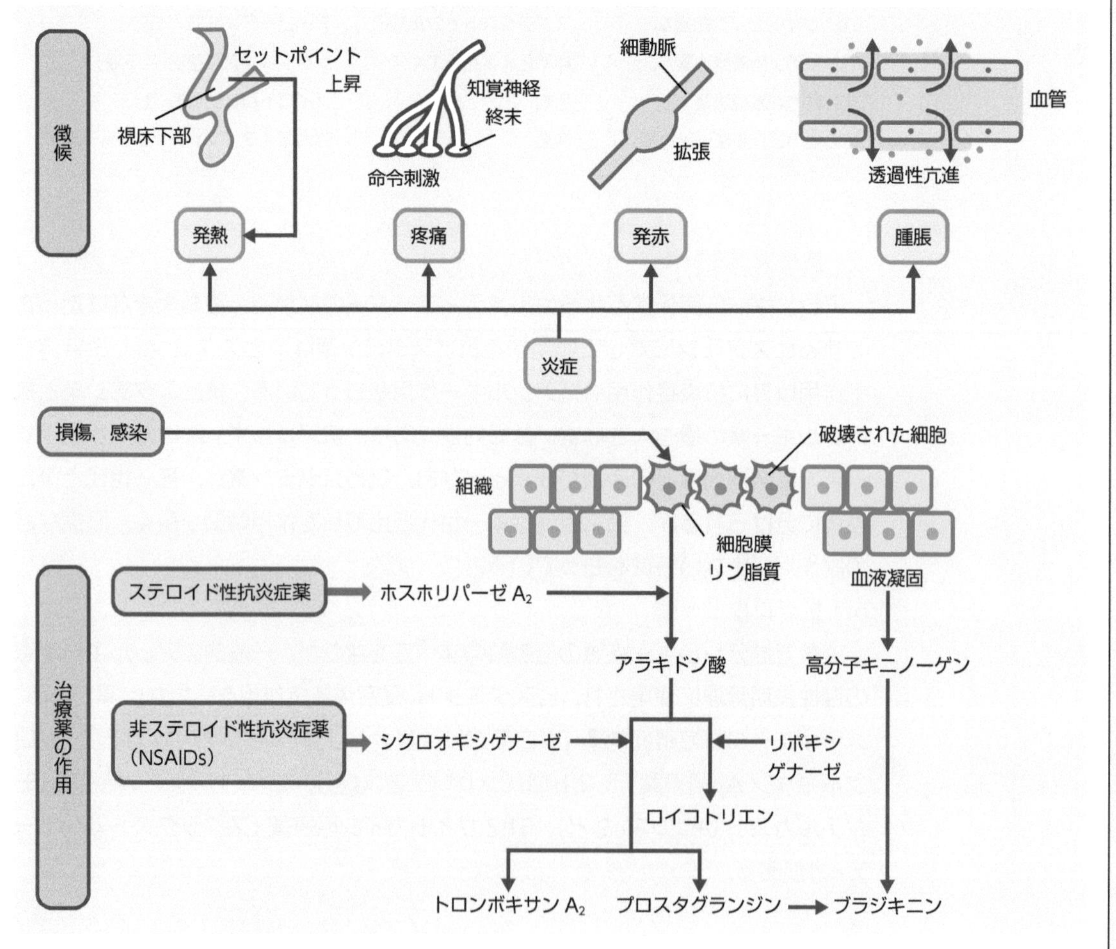

図 13.4　炎症における徴候と治療薬の作用

表 13.3　おもなステロイド性抗炎症薬とその特徴
坐：坐剤，その他略号は表 13.2 に同じ．

一般名	商品名	作用時間	作用強度
コルチゾン酢酸エチル	コートン(錠)	短時間型	弱い
ヒドロコルチゾン	コートリル(錠)		
プレドニゾロン	プレドニン(錠)	中間型	中程度
メチルプレドニゾロン	メドロール(錠)		
トリアムシノロン	レダコート(錠)		
デキサメタゾン	デカドロン(錠／液)	長時間型	強い
ベタメタゾン	リンデロン(錠／散／シ／坐)		

炎症を抑える薬として，副腎皮質ホルモンであるステロイド骨格をもち，強い作用を示すステロイド性抗炎症薬と，ステロイドではない非ステロイド性抗炎症薬がある．

A.　炎症に強く効く薬：ステロイド性抗炎症薬

ステロイド性抗炎症薬である副腎皮質ホルモン製剤は，強い抗炎症作用と免疫抑制作用を併せもつ薬で，多くの種類と剤形が市販されている．副腎皮質ホルモン製剤は，鉱質コルチコイドと糖質コルチコイドとに大別されるが，抗炎症作用をもつ糖質コルチコイドが使用される．このステロイド薬は，多くの薬理作用を多くの臓器で作用するため，副作用も多彩であり，減量あるいは中止の適応も多くみられる．

糖質コルチコイドには，コルチゾン，ヒドロコルチゾン，コルチコステロンなどの天然のステロイドのほかに，プレドニゾロン，メチルプレドニゾロン，トリアムシノロン，ベタメタゾン，デキサメタゾンなどのより強力な抗炎症作用を有する合成製剤が市販されている（表 13.3）．それぞれの薬には，糖質コルチコイド作用の強さと作用時間に違いがある．

なお，アトピー性皮膚炎には，多くの外用薬が販売されており，年齢や塗付部位により使い分けて使用する．またステロイド性抗炎症薬は，関節リウマチなどの膠原病や気管支喘息などのアレルギー性炎症疾患をはじめ多くの疾患に必須となっている．ステロイド性抗炎症薬のおもな薬理作用とそれに関連する副作用を表 13.4 に示す．おもな副作用として，免疫抑制作用による感染症の誘発のほかに，糖尿病，消化器潰瘍，骨粗鬆症，無菌性骨壊死，中枢神経障害，高血圧，白内障，緑内障などがある．

B.　炎症に効く薬：非ステロイド性抗炎症薬（NSAIDs）

ステロイド以外の抗炎症薬の中で，痛みや腫れなどの炎症に関与するシクロオキシゲナーゼ（COX）を阻害する非ステロイド性抗炎症薬（NSAIDs）がある．COX

表 13.4 ステロイド性抗炎症薬のおもな薬理作用と関連する副作用

薬理作用	作用機序	予測すべき副作用
免疫抑制作用	移植時の拒絶抑制	感染症の合併など
抗炎症作用	炎症・アレルギー作用の抑制	
電解質代謝作用	Na^+ の再吸収と K^+ の尿排泄の増加	高血圧，低カリウム血症
糖代謝作用	糖新生増加，末梢での糖利用減少	糖尿病
タンパク質代謝作用	タンパク同化作用減少，骨吸収亢進	骨粗鬆症
中枢神経直接作用	気分や行動，脳の興奮性に作用	多幸感，不眠など
胃酸分泌促進作用	胃酸分泌増加のほかにプロスタグランジン合成抑制による胃粘膜防御作用の低下	消化性潰瘍など
成長ホルモン分泌抑制	視床下部・下垂体・副腎系機能低下	成長の抑制(小児)

は，胃酸分泌抑制，血小板凝集，腎血流増加による血圧調節そして炎症反応などの生理作用の調節に関与しているプロスタグランジンやトロンボキサン A_2 の産生に関与しており，COX-1 と COX-2 の 2 種類がある．胃腸障害の軽減が期待できる COX-2 を選択的に阻害する NSAIDs が市販されている．NSAIDs は，ステロイドと異なり，直接的な免疫抑制作用を有しておらず，おもに，鎮痛，解熱を目的に使用され，その抗炎症効果は弱い．また，NSAIDs は医療用医薬品だけでなく一般用医薬品として広い範囲で使用されており，身近な存在となっている．多くの疾患から生じる痛みや発熱に対して使いやすい剤形で広く用いられている（表 13.5）．NSAIDs は，その化学的性質により，酸性 NSAIDs と塩基性 NSAIDs に分けられる．

表 13.5 おもな非ステロイド性抗炎症薬(NSAIDs)

末：粉末，SR 除カ：除放型カプセル．その他の略号は表 13.2 参照．

化学構造による分類		一般名	商品名
酸性抗炎症薬	サリチル酸系	アスピリン(アセチルサリチル酸)	アスピリン(末)
	フェナム酸系	メフェナム酸	ポンタール（錠／カ／散／細／シ）
	アリール酢酸系	ジクロフェナックナトリウム	ボルタレン(錠／SR 除カ)
		インドメタシン	インテバン(SR 除カ)
		スリンダク	クリノリル(錠)
		エトドラク	ハイペン（錠），オステラック（錠）
	プロピオン酸系	イブプロフェン	ブルフェン(錠／顆)
		ナプロキセン	ナイキサン(錠)
		ロキソプロフェンナトリウム水和物	ロキソニン(錠／細)
	オキシカム系	ピロキシカム	バキソ(カ)
		アンピロキシカム	フルカム(カ)
		メロキシカム	モービック(錠)
塩基性抗炎症薬		チアラミド塩酸塩	ソランタール(錠)
COX-2 選択的阻害薬		セレコキシブ	セレコックス(錠)

アトピー性皮膚炎に対するステロイド外用薬は正しく使う

強いかゆみを伴う慢性湿疹性のアトピー性皮膚炎は，生後数か月から発症し，顔面，頸部，肘（ひじ），膝（ひざ），手首でよく見られる．多くはアトピー性素因をもち，IgE の産生が高く，皮膚の生理学的機能異常（皮膚の乾燥とバリアー機能異常）に複数の刺激やアレルギー反応が加わって非特異的な刺激反応や特異的アレルギー反応が関与して生じるといわれている．多くの患者で，成長とともに軽快するが，1 割の患者は成人期まで持続する．

薬物療法には，局所療法と全身療法がある．局所療法には NSAIDs，ステロイド薬，免疫抑制薬（タクロリムス），そして抗ヒスタミン薬の外用剤が用いられる．全身療法では，かゆみ止めを目的に抗アレルギー薬と抗ヒスタミン薬の内服薬がよく用いられる．治療の中心は，ステロイド外用薬で効力が異なるさまざまな種類と剤形のものが用いられている．なお，ステロイド外用薬は部位により吸収が異なるため，副作用防止の観点から使用する種類に注意が必要である．（廣谷）

13.4 解熱・鎮痛作用を有する薬：解熱鎮痛薬

おもに抗炎症作用により，発熱と疼痛（痛み）の症状に対して用いる薬について解説する．この解熱鎮痛薬の中には，抗炎症作用がなく鎮痛・解熱効果のみを示す薬があるが，その分副作用が少なくなる．ここでは，末梢神経に作用する局所麻酔薬（7.4 節）と中枢神経に作用する全身麻酔薬（8.8 節），麻薬性鎮痛薬（8.9 節）および非麻薬性鎮痛薬（8.10 節）を除く．

A. 痛みの種類と発熱

普段感じる痛みには，切り傷や打撲による痛み，すぐに治る痛みや長く続く痛み，刺すような痛みやだるい痛みなど，さまざまな痛みの種類と継続時間に違いが見られる痛みがある．一方で，痛みを感じることで，身体に何らかの異常や異変が生じていることに気づき，危険の察知や回避ができる．

a. 炎症や刺激による痛み（侵害受容性疼痛）

けがや火傷などによる痛みで，その痛みの部位に炎症が起こり，痛みを起こす物質が産生される．この物質が末梢神経末にある侵害受容器を刺激することで痛みを感じるため，侵害受容性疼痛といわれる．このような痛みは，急性の痛みで，肩関節周囲炎（いわゆる五十肩）や腱鞘炎（けんしょうえん），関節リウマチ，頭痛，歯痛，打撲，切り傷などがある．この痛みの経路は，痛みの刺激を神経終末で検出するセンサーの役割を行う侵害受容器で生じたインパルスを，無髄神経軸索（C 線維）と有髄神経軸索（Aδ線維）を介して伝導する．Aδ線維の神経終末は強い圧力や熱に反応し，C 線維の神経終末は組織外傷で生じる化学刺激（ヒスタミンなど）に反応する．

b. 神経が障害されることで起こる痛み（神経障害性疼痛）

神経障害性疼痛は，傷や炎症などが見えないにもかかわらず痛みがある場合で，何らかの原因により神経が障害され，それによって起こる痛みである．この痛みには，帯状疱疹（たいじょうほうしん）治療後に長引く痛みや，糖尿病の合併症に伴う痛みやしびれ，坐骨神経痛，また脳卒中や脊髄損傷による痛みなどがある．

c. 心理・社会的な要因による痛み（心因性疼痛）

心因性疼痛は，神経障害性疼痛同様，傷や炎症などは見えないにもかかわらず不安や社会生活で受けるストレスなどにより，心理・社会的な要因で起こる痛みである．

d. 発熱

発熱には炎症を伴う全身性・局所性と，伴わない精神性がある．これらはメカニズムが異なる（図 13.5）．全身性の発熱は，体に侵入したウイルスや細菌の増殖を防ぐための免疫機能の一つで，白血球の活性化などによる必要な生体反応である．しかし，41℃以上になると，脳の障害や体力消耗，食欲減退などをきたすことがあるため，0.5 ～ 1℃程度体温を下げ，体を楽にするために，解熱剤を用いる．局所性の発熱は，打ち身や骨折などによる．また，精神的ストレスによる発熱もある．

B. 繁用される薬

解熱鎮痛薬は，多くは抗炎症薬として用いられている（表 13.6）．これら解熱・鎮痛・抗炎症薬には，非麻薬性鎮痛薬（オピオイド），ピリン系解熱鎮痛薬，非ピリン系解熱鎮痛薬，非ステロイド性抗炎症薬（NSAIDs），神経障害性疼痛治療薬，消炎・鎮痛坐薬そして小児用解熱坐薬があり，発熱や痛みの緩和に用いられ，急性・慢性の多くの疾患に用いられている．非ピリン系解熱鎮痛薬，NSAIDs，消炎・鎮痛坐薬そして小児用解熱坐薬がよく使われている．この中で特に，非ピリン系解熱鎮痛薬アセトアミノフェンは，鎮痛作用は NSAIDs に劣るが，副作用が軽度で有効性が高いため，高齢者・小児の解熱・鎮痛薬の第一選択薬となっている．アセトアミノフェンで対応が困難な場合は，NSAIDs を使用する．鎮痛の点では，一般用医薬品としても多く用いられている NSAIDs のプロピオン酸薬が使いやすい．

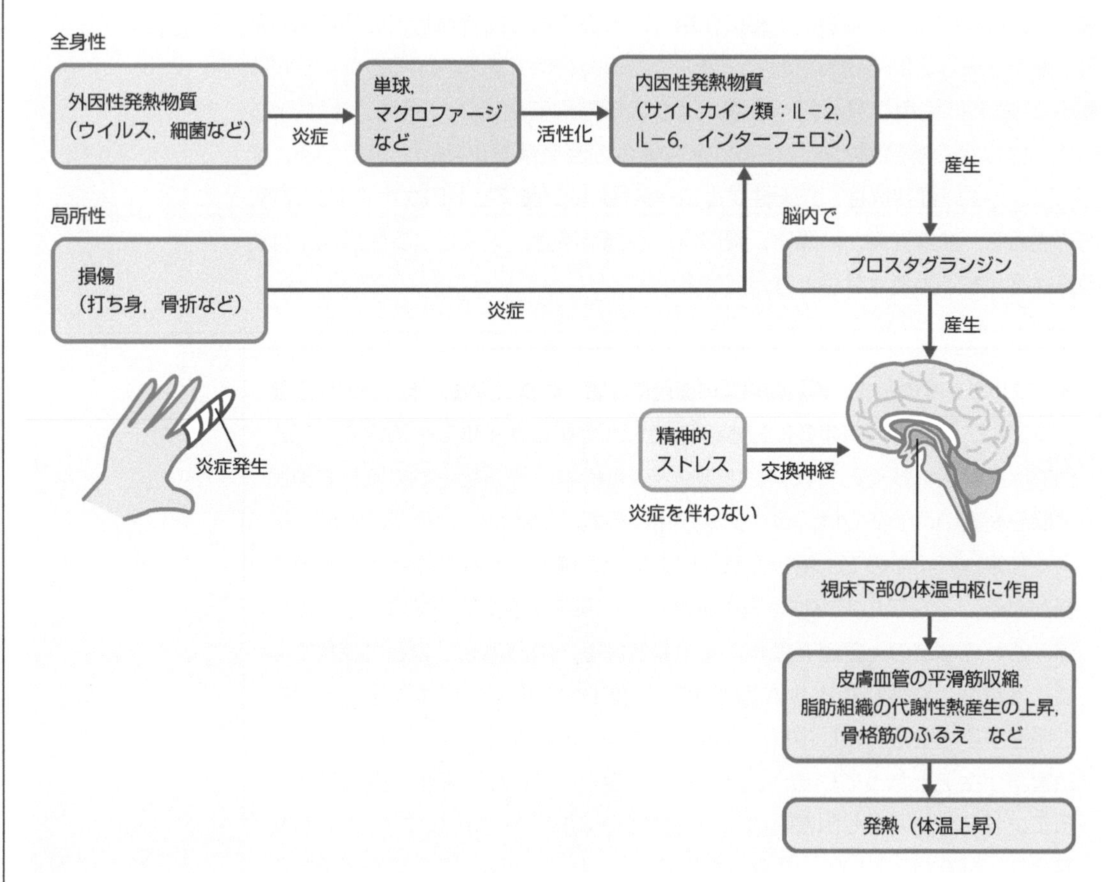

図 13.5　発熱のしくみ

表 13.6　鎮痛薬の分類
アスピリンはサリチル酸系の解熱鎮痛薬で，ピリン系（ピラゾロン系の解熱鎮痛薬）ではない．ピリン系は薬物アレルギーが多くみられるため服用には注意が必要である．

	一般名	解熱作用	鎮痛作用	抗炎症作用
非麻薬性鎮痛薬	ペンタゾシン	—	++	—
ピリン系解熱鎮痛薬	スルピリン	++	+	—
非ピリン系解熱鎮痛薬	アセトアミノフェン	+	+	—
非ステロイド性抗炎症薬(NSAIDs)	ロキソプロフェン	+	++	++
神経障害性疼痛治療薬	プレカバリン	—	++	—
消炎・鎮痛坐薬	ジクロフェナクナトリウム	+	++	++
小児用解熱坐薬	アセトアミノフェン	+	+	—

C. 強力な解熱鎮痛薬

スルピリンは強い解熱作用を示すが，鎮痛作用は弱い．副作用としてショック，皮膚粘膜眼症候群，顆粒球減少症などが起こる可能性がある．この薬の作用機序は，視床下部の体温調節中枢に作用し，末梢血管の血流増加と発汗により熱の放散を増大して解熱効果を示す．急性上気道炎（急性気管支炎を伴う急性上気道炎を含む）の解熱に使用されるが，通常，ほかの解熱剤では効果が期待できないか，あるいはほかの解熱剤の投与が不可能な場合の緊急解熱に用いられている．また，アレルギー症状既往，先天性グルコース-6-リン酸デヒドロゲナーゼ欠乏症，消化性潰瘍，血液異常，肝障害，腎障害，心機能不全，アスピリン喘息またはその既往歴がある患者は禁忌となっている．

インフルエンザのとき，解熱鎮痛薬の使用に注意：休養と栄養，水分摂取が必要

インフルエンザは，毎年冬に日本各地で大流行するウイルス感染症で，死亡例では高齢者に多く見られ（死亡例の 90%は高齢者），予防と治療に関して国民の関心も高い．予防では，ワクチンが用いられているが，流行予想株は年によって違ってくるので，用いられるワクチンの種類も異なり毎年接種する必要がある．インフルエンザ特有の症状は，①突然の発症，② 38℃以上の高熱，③せきなどの上気道炎症状，④全身倦怠感，関節痛などの全身症状である．治療は，増殖したヒト A 型および B 型インフルエンザウイルスの遊離を阻害するオセルタミビルリン酸塩（商品名タミフル）などのノイラミニダーゼ阻害薬が主流となっている．近年，ウイルスの mRNA の複製段階を阻止するエンドヌクレアーゼ阻害薬のバロキサビルマルボキシル（ゾフルーザ）も開発され，処方されている．不快な熱や痛みに対し，解熱・鎮痛剤を使用すると一時的に症状が和らぐが，発熱が細菌やウイルスなどから体を守る大切な防御機能であることから，無理に抑えてしまうと体を守る免疫反応も抑えてしまう．そのため，インフルエンザ症状を悪化させ脳炎などを悪化させる可能性がある．メフェナム酸は小児には原則投与をしないことになっており，ジクロフェナックナトリウムはインフルエンザの臨床経過中の脳炎・脳症患者に禁忌となっている．しかし，特に小児や高齢者では高温状態が続くと体力を消耗してしまうこともあり，解熱剤で一時的に熱を下げることにより，体力の消耗を少しでも防ぎ，回復を助けることが大切な場合もある．また，日本小児科学会は，「インフルエンザにおける解熱剤の使用については，慎重に行うこと，そして使用するのであれば，安全性の高いアセトアミノフェンを」と推奨している．この解熱鎮痛薬の使用量を減らすためにも，安静をはじめとしてバランスのよい食事，水分補給，室温・湿度の調節などに気を配ることが重要となる．なお，かぜのひきはじめ，特に発熱時にウイルスが最も感染しやすいので，周囲の人は感染予防に注意する．（廣谷）

13.5 リウマチに使われる薬：抗リウマチ薬

A. 関節リウマチとは

関節リウマチ(RA)は，自己免疫反応が原因と考えられる慢性炎症性疾患で，不可逆的障害を組織に残すため治療は長期にわたる．骨の滑膜での慢性炎症による関節痛や，関節の変形を主徴とし，女性の発症が男性より3～4倍多い．また，膠原病の中で最も患者数が多い．関節症状として，起床時の関節のこわばりと，近位指節間関節（第二関節）あるいは中手指節関節の腫脹が高頻度に見られる（図13.6）．この朝のこわばりの持続時間が病気の活動性の指標となる．関節破壊が進むと，手指のスワンネック（白鳥の首）変形やボタン穴変形，足の外反母趾などの関節変形が起こり，関節の動きが悪くなり（拘縮），日常生活動作が著しく障害される．

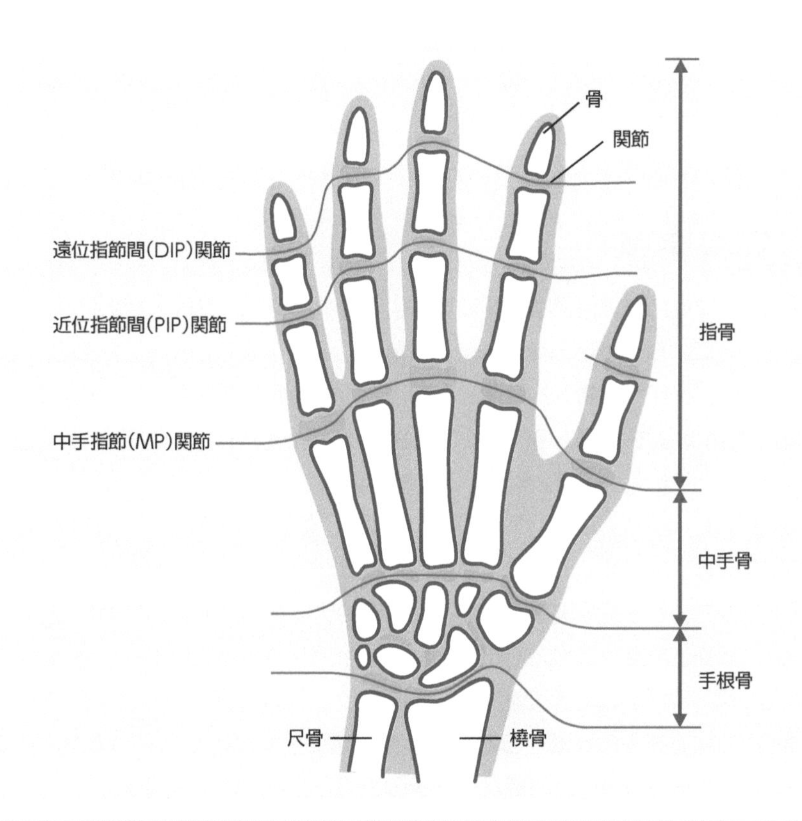

図13.6　左手背側からみた関節

区分		一般名	商品名	抗リウマチ作用
免疫機能の調整・抑制	DMARDs 従来型（合成）	D-ペニシラミン	メタルカプターゼ(カ)	中
		ロベンザリットナトリウム	カルフェニール(錠)	
		アクタリット	オークル(錠)，モーバー（錠）	弱
		ブシラミン	リマチル(錠)	中
		サラゾスルファピリジン	アザルフィジン EN（腸溶）	中
		メトトレキサート	リウマトレックス(カ)	強
		レフルノミド	アラバ(錠)	強
		イグラチモド	ケアラム(錠)	
		タクロリムス水和物	プログラフ(カ)	
		ミゾリビリン	ブレディニン(錠)	弱
	金製剤	金チオリンゴ酸ナトリウム	シオゾール(注)	中
		オーラノフィン	オーラノフィン(錠)	弱
分子標的型(JAK 阻害薬)		トファシチニブクエン酸塩	ゼルヤンツ(錠)	
		バリシチニブ	オルミエント(錠)	
生物学的製剤(すべて遺伝子組換え)		エタネルセプト	エンブレル(皮／シリ／ペン)	強
		インフリキシマブ	レミケード(点)	強
		トシリズマブ	アクテムラ(点／皮)	
		アダリムマブ	ヒュミラ(皮)	
		ゴリムマブ	シンポニー（皮）	
		セルトリズマブペゴル	シムジア(皮)	
		アバタセプト	オレンシア(点／皮)	

表 13.7　おもな関節リウマチ(RA)薬
NSAIDs，免疫抑制薬，ステロイド薬は省略
腸溶：腸溶性フィルムコーティング錠，皮：皮下注射，シリ：シリンジ型注射，ペン：ペン型注射，点：点滴注射，その他の略号は表 13.2 参照．

B.　薬物療法の基本

関節リウマチの治療目標は，関節炎による疼痛の軽減，関節破壊の防止，関節機能の維持により，患者の身体的・精神的・社会的な QOL の向上にある．疼痛の軽減には，炎症性の痛みと増殖した滑膜部位での痛みを抑えることを目的に基本的に薬物療法を行う．薬として疾患修飾性（遅行性）抗関節リウマチ薬（DMARDs），金製剤，JAK 阻害薬，その他がある．

表 13.7 は，おもな関節リウマチ薬を示すが，ほかの節で示した NSAIDs，免疫抑制薬そしてステロイド薬なども使用される．

関節リウマチでは関節破壊が発症初期から始まるため，最近の関節リウマチ治療では，診断後早期から強力で比較的副作用が少ないメトトレキサートがよく使われている．さらに，抗炎症性サイトカイン薬が市販されるようになり，NSAIDs による痛みの軽減から症状寛解を目標に治療が行われている．さらに，メトトレキサート以外に，関節リウマチの原因とされている自己反応性リンパ球

の増殖抑制作用を示すレフルノミドや関節リウマチ患者の異常な抗体産生を抑制するサラゾスルファピリジンなどがある．また，関節リウマチで過剰に産生されている TNF-αの受容体結合を阻害するインフリキシマブやエタネルセプト，抗 IL-6 受容体抗体であるトシリズマブ，さらには種々のサイトカイン細胞内シグナル伝達経路に関与する JAK（ヤヌスキナーゼ）を阻害するトファシチニブクエン酸塩などがある．

14. 細菌，ウイルスなどに作用する薬

細菌や真菌，ウイルスなどの病原微生物の感染による疾患を感染症という．病原微生物による感染が生じると，生体は体温を上昇させるなどの免疫反応により，病原微生物の増殖を抑制し，排除しようとする．その結果として，発熱や炎症などの症状を示す．したがって，発熱に対して安易に解熱薬を用いることは推奨されない．感染症の治療は体温を下げるといった対症療法のみでなく，原因微生物を特定し，それに特化した治療薬（抗菌薬，抗生物質，抗ウイルス薬など）を選択することが重要となる．これらの薬の作用機序を図 14.1 に示す．なお，感染症の予防としてのワクチン接種にもふれる．

図 14.1　細菌やウイルスに作用する薬

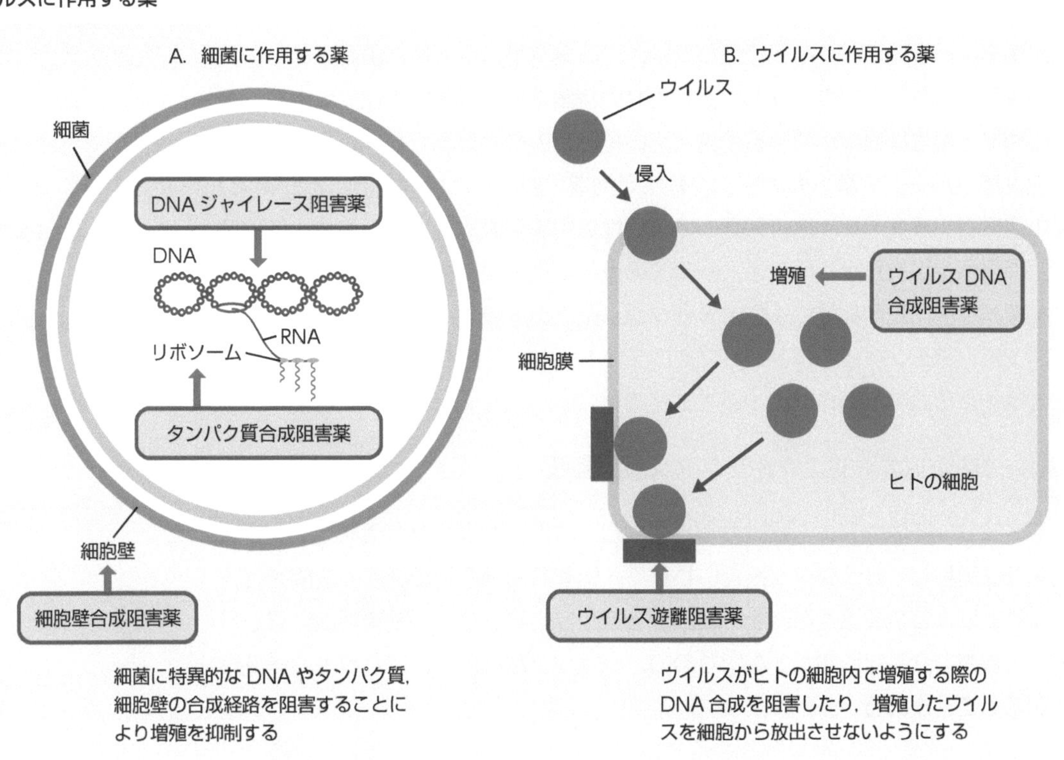

14.1 細菌に作用する薬：抗菌薬，抗生物質

感染症の治療を開始する際には，病歴や身体所見，検査結果などを考慮し，適切な抗菌薬を選択する必要がある．しかしながら，治療開始初期には結果が間に合わず，起因菌の特定ができていないこともある．そのような場合には，比較的広範囲の細菌に効果を示す「抗菌スペクトルの広い」抗菌薬が選択されることが多い．抗菌スペクトルとは，抗菌薬の細菌に対する効果を最新の微生物分類を用いて系列的に示したものである．多くの種類の細菌に効果を示す抗菌薬を抗菌スペクトルが広いといい，特定の細菌のみに効果を示す抗菌薬を抗菌スペクトルが狭いと表現する．抗菌薬の乱用は耐性菌の発生を引き起こすことにつながるため，起因菌が特定された際には，その起因菌に対して効果を示す「抗菌スペクトルの狭い」抗菌薬へと変更することが推奨される．この方法は，従来の抗菌スペクトルを拡げてゆく方法（エスカレーション療法）に対して，de-escalation（デエスカレーション）療法といわれる．

一方，適切な抗菌スペクトルを有する抗菌薬を選択したとしても，その抗菌薬が感染部位まで到達しなければ，効果は期待できない．したがって，抗菌薬を選択する場合には，組織移行性も考慮する必要がある．たとえば，ニューキノロン系抗菌薬は一般的に肺への移行性が高い，アミノグリコシド系抗菌薬はおもに腎臓や尿路への移行性が高いなど，それぞれの抗菌薬の物理化学的性質により，移行しやすい部位は異なっている．また，同種の起因菌であっても，抗菌薬への感受性は感染ルートや薬への耐性化の有無で地域・施設ごとに異なることがある．最小発育阻止濃度（MIC）は抗菌薬への感受性を示す代表的な指標であり，この値により耐性化の有無が判断でき，抗菌薬の選択にも有用である．

抗菌薬はその化学構造により，βラクタム系，テトラサイクリン系，ニューキノロン系，アミノグリコシド系，マクロライド系などに分類される（表 14.1）．以降ではそれぞれの抗菌作用についてまとめた．

A. 細胞壁合成阻害薬：βラクタム系抗菌薬

ペニシリン系やセフェム系，カルバペネム系など，βラクタム環構造を有する抗菌薬は総称してβラクタム系といわれる．いずれも細菌の細胞壁の合成を阻害することにより抗菌活性を示す．細胞壁を持たないヒトなどの動物細胞に対してはこの機序を介した影響が少ないものの，ショックなどのアナフィラキシー反応が起こることがある．

表 14.1 抗菌薬，抗生物質

細胞壁合成阻害薬	βラクタム系抗菌薬	ペニシリン系抗菌薬 セフェム系抗菌薬 カルバペネム系抗菌薬
	グリコペプチド系抗菌薬	
タンパク質合成阻害薬	アミノグリコシド系抗菌薬	
	マクロライド系抗菌薬	
	テトラサイクリン系抗菌薬	
DNA ジャイレース阻害薬	ニューロキノン系抗菌薬	

a. ペニシリン系抗菌薬

グラム染色により染色されるグラム陽性菌やスピロヘータに効果を示す．ペニシリンは 1928 年にフレミングにより青カビから発見された古い薬ではあるが，肺炎球菌や連鎖球菌に対しては今でも第一選択薬として使用されている．合成ペニシリンは，天然ペニシリンであるベンジルペニシリンに対する耐性菌にも効果を発揮するため，メチシリンやクロキサシリン，一部のグラム陰性菌にも効果を示すアンピシリン，緑膿菌やセラチアにも効果を示すピペラシリンなどが開発されている．

b. セフェム系抗菌薬

抗菌スペクトルにより第一世代から第四世代に分類される．セファゾリンに代表される第一世代はグラム陽性菌に対する効果が強く，中枢や髄液への移行性は悪いという特徴を有する．セフォチアムなど第二世代は第一世代よりもグラム陰性菌への効果が強くなっているが，グラム陽性球菌への効果が減弱しており，第一世代と同様に髄液への移行性は悪い．同じ第二世代でもセフメタゾールは嫌気性菌にも効果を発揮するという特徴を持っている．セフトリアキソンに代表される第三世代は髄液移行性が改善しており，グラム陰性菌へのスペクトルがより広がっている．セフェピムなど第四世代のセフェムは緑膿菌までスペクトルが広がっており，髄液移行性も良好となっている．一方で，かぜなど本来抗菌薬が必要ない疾患に対しても，セフェム系抗菌薬が頻用されていることから，薬剤耐性菌出現のリスクが大きな問題となっている．抗菌薬が効かなくなる微生物に対する薬剤耐性（AMR*）については，厚生労働省からも対策アクションプランが示されるなど，国を挙げて適正化が進められている．

* antimicrobial resistance

c. カルバペネム系抗菌薬

イミペネムやメロペネムなどのカルバペネム系抗菌薬は，グラム陽性菌からグラム陰性菌，嫌気性菌までとても広い抗菌スペクトルを有する抗菌薬であり，緑膿菌にも良好な効果を示すことに加え，抗菌力も極めて強いことから，切り札的な薬の一つである．起因菌特定後のデエスカレーションの徹底など，適正な感染症診療が行われれば使用頻度は少なくなるべき薬であり，使用にあたっては十分な検討が必要である．近年では，カルバペネム耐性腸内細菌科細菌（CRE*1）に対する注意喚起が米国疾病予防管理センター（CDC*2）や日本の厚生労働省から発出されており，耐性菌の出現にも注意を要する．

*1 carbapenem-resistant enterobacteriaceae

*2 Centers for Disease Control and Prevention

抗菌薬と抗生物質

抗菌薬と抗生物質が同じものと思っていないだろうか？　実は厳密にいうと両者の意味はまったく同じではない．抗菌薬とは，細菌の増殖を抑制する薬のことを示し，抗菌薬の中でも細菌や真菌などの生物から産生されるものを抗生物質と呼ぶ．したがって，化学的に合成されるニューキノロン系の薬は抗菌薬であり，抗生物質とは呼ばない．一方，青カビが産生するペニシリンは抗生物質である．あくまでも定義の問題であるため，臨床現場で大きな問題となることではないが，言葉の由来は覚えておいてもよいだろう．

（一川，平）

B.　細胞壁合成阻害薬：グリコペプチド系抗菌薬

メチシリン耐性黄色ブドウ球菌（MRSA*3）感染症の治療に用いられるバンコマイシンや，テイコプラニンなどのグリコペプチド系抗菌薬は，細胞壁合成を阻害することにより細菌の増殖を阻害する．副作用として，腎障害があり，有効血中薬物濃度と副作用発現血中薬物濃度が近接していることから，投与時には血中薬物濃度の測定が必要である．また，バンコマイシンに耐性をもつ腸球菌（VRE*4）や低感受性のMRSAも見つかっており，臨床上大きな問題となっている．MRSA感染症に用いられる他の薬には，リネゾリドやダプトマイシンがあるものの，耐性化を広げないためにも適正な抗菌薬物療法が求められている．

*3 methicillin-resistant Staphylococcus aureus

*4 vancomycin-resistant enterococci

C.　タンパク質合成阻害薬：アミノグリコシド系抗菌薬

アミノグリコシド系抗菌薬は，細菌の30SリボソームRNAに結合することでタンパク質合成を阻害し，抗菌活性を示す．真核生物では30Sリボソームを持たないため，ヒトへの影響は少ない．グラム陽性菌や緑膿菌を含むグラム陰性桿菌に有効な広域抗菌薬であり，ストレプトマイシンやカナマイシンは結核治療に，ゲンタマイシンとアミカシンは緑膿菌感染症治療に，さらにアルベカシンはMRSA感染症治療に適用を持つ．おもに腎臓から排泄される薬であるため，腎機能が低下した患者への投与には注意が必要である．

D. タンパク質合成阻害薬：マクロライド系抗菌薬

マクロライド系抗菌薬は，14～16員環の環状ラクトンに糖が結合した構造を有し，細菌の50SリボソームRNAに結合することでタンパク質合成を阻害し，抗菌活性を示す．真核生物では50Sリボソームを持たないため，ヒトへの影響は少ない．代表的な薬として，エリスロマイシンやクラリスロマイシン，アジスロマイシンなどがある．マイコプラズマやクラミジア，レジオネラ，百日咳菌の治療に用いられる．また，アジスロマイシンでは，単回の投与のみで効果を発揮する薬剤も発売されている．

薬剤耐性(antimicrobial resistance：AMR)対策アクションプラン

感染症の治療に用いられる抗菌薬は，推奨される投与量よりも少ない量で服用したり，患者自身の判断で中断したりすると，感染症の治療という目的を達成できないだけでなく，薬剤が効かない薬剤耐性菌が出現するリスクも生じる．実際，不適切な抗菌薬の使用により，薬剤耐性菌は世界的にも増加している．一方で，新しい抗菌薬の開発は減少傾向にあることから，効果的な対処法がないような多剤耐性菌の出現も問題となってきている．このような背景から，厚生労働省は薬剤耐性(AMR)対策アクションプランを発出し，普及啓発や動向調査，感染予防，抗菌薬の適正使用，研究開発，国際協力などさまざまな角度から対策を進めている．特に普及・啓発活動としては，『機動戦士ガンダム』や『はたらく細胞』など人気アニメとコラボレーションして，主人公アムロ・レイの名セリフを引用した「AMR対策いきまぁーす！」というポスターなども作成され，医療関係者のみでなく一般市民を含めた幅広い年齢層への周知が進められている．（一川，平）

E. タンパク質合成阻害薬：テトラサイクリン系抗菌薬

テトラサイクリン系抗菌薬は，4つの有機環を有する構造をもち，アミノグリコシド系抗菌薬と同様に細菌の30SリボソームRNAに結合することでタンパク質合成を阻害し，抗菌活性を示す．現在日本で処方可能となっているのはテトラサイクリンやミノサイクリン，ドキシサイクリンであり，グラム陽性菌やグラム陰性菌，嫌気性菌，クラミジア，マイコプラズマ，リケッチアなど幅広い抗菌スペクトルを有する．これらの薬は，牛乳や金属を含む制酸薬と併用することにより，2価の金属イオン(Ca^{2+}，Mg^{2+}，Fe^{2+}など)とキレートを形成し，経口吸収性が低下するので注意が必要である．

F. DNAジャイレース阻害薬：ニューキノロン系抗菌薬

ニューキノロン系抗菌薬は，DNAジャイレース（トポイソメラーゼⅡ）活性およびトポイソメラーゼⅣ活性を阻害することにより，細菌のDNA合成を阻害し，結果的に殺菌作用を示す．グラム陽性菌やグラム陰性菌，マイコプラズマ，レジオネラにも有効であり，結核菌にも抗菌活性を有する．感染部位への薬物移行性も良好であり，呼吸器や尿路，胆道などの感染症に用いられる．初期に開発されたオフロキサシンやエノキサシンの抗菌力や副作用，作用持続時間を改良したレボフロキサシン，ガレノキサシン，モキシフロキサシンなどが用いられる．ニューキノロン系抗菌薬はテトラサイクリン系抗菌薬と同様に，2価の金属イオンとの併用によりキレート形成が起こり，経口吸収性が低下するため，このような金属を含む薬や食事との同時摂取には注意が必要である．

14.2 ウイルスに作用する薬：抗ウイルス薬

ウイルスは細菌とは異なり，細胞壁や細胞膜をもたず，キャプシド（カプシド）といわれるタンパク質の殻がゲノム核酸を包んでいる．ウイルスは宿主（しゅくしゅ）細胞に寄生することにより増殖するため，上述の抗菌薬では効果が期待できない．そのため，ウイルス特有の増殖メカニズムに作用する抗ウイルス薬が用いられる．抗ウイルス薬はウイルスの増殖を抑えることを目的とするものの，ウイルスが宿主細胞に寄生しているために，宿主細胞すなわち患者自身にも有害作用を起こすことが多い．

作用機序から大きくヒト細胞内でウイルスが増殖しないようにするウイルスDNA合成阻害薬と，ヒト細胞からウイルスが放出されないようにするウイルス遊離阻害薬に分けられる．また，ヘルペスウイルス，エイズウイルス，インフルエンザウイルス，肝炎ウイルスといった各ウイルスに作用する薬の種類がある．

A. ヘルペスウイルスに作用する薬

ヘルペスウイルスに作用する薬として，アシクロビルやバラシクロビルなどがある．アシクロビルはウイルスのDNAポリメラーゼを阻害することでウイルスの増殖を抑える薬であり，単純ヘルペスや水痘・帯状疱疹ウイルス感染症（単純疱疹，帯状疱疹）の治療に用いる．バラシクロビルはアシクロビルにアミノ酸であるバリンを結合させることにより小腸からの吸収性を向上させ，経口吸収性を改善した薬である．

*1 acquired immunodeficiency syndrome

*2 human immunodeficiency virus

B. エイズ(AIDS*1)ウイルスに作用する薬

AIDS ウイルス(HIV*2)は複製の過程で高頻度に変異を起こすため，単剤治療では容易に耐性化することが知られており，治療には作用機序の異なる数種類の薬が併用される．用いられる薬としては，逆転写酵素阻害薬（ジドブジン，エファビレンツなど）やプロテアーゼ阻害薬（インジナビルなど），インテグラーゼ阻害薬（ラルテグラビルなど）がある．規則正しく服薬を継続することがとても重要となるため，1 錠に複数の薬効成分を含む配合錠が広く用いられている．

C. インフルエンザウイルスに作用する薬

インフルエンザウイルス感染症の治療薬としてはタミフルやリレンザとして知られるオセルタミビルやザナミビルなどのノイラミニダーゼ阻害薬が用いられる．これは宿主細胞内で増殖したウイルスの宿主細胞からの放出を阻害するものであり，ウイルスは宿主細胞とともに死滅する．内服薬のほかにも吸入薬（ザナミビル，ラニナミビル）や注射薬（ペラミビル）が市販されており，患者に合わせて選択可能である．また，最近，ウイルスの mRNA の合成を阻害することにより，ウイルス増殖抑制作用を発揮するバロキサビルマルボキシル（ゾフルーザ）が出ている．

D. 肝炎ウイルスに作用する薬

肝炎ウイルス感染症はいくつかのタイプの肝炎ウイルスにより引き起こされる感染症で，肝硬変や肝細胞がんへ進展し，致死的な経過をたどるリスクがある．肝炎に対する抗ウイルス療法は数年前の治療が時代遅れになるほど劇的に変化しており，注目が集まっている領域である．

B 型肝炎ウイルス治療薬として，核酸に近似した構造により，天然の核酸と置き換わることによってウイルスの複製を阻害する核酸アナログ内服製剤（テノホビルやエンテカビル）が頻用される．一方，従来薬であるペグインターフェロン製剤は注射剤であるために患者の負担も大きく，さらに有効率も 20 ～ 40%と低いものの，良好な効果が得られた場合には投与終了後も追加薬剤なしで治療効果が持続するという利点がある．

C 型肝炎ウイルスの治療薬も，かつてはペグインターフェロン製剤とリバビリンの併用療法が第一選択薬であったが，肝炎ウイルスの遺伝子型によっては効果が得られにくいという欠点があった．しかし，ここ数年で相次いで画期的な新薬が登場し，現在ではどのような遺伝子型のウイルスにも良好な治療効果を示す C 型肝炎ウイルス特異的阻害薬（DAA*3：レジパスビル，ソホスブビルなど）を用いたインターフェロンフリー療法が第一選択となっている．

*3 direct acting antivirals

14.3 感染症の予防薬：ワクチン

ワクチンを接種することにより，生体の免疫機構に病原体（抗原）を認識させ，病原体に対する抗体を作らせることで，次に病原体に曝露された際の感染を予防することができる．ワクチンはそれ自体では感染を起こしにくいように不活化または弱毒化した病原体である（表 14.2）．弱毒化した生ワクチンには BCG や風しんワクチンがあり，長期にわたり感染を予防できるという特徴があるものの，免疫低下時には感染を起こすこともあり，注意を要する．

インフルエンザワクチンは不活化したワクチンであり，獲得できる免疫期間が短いため，感染が増加する時期に合わせたワクチン接種が必要となる．

表 14.2　ワクチンの種類と接種方法

		注射による接種		経皮接種	経口接種
		皮下注射	筋肉内注射		
生ワクチン	生きた細菌やウイルスの病原性が弱くなったもの	麻しんワクチン，風しんワクチン，おたふくかぜワクチン，水痘ワクチン，黄熱ワクチン		BCG ワクチン（結核）	ロタウイルスワクチン
不活化ワクチン	細菌やウイルスの毒性をなくしたもの	B 型肝炎ウイルスワクチン(一部)，ヒブワクチン，小児の肺炎球菌ワクチン，百日せきワクチン，ポリオワクチン，日本脳炎ワクチン，インフルエンザワクチン，A 型肝炎ウイルスワクチン，髄膜炎菌ワクチン，狂犬病ワクチン	B 型肝炎ワクチン（一部），HPV（ヒトパピローマウイルス)ワクチン		
トキソイド	細菌が作る毒素の毒性をなくしたもの	ジフテリアワクチン，破傷風ワクチン			

15. がん治療薬

がんは，悪性腫瘍，悪性新生物ともいわれ，大きく，①上皮性細胞から発生するがん（癌，cancer，carcinoma），②非上皮性細胞から発生するがん（肉腫，sarcoma），③造血器から発生するがんに分類される．上皮性細胞がんには，肺がん，乳がん，胃がん，大腸がん，子宮がんなど，肉腫には，骨肉腫，軟骨肉腫，横紋筋肉腫など，造血器がんには白血病，悪性リンパ腫，骨髄腫などがある．

15.1 がんの形成

がんは，宿主の正常細胞が何らかの原因で遺伝子変異を起こし，周囲からの細胞増殖の制御を受けずに，自律的に増殖を繰り返すようになって起こる病気である（図 15.1）．がん化した細胞は無秩序に増え続けて近傍の組織に浸潤し，さらには血液やリンパ液の中を流れて全身に転移して生命を脅かす．

がんの治療はおもに手術，放射線療法，薬物療法（化学療法）の 3 つがあり，それぞれ単独または組み合わせて行われる．薬物療法は，①薬のみで完治が可能，②血液がんのように広範囲に治療が必要，③微小転移からの再発の可能性がある，④症状の緩和，⑤ QOL の向上，⑥延命をめざす，などの場合に行われる．

15.2 がんに作用する薬：がん治療薬

がん治療薬（一般に抗がん剤といわれることが多い）は現在 100 種類以上あり，作用機序や由来などにより，細胞傷害性がん治療薬，分子標的薬，免疫チェックポイント阻害薬，ホルモン療法薬などに分類される．がんの薬物療法では，多くの場合，薬剤耐性や副作用を防ぐため作用機序の異なる複数の薬を組み合わせて使用する（多剤併用）．

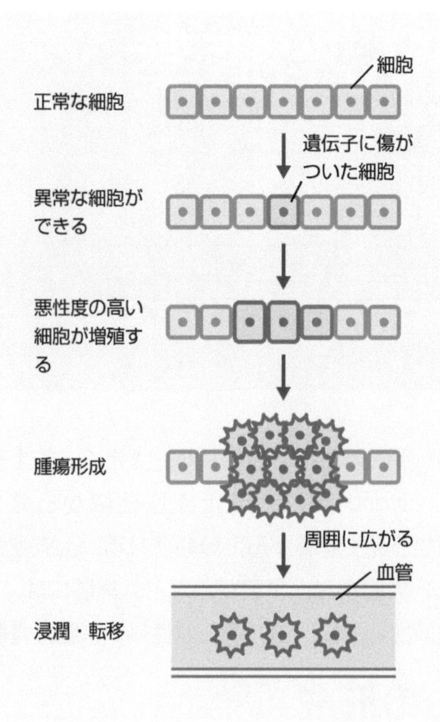

図 15.1　がんの発生と進行

A. 細胞傷害性がん治療薬

細胞傷害性がん治療薬は，細胞分裂の過程に直接作用してがん細胞の増殖を抑えたり，死滅させる薬である．アルキル化薬，代謝拮抗薬，抗がん性抗生物質，微小管阻害薬などに分類され，細胞周期に特異的に作用する薬と細胞周期に非特異的に作用する薬がある(図 15.2)．

細胞傷害性がん治療薬は，正常な細胞よりも細胞分裂が盛んながん細胞に対して強い作用をおよぼすが，正常細胞でも頻繁に分裂を起こす細胞（特に骨髄細胞や口腔・消化管粘膜細胞，毛根細胞など）は影響を受けやすく，骨髄抑制，悪心，口内炎，下痢，脱毛などが副作用として現れる．

a. アルキル化薬

最も古くから用いられているがん治療薬で，がん細胞の DNA と結合（アルキル化）して DNA の複製を阻害し，細胞死をもたらす．増殖が盛んな細胞に対する作用が強く，白血病や悪性リンパ腫などに特に効果が認められているが，骨髄抑制などの副作用も強い．マスタード類(シクロホスファミド，イホスファミド，メルファラン)，ニトロソ尿素類(ニムスチン，ラニムスチン)などがある．

b. 代謝拮抗薬

プリン代謝拮抗薬，ピリミジン代謝拮抗薬，葉酸代謝拮抗薬などがある．これ

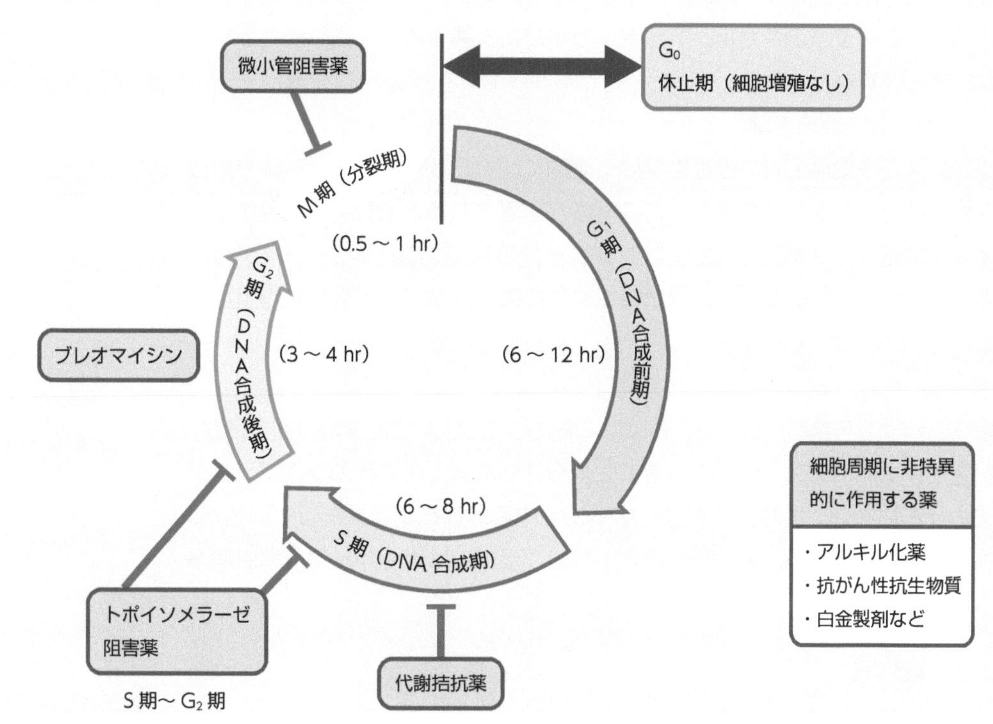

図15.2　細胞周期と細胞傷害性がん治療薬

らは，核酸塩基や葉酸と類似の構造をもつ化合物で，主としてDNAの合成に関与する酵素のはたらきを阻害してDNA合成を抑制する．多くのものは細胞周期のDNA合成期（S期）に特異的に作用する．プリン代謝拮抗薬にはメルカプトプリン，フルダラビンなどがあり，造血器がんに適応がある．ピリミジン代謝拮抗薬のフルオロウラシル，テガフールは消化器がんや乳がんなどに，またシタラビンは白血病によく用いられる．葉酸代謝拮抗薬のメトトレキサートは，葉酸を活性型葉酸にするジヒドロ葉酸還元酵素のはたらきを阻害することにより，DNA合成を抑制する．

c. 抗がん性抗生物質

微生物が産生する抗がん薬で，がん細胞においてDNAやRNAの合成阻害，DNA鎖切断，細胞膜の破壊などの作用を示す．ドキソルビシン，エピルビシン，ブレオマイシン，マイトマイシンCなどは優れた抗がん効果からよく用いられているが，骨髄抑制，心毒性（ドキソルビシン），肺毒性（ブレオマイシン）などの副作用も強い．

d. 微小管阻害薬

植物由来のがん治療薬であるが，現在では多くのものが合成されている．有糸分裂の際に重要な役割を果たしている微小管の形成を阻害することにより細胞分裂を停止させる．ビンカアルカロイドのビンクリスチン，ビンブラスチンやタキソール誘導体のパクリタキセル，ドセタキセルが代表薬である．副作用として骨髄抑制，神経障害などがある．

e. トポイソメラーゼ阻害薬

トポイソメラーゼはDNAの複製中に一時的に切れ目を入れてDNA鎖のからまりを解（ほぐ）すはたらきをもつ酵素で，この酵素が阻害されるとDNAの複製が止まる．イリノテカン，ノギテカンおよびエトポシドがあり，このうちイリノテカンは広範囲のがんに有効であるが，骨髄抑制や高度の下痢など，重篤な副作用が見られる．

f. 白金製剤

白金（プラチナ）を含む化合物で，DNAに結合してDNA合成を阻害するほか，がん細胞をアポトーシス（細胞死）へ導くはたらきもある．代表薬のシスプラチンは多くのがんに有効であり，現在の化学療法で中心的な役割を果たしているが，腎毒性と催吐作用が強い．第三世代のオキサリプラチンは大腸がんの標準治療薬となっている．

B. 分子標的薬

分子標的薬は，がん細胞の増殖，浸潤，転移などにかかわる特定の分子を標的として，がんの縮小や転移阻害を目的に開発された薬である．1990年代後半からがん治療に導入され，近年では新たに開発されるがん治療薬の大半を占めるようになっている．その作用機序から，抗体薬(おもに注射薬)(表15.1)と小分子薬(おもに経口薬)(表15.2)などに大別される．

がん分子標的薬の標的は多岐にわたるが，現在承認されている薬の多くは，がん細胞に特有の質的または量的変化を有する細胞表面抗原や増殖因子受容体，シグナル伝達因子，および宿主側因子である血管新生関連因子を標的としている．

たとえば，上皮増殖因子受容体（EGFR）を標的としたEGFR阻害薬には，抗EGFR抗体薬(セツキシマブ，パニツムマブ)とEGFRチロシンキナーゼ阻害薬(ゲフィチニブ，エルロチニブなど）があり，抗EGFR抗体薬は，EGF（上皮増殖因子）のEGFRへの結合を競合的に阻害して増殖シグナルの伝達を遮断し，がんの増殖を抑制する（図15.3A）．一方，EGFRチロシンキナーゼ阻害薬はEGFRのATP結合部位に結合してATPに拮抗することにより，がん細胞の異常増殖に関与するチロシンキナーゼ活性を阻害する（図15.3B）．なお，EGFRチロシンキナーゼ阻害薬のおもな適応であるEGFR遺伝子変異陽性肺がんでは，EGFRにATPが結合して恒常的に強い増殖シグナル伝達が起こり，細胞増殖能が亢進していると考えられている(図15.3C)．

分子標的薬は，がん細胞に特異的な分子を標的とするため，薬の治療効果をあ

表 15.1　おもな分子標的薬(抗体薬)

KRAS：カーステンラット肉腫ウイルスがん遺伝子ホモログ，CD：Cluster of differentiation（細胞表面マーカー），CLL：慢性リンパ性白血病，CCR：ケモカイン受容体，ATL：成人T細胞性白血病リンパ腫，HL：ホジキンリンパ腫，AML：急性骨髄性白血病

分類	標的分子	おもな一般名	おもな適応症	重大な副作用
抗 EGFR 抗体薬	EGFR（上皮増殖因子受容体）	セツキシマブ，パニツムマブ	*KRAS* 野生型大腸がんなど	皮膚障害，間質性肺炎など
抗 HER2 抗体薬	HER2（ヒト上皮増殖因子受容体2型）	トラスツズマブ，ペルツズマブなど	HER2 陽性乳がんなど	心毒性，間質性肺炎など
血管新生阻害薬	VEGF（血管内皮増殖因子）	ベバシズマブ	大腸がん，肺がんなど	高血圧，血栓塞栓症，出血，創傷治癒遅延など
	VEGFR2（血管内皮増殖因子受容体2）	ラムシルマブ		
細胞表面抗原に対する抗体薬	CD20（Bリンパ球の細胞表面抗原）	リツキシマブ，オファツムマブなど	CD20 陽性 CLL など	免疫抑制，重度の皮膚障害など
	CD30（一部のリンパ系腫瘍細胞に発現）	ブレンツキシマブベドチン*1	CD30 陽性 HL など	
	CD33（顆粒球，白血病細胞などに発現）	ゲムツズマブオゾガマイシン*2	CD33 陽性 AML	
	CD52（リンパ球の細胞表面抗原）	アレムツズマブ	CLL	
	CCR4（一部のT細胞やT細胞性腫瘍に発現）	モガムリズマブ	CCR4 陽性 ATL など	

＊1　抗 CD30 抗体であるブレンツキシマブに微小管阻害薬を結合させた抗体薬物複合体，＊2　抗 CD33 抗体であるゲムツズマブに抗がん性抗生物質を結合させた抗体薬物複合体

表 15.2　おもな分子標的薬(小分子薬)

ALL：急性リンパ性白血病，CML：慢性骨髄性白血病，Ph1：フィラデルフィア染色体

分類		おもな一般名	適応症	重大な副作用
EGFR チロシンキナーゼ阻害薬		ゲフィチニブ，エルロチニブ，アフィチニブなど	*EGFR* 遺伝子変異陽性肺がんなど	間質性肺炎，肝障害，下痢，皮膚障害など
HER2 チロシンキナーゼ阻害薬		ラパチニブ	HER2 陽性乳がん	肝障害，心毒性，下痢，皮膚障害など
非受容体型チロシンキナーゼ阻害薬	BCR-ABL 阻害薬	イマチニブ，ニロチニブ，ダサチニブなど	CML，Ph1 陽性 ALL など	骨髄抑制，肝障害，体液貯留，皮膚障害など
	ALK 阻害薬	クリゾチニブ，アレクチニブ，セリチニブ	*ALK* 融合遺伝子陽性肺がんなど	間質性肺炎，肝障害など
	JAK 阻害薬	ルキソリチニブ	骨髄繊維症	骨髄抑制，感染症など
セリン・スレオニンキナーゼ阻害薬	mTOR 阻害薬	エベロリムス，テムシロリムス，シロリムス	腎がんなど	間質性肺炎，感染症，高血糖，口内炎など
	BRAF 阻害薬	ベムラフェニブ，ダブラフェニブ	*BRAF* 遺伝子変異陽性悪性黒色腫	悪性腫瘍（二次発がん），肝障害，過敏症など
血管新生阻害薬	VEGFR チロシンキナーゼ阻害薬	アキシチニブ	腎がんなど	高血圧，出血，甲状腺障害，肝障害など
	マルチキナーゼ阻害薬	ソラフェニブ，スニチニブ，パゾパニブなど	腎がん，肝がんなど	手足症候群，高血圧，出血，肝障害など
プロテアソーム阻害薬		ボルテゾミブ，カルフィルゾミブ，イキサゾミブ	多発性骨髄腫	末梢神経障害，肝障害，骨髄抑制など

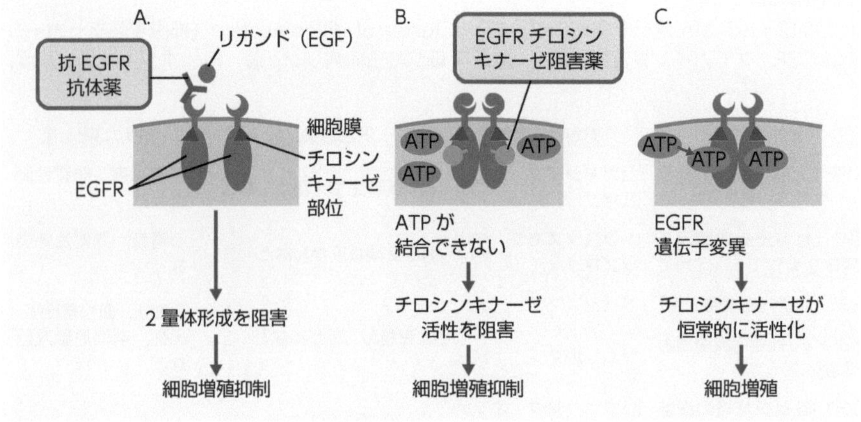

図 15.3　上皮増殖因子受容体（EGFR）阻害薬の作用機序

らかじめ予測するマーカー（バイオマーカー）が確立されている場合が多い．また，細胞傷害性抗がん薬にみられるような骨髄抑制，脱毛，悪心・嘔吐などの副作用は起こりにくい．しかし，標的となる分子に特有の毒性（間質性肺炎，血栓塞栓症，皮膚障害，下痢，高血圧など）や想定外の毒性が生じることもあり，注意が必要である．また，抗体薬による副作用の一つにインフュージョンリアクション（輸注反応）がある．初回投与時に起こりやすく，症状は軽度なもの（発熱，頭痛，発疹，咽頭違和感など）から，重篤化して生命に危険が及ぶ場合もある．

C. 免疫チェックポイント阻害薬

現在最も注目されているがん治療薬の一つで，根治切除不能な悪性黒色腫，非小細胞肺がん，腎細胞がんなどで顕著な治療効果を示すことが報告されている．

生体には，本来，がん化した細胞を排除するための免疫監視機構が備わっており，通常がんの発症が抑制されている．がん細胞の排除に直接的にかかわるのは細胞傷害性 T 細胞で，がん細胞に特異的に発現する腫瘍関連抗原によりがん細胞を認識し，殺傷する．しかし，生体には自己に対して有害となりうる過剰な免疫反応を抑える機構も存在し，「免疫チェックポイント」といわれる分子が関与している．現在さまざまな免疫チェックポイント分子とそのリガンドが同定されており，たとえば，活性化 T 細胞や NK（ナチュラルキラー）細胞などに発現する PD-1（プログラム細胞死タンパク質 1）は，抗原提示細胞やがん細胞などのリガンド（PD-L1，PD-L2）と相互作用することにより T 細胞活性化を抑制する（図 15.4）．また，活性化 T 細胞に発現する CTLA-4（細胞傷害性 T リンパ球抗原 4）は，抗原提示細胞表面のリガンドとの相互作用により T 細胞活性化を抑制する．がん細胞はしばしばこれらの免疫チェックポイント分子を利用して免疫逃避をしていると考えられている．

図 15.4　免疫チェックポイント阻害薬（抗 PD-1 抗体，抗 PD-L1 抗体）

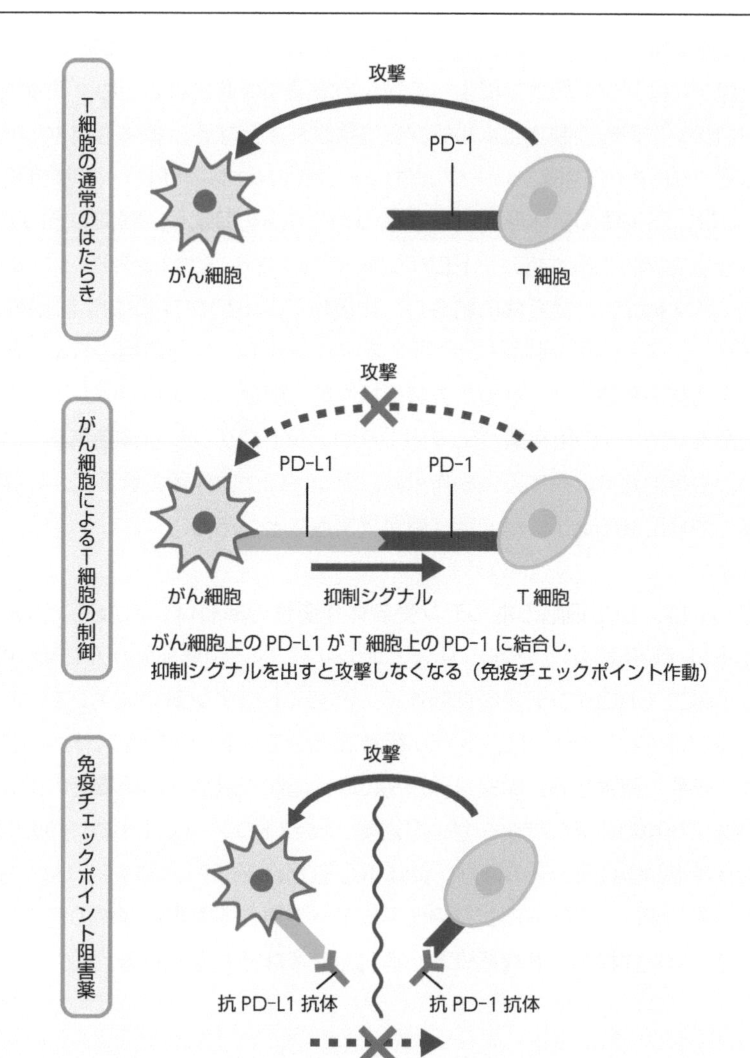

免疫チェックポイント阻害薬は，免疫チェックポイント分子またはそのリガンドに結合してがん細胞に対する T 細胞の攻撃抑制を外し，免疫応答を高める．現在，わが国では，抗 PD-1 抗体（ニボルマブ，ペムブロリズマブ），抗 PD-L1 抗体（アベルマム，アテゾリズマブ），抗 CTLA-4 抗体（イピリムマブ）が承認されている．特に，ニボルマブはオプジーボとして知られている．副作用は，免疫反応の活性化に伴う自己免疫性の炎症（免疫関連副作用）が起こり，間質性肺疾患，重度の消化器疾患，心筋炎，糖尿病などの事象に特に注意が必要である．

D.　ホルモン療法薬

おもに前立腺がんや乳がんの治療に用いられる．

a. 前立腺がん

前立腺がんはアンドロゲンによってがんの増殖が促進されるため，薬物治療はアンドロゲン作用を抑制するホルモン療法薬が基本となる．黄体形成ホルモン放出ホルモン（LH-RH）作用薬（リュープロレリン，ゴセレリン）および LH-RH 拮抗薬（デガレリクス）は，下垂体の黄体形成ホルモン（LH）の分泌を抑制し，精巣からのアンドロゲン分泌を抑制する．抗アンドロゲン薬（フルタミド，ビカルタミド，クロルマジノン）は，アンドロゲン受容体に結合し，内因性アンドロゲンの作用を阻害する．このほか，エストロゲン製剤（エチニルエストラジオールなど）も使用される．またホルモン療法薬に奏功しなくなった去勢抵抗性前立腺がんに対しては，アンドロゲン合成酵素（CYP17）の阻害薬（アビラテロン）やアンドロゲン受容体拮抗薬（エンザルタミド）が生存期間を延長する．副作用は，アンドロゲン作用の低下による性欲減退，筋力や骨密度の低下，高血糖，脂質異常症などがある．

b. 乳がん

乳がんでは，がん細胞のホルモン受容体が陽性であれば，ホルモン療法を行う． LH-RH 作用薬（リュープロレリン，ゴセレリン）は，閉経前乳がんに用いられ，卵巣からのエストロゲン分泌を抑制する．抗エストロゲン薬（タモキシフェン，トレミフェン，フルベストラント）は，乳がん組織などのエストロゲン受容体へのエストロゲンの結合を阻害する．閉経後乳がんには，脂肪組織やがん組織でのエストロゲン合成にかかわるアロマターゼの阻害薬（アナストロゾール，レトロゾール，エキセメスタン）が用いられる．そのほか，黄体ホルモン（メドロキシプロゲステロン）も使用される．副作用は，エストロゲンの低下によって更年期障害と同様の症状が生じることで，また血栓症，肝機能障害，消化器症状などもみられる．

がんの痛み止めに使う麻薬（モルヒネ）

がんの苦しい症状の中でも訴えの最も多いものが痛みである．激しい痛みが持続すると睡眠不足や食欲不振になり，QOL が大幅に低下する．また精神的にも不安定になることが多い．したがって，痛みを有する場合は，がんの治療と平行して痛みの強さに合った鎮痛薬を適切に使うことが重要になる．がん性疼痛に用いる基本薬は，非ステロイド性鎮痛薬と，モルヒネやコデインなどのオピオイド鎮痛薬であるが，この中で最も強い鎮痛作用を発揮し，がんの激しい痛みに欠くことができない薬がモルヒネである．

モルヒネは，よく知られているように使用法を誤ると強い薬物依存性が現れる麻薬である．そのためモルヒネというと，麻薬中毒になる，だんだん効かなくなるので最後の手段，などと誤解されていることが多い．しかし，モルヒネは医薬品として適切に使用すれば，依存性は見られないことが国際的に実証されている．痛みがなくなった場合には安全に止めることもできる．また，モルヒネは他の鎮痛薬と違って用量の限度がなく，痛みの強さにあわせて増量すれば，約9割の患者に十分な効果のあることが認められている．最近では1日1回投与で24時間持続する鎮痛効果が得られるようになった．内服薬，坐剤，注射薬などがあり，それぞれの状態に合わせて使用される．比較的現れやすい副作用には吐き気，眠気，便秘などがあるが，ほとんどの場合予防薬などで対処が可能である．（伊藤）

付録 1　医薬品の開発

1 つの新薬の開発には 9 ～ 17 年，1 品目約 500 億円を要するといわれる．

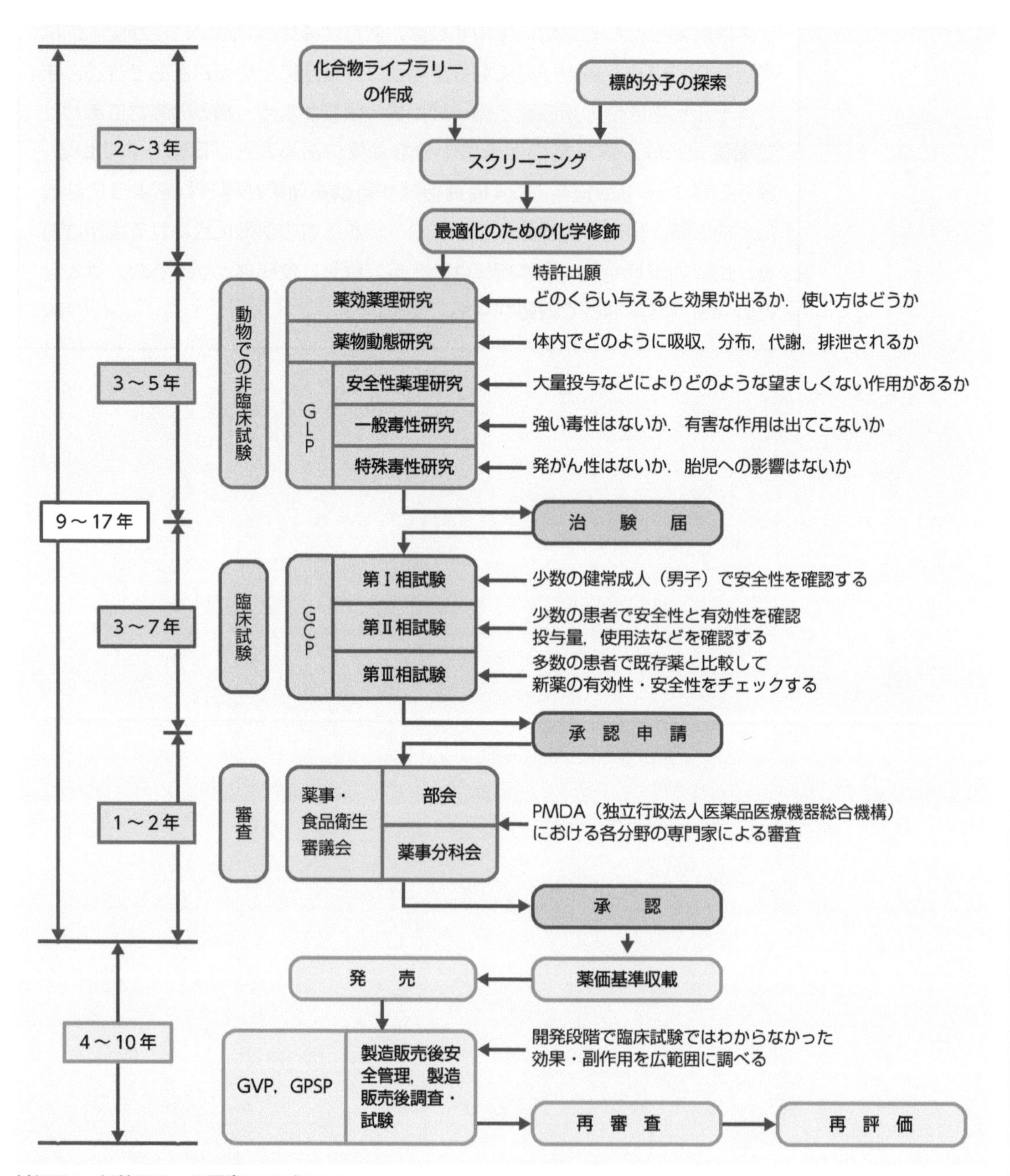

付録図 1　新薬開発と承認審査のプロセス

GLP：Good Laboratory Practice，医薬品の安全性に関する非臨床試験の実施の基準．GCP：Good Clinical Practice，医薬品の臨床試験の実施の基準．GVP：Good Vigilance Practice，医薬品の製造販売後安全管理の基準．GPSP：Good Post-marketing Study Practice，医薬品の製造販売後の調査および試験の実施の基準．
［日本薬学会編，ヒューマニズム・薬学入門，p.56，東京化学同人（2005）より改変］

付録 2　新薬とジェネリック医薬品の関係

新薬（先発医薬品）は新しい成分の有効性・安全性が確認された医薬品である．新薬を開発した製薬企業による販売後も新薬に対する再審査期間がある．再審査が終了し，特許権存続期間が満了すると，新薬と同じ有効成分の医薬品をジェネリック医薬品（後発医薬品）として，他社が製造・販売できる．ジェネリック医薬品の有効成分は，先発医薬品と同じであることが求められる．

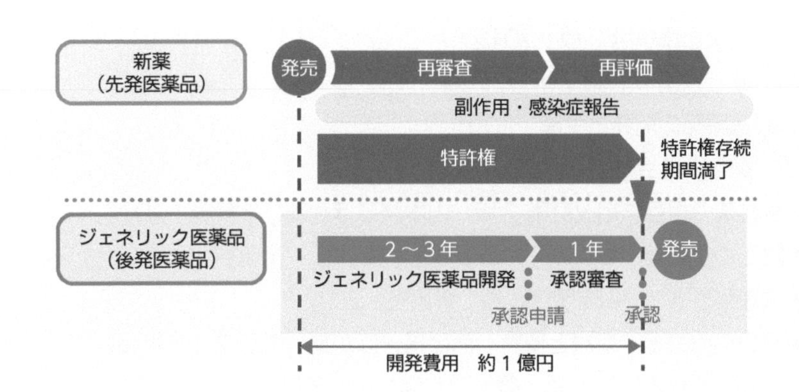

付録図 2　ジェネリック医薬品の開発と販売
［日本ジェネリック製薬協会 HP より改変］

付録 3　医薬品に関する情報収集サイト

付録表 1　利用頻度が高い医薬品関連のサイト

名　称	URL	内　容
厚生労働省	https://www.mhlw.go.jp/	
医薬品医療機器総合機構（PMDA）	https://www.pmda.go.jp/	緊急安全性情報など
国立医薬品食品衛生研究所	http://www.nihs.go.jp/index-j.html	医療関係のリンク
国立感染症研究所 感染症疫学センター	https://www.niid.go.jp/niid/ja/from-idsc.html	感染症に関する情報
くすりの適正使用協議会	https://www.rad-ar.or.jp/	くすりのしおり
日本中毒情報センター	https://www.j-poison-ic.or.jp/homepage.nsf	中毒に関する情報
日本薬学会	https://www.pharm.or.jp/	
日本薬剤師会	https://www.nichiyaku.or.jp	
大学病院医療情報ネットワーク	https://www.umin.ac.jp/	
MSD マニュアル プロフェッショナル版 MSD マニュアル 家庭版	https://www.msdmanuals.com/ja-jp/ プロフェッショナル https://www.msdmanuals.com/ja-jp/ ホーム	医学事典 家庭向け医学事典
オレンジブック総合版	http://www.jp-orangebook.gr.jp/	ジェネリック医薬品情報
日本医薬情報センター	https://www.japic.or.jp/	医薬品情報データベース
PubMed	https://www.ncbi.nlm.nih.gov/pubmed/	文献検索（英文）
医学中央雑誌	https://www.jamas.or.jp/	文献検索（和文）

参考書

- 薬がみえる 1, 2, 3, 医療情報科学研究所編 , メディックメディア , 2014, 2015, 2016
- スタンダード薬学シリーズ , 日本薬学会編 , 東京化学同人
  1, ヒューマニズム・薬学入門 , 2005
  4, 生物系薬学 Ⅰ , 2015
  5, 健康と環境第 2 版 , 2012
  6, 薬と疾病 ⅠB 第 2 版 , 2009
  8, 医薬品の開発と生産 , 2005
  9, 薬学と社会第 3 版 , 2010
- 食と薬の相互作用改訂第 2 版 , 山本勝彦ほか著 , 幸書房 , 2018
- 絵でわかる薬のしくみ , 船山信次著 , 講談社 , 2020
- 栄養薬理学 , 田中芳明ほか編 , 建帛社 , 2016
- 今日の治療薬　解説と便覧　浦部昌夫ほか編 , 南江堂（各年版）
- 医療薬物代謝学第 2 版　鎌滝哲也ほか監 , テコム , 2018
- コンパス生物薬剤学改訂第 2 版　岩城正宏ほか編 , 南江堂 , 2016
- NEW 薬理学改訂第 7 版 , 田中千賀子ほか編 , 南江堂 , 2017

栄養薬学・薬理学入門 第2版　索引

英数

ア

カ

サ

ナ

ハ

編者紹介

川添(かわぞえ) 禎浩(さだひろ)
　1987年　長崎大学大学院薬学研究科修士課程修了
　1990年　長崎大学大学院薬学研究科博士後期課程単位取得満期退学
　現　在　京都女子大学家政学部食物栄養学科　教授

古賀(こが) 信幸(のぶゆき)
　1976年　九州大学薬学部薬学科卒業
　1978年　九州大学大学院薬学研究科修士課程修了
　　　　　中村学園大学　名誉教授

NDC 499　255p　26 cm

栄養科学(えいようかがく)シリーズ NEXT
栄養薬学(えいようやくがく)・薬理学入門(やくりがくにゅうもん)　第(だい)2版(はん)

2020年 3月17日　第1刷発行
2024年 7月11日　第7刷発行

編　者　川添禎浩(かわぞえさだひろ)・古賀信幸(こがのぶゆき)
発行者　森田浩章
発行所　株式会社　講談社
〒112-8001　東京都文京区音羽 2-12-21
販　売　(03)5395-4415
業　務　(03)5395-3615

KODANSHA

編　集　株式会社　講談社サイエンティフィク
代表　堀越俊一
〒162-0825　東京都新宿区神楽坂 2-14　ノービィビル
編　集　(03)3235-3701

本文データ制作 カバー印刷　星野精版印刷株式会社
本文・表紙 印刷，製本　株式会社ＫＰＳプロダクツ

落丁本・乱丁本は，購入書店名を明記のうえ，講談社業務宛にお送りください．送料小社負担にてお取替えします．なお，この本の内容についてのお問い合わせは講談社サイエンティフィク宛にお願いいたします．
定価はカバーに表示してあります．

Printed in Japan

ISBN978-4-06-516634-5